高职高专
智慧健康养老服务与
管理专业系列教材

老年人常见病预防与照护

程桂玲　吴岸晶　主编

LAONIANREN CHANGJIANBING YUFANG YU ZHAOHU

U0254315

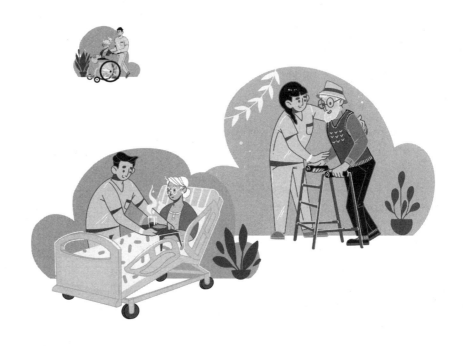

化学工业出版社
·北京·

内 容 简 介

《老年人常见病预防与照护》依据《养老护理员国家职业技能标准》、教育部1＋X证书老年照护职业技能标准，介绍日常生活中老年人常见的各个系统慢性疾病，包括呼吸系统、循环系统、消化系统、泌尿系统、内分泌与代谢系统、神经系统、运动系统常见疾病的预防与照护。其中分别介绍了老年人肺炎、老年人高血压、冠心病（心绞痛、急性心肌梗死）、消化性溃疡、前列腺增生、糖尿病、血脂异常、急性脑血管病、阿尔茨海默病、帕金森病、骨质疏松症等30余种老年人常见疾病的预防与照护；主要从发病原因、临床表现、辅助检查、治疗、预防措施、照护保健和健康指导等方面分别论述，并于疾病后导入真实案例，同时配有课件、案例讨论要点、实训演练要点等数字资源（以二维码形式呈现），帮助读者加深对知识的理解与掌握，提高基层防病治病和健康管理能力，践行党的二十大精神。

本教材主要面向高等职业学院、应用型本科学校学生及养老照护专业人员，也可作为老年人预防疾病的保健参考书籍。

图书在版编目（CIP）数据

老年人常见病预防与照护/程桂玲，吴岸晶主编
. —北京：化学工业出版社，2022.8（2024.8重印）
高职高专智慧健康养老服务与管理专业系列教材
ISBN 978-7-122-41346-8

Ⅰ.①老… Ⅱ.①程…②吴… Ⅲ.①老年病-常见病-防治-高等职业教育-教材②老年病-常见病-护理-高等职业教育-教材 Ⅳ.①R592②R473

中国版本图书馆CIP数据核字（2022）第074610号

责任编辑：章梦婕　　　　　　　　　　文字编辑：张晓锦　陈小滔
责任校对：边　涛　　　　　　　　　　装帧设计：张　辉

出版发行：化学工业出版社（北京市东城区青年湖南街13号　邮政编码100011）
印　　装：河北鑫兆源印刷有限公司
787mm×1092mm　1/16　印张11¾　字数291千字　2024年8月北京第1版第5次印刷

购书咨询：010-64518888　　售后服务：010-64518899
网　　址：http://www.cip.com.cn
凡购买本书，如有缺损质量问题，本社销售中心负责调换。

定　　价：36.80元

《老年人常见病预防与照护》编写人员

主　编　程桂玲　吴岸晶

副主编　赵久华

编　者　（按姓名汉语拼音排列）

程桂玲（山东青年政治学院）

高　静（山东商业职业技术学院）

黄　薇（岳阳职业技术学院）

黄玉莲（广州卫生职业技术学院）

李明月（山东青年政治学院）

刘　琼（岳阳职业技术学院）

吴岸晶（广州卫生职业技术学院）

赵久华（皖西卫生职业学院）

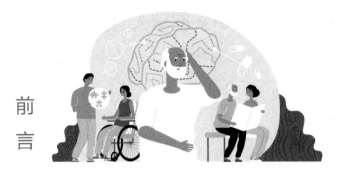

前言

　　人口老龄化是 21 世纪各国面临的严峻挑战。根据联合国预测，我国在 21 世纪中叶将有 5 亿人口超过 60 岁，将步入深度老龄化阶段。国家已将大力推进养老服务业的发展、加强对养老产业人才的培养作为积极应对人口老龄化严峻挑战的重要举措。国务院"健康中国 2030"规划纲要和教育部等九部门《关于加快推进养老服务业人才培养的意见》指出，加强健康人才培养培训，加快建成适应行业特点的院校教育、毕业后教育、继续教育三阶段有机衔接的医学人才培养培训体系，加强养老服务相关专业教材建设，鼓励相关院校与行业、企事业单位联合编写养老服务相关专业特色教材，引入行企真实项目和案例，开发多种形式的数字化教学资源。

　　本教材以老年人的健康为中心，依据《养老护理员国家职业技能标准》、教育部 1＋X 证书老年照护职业技能标准，以岗位任务为主线，以执业能力为本位，紧密围绕养老照护工作任务，结合精品资源共享课和国家职业教育专业教学资源库建设要求进行编写，以期提高基层防病治病和健康管理能力，更好地发展养老事业和养老产业，践行党的二十大精神。本教材可帮助学生了解老年人生理特点，掌握老年人常见病预防与照护知识，使其能够运用常见慢性老年疾病的专业理论和技术方法来指导老年人如何预防、识别和管理慢性疾病，调整生活行为，降低医疗费用，维护健康生活方式，提高生命质量。

　　《老年人常见病预防与照护》关注日常生活中老年人常见的各个系统慢性疾病，内容包括呼吸系统、循环系统、消化系统、泌尿系统、内分泌系统、神经系统、运动系统常见疾病的预防与照护。其中呼吸系统疾病分别介绍了急性上呼吸道感染、急性气管支气管炎、老年人肺炎、支气管哮喘、慢性阻塞性肺疾病、呼吸衰竭的预防与照护；循环系统疾病包括老年人高血压、冠心病（心绞痛、急性心肌梗死）、老年人心律失常、老年性心脏瓣膜病、老年人心力衰竭、心脏骤停与心脏性猝死的预防与照护；消化系统疾病介绍了老年功能性消化不良、消化性溃疡、老年胃食管反流病、病毒性肝炎、非酒精性脂肪性肝病、胆石症的预防与照护；泌尿系统疾病介绍了老年人泌尿系统感染、前列腺增生的预防与照护；内分泌系统疾病包括糖尿病、血脂异常、甲状腺功能亢进症、老年痛风的预防与照护；神经系统疾病包括急性脑血管病、阿尔茨海默病、帕金森病、癫痫发作的预防与照护；运动系统疾病介绍了骨关节炎、骨质疏松症、颈椎病的预防与照护。每种疾病主要从发病原因、临床表现、辅助检查、治疗、预防措施、照护保健和健康指导等方面论述。每个章节之后都引入养老机构真实典型病例讨论或演练，以利于培养学生应用知识、分析问题、解决问题的能力。

　　本教材由山东青年政治学院程桂玲和广州卫生职业技术学院吴岸晶任主编；皖西卫生职业

学院赵久华任副主编。编者有山东青年政治学院的李明月，广州卫生职业技术学院的黄玉莲，岳阳职业技术学院的黄薇、刘琼，山东商业职业技术学院的高静。编写团队成员均具有丰富的老年临床医护实践和教学经验，多位教师已经参与了 1＋X 证书教材等的编写，具有丰富的教材编写经验。在写作过程中，团队成员深入临床调研，与医务工作者共同切磋，多次沟通交流，按时完成了编写任务。

　　由于时间仓促和水平有限，书中难免存在疏漏之处，热切希望有关专家、师生指正，提出更加完善的意见和建议。

编者

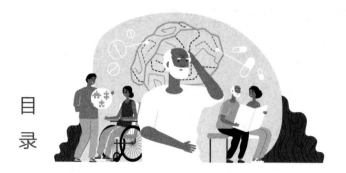

目
录

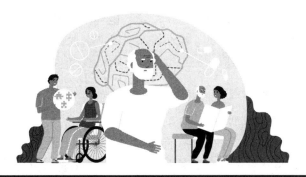

绪 论

一、老年人概述

对于老年人,不同国家有不同定义。世界卫生组织对老年人的定义为 60 周岁以上的人群,其中 60~74 岁为年轻的老年人;75~89 岁为一般老年人;90 岁以上为长寿老人。

进入老年,人的生理和心理上都会发生变化。例如出现新陈代谢放缓、抵抗力下降、生理功能下降等特征,头发、眉毛、胡须变得花白,出现老年斑,记忆力减退,脾气性格发生变化等。

(一)老年人生理特点

主要表现在机体组成成分中代谢不活跃的部分比重增加,如脂肪;而细胞内水分却随年龄增长而减少,出现脏器萎缩。器官功能减退,特别是代谢功能,消化吸收、排泄功能及循环功能减退。如果不及时调整,将会进一步加速老化过程。

(1)呼吸功能改变 由于呼吸肌及胸廓骨骼韧带萎缩,易发生肺气肿。肺组织血流量减少,细胞功能减退以及肺泡膜通透性的改变,均可使肺对氧的利用率下降,从而发生缺氧。

(2)消化功能减退 因为牙周病、牙齿萎缩性变化,导致对食物的咀嚼和消化困难。味蕾数目减少,味觉和嗅觉降低,影响食欲。消化腺体萎缩,消化液分泌减少,消化能力降低。胃肠蠕动减弱,导致消化不良和便秘。胰岛素分泌减少,对血糖的调节能力减弱。

(3)心血管功能改变 心脏生理性老化,心肌萎缩,纤维样变性,心肌硬化。心脏泵功能下降,有效循环血量减少。冠状动脉的硬化使心肌本身供血减少,易发生冠心病。血管的生理性硬化导致对血压的调节作用下降,常使老年人血压升高。脏器组织中的血流阻力增大,使组织灌流量减少,易发生营养障碍。而血管的脆性增加,使老年人发生心脑血管意外的机会明显增加。

(4)泌尿系统功能改变 肾脏萎缩,滤过功能减退,膀胱逼尿肌萎缩,括约肌松弛,因此老年人有多尿和夜尿现象。

(5)神经组织功能改变 神经细胞数量减少,脑细胞萎缩,脑重量减轻。脑血管硬化,供血供氧减少,脑功能逐渐衰退,容易出现记忆力减退,失眠,情绪变化,甚至一些精神症状。

(6)其他方面的改变 性激素分泌减低,性功能减退。男性前列腺易增生、肥大,女性出现绝经。毛发胡须变白，皮肤弹性减退，皮肤松弛并出现皱纹。骨骼中无机盐含量增加，钙含量减少，骨骼的弹性和韧性减低，脆性增加，容易出现骨质疏松和骨折。机体免疫功能减退，易患感染性疾病。五官功能下降，出现老花眼，听力、嗅觉、味觉功能均减退。

（二）老年人心理特点

1. 生理因素引起的心理改变

（1）衰老引起的心理改变　衰老引起的心理改变表现为感觉与知觉衰退，学习与记忆力减退，思维与想象力衰退；情绪改变表现为自卑、焦虑、暴躁、易怒、忧郁、孤僻，甚至不近人情等；意志衰退表现为丧失探索精神、做事犹豫不决、缺乏毅力和韧性、害怕困难等；社会适应改变表现为固执己见、刚愎自用，甚至对社会产生对抗心理。

（2）疾病引起的心理改变　所有的躯体疾病和精神疾病同时影响着老年人的心理健康。如脑动脉硬化、原发性高血压（又称高血压病），轻则会削弱老年人的记忆力和工作、生活能力，严重的则可引起智能减退和痴呆。而生活不能自理的老年人，更容易产生抑郁、焦虑、孤独、依赖和消极的心理。

2. 社会因素引起的心理改变

老年人退休后从职业角色转变为闲暇角色，会因心理不适应而产生失落、惆怅、空荡、寂寞的情绪；从主角退化为配角会产生悲观、失望情绪，烦恼增加，上述心理问题会诱发心身疾病或加重原有的心脑血管病。

3. 家庭因素引起的心理改变

家庭经济状况、家庭人际关系均会导致老年人心理障碍；空巢老年人会因为精神空虚、无所事事而产生失落感、孤独感、衰老感、抑郁症和焦虑症；丧偶老年人的心理是消极的，长期孤独生活的老年人，如果伴有躯体疾病，常可产生抑郁、绝望的情绪，甚至出现自杀企图或行为。

二、老年病的类型及特点

1. 老年病的类型

（1）老年人特有的疾病　有些疾病只有老年人才得，并带有老年人的特征。这是由于人在变老过程中，功能衰退和障碍发生，如老年性痴呆（阿尔茨海默病）、老年性精神病、老年性耳聋、脑动脉硬化以及由此引致的脑卒中等。这类与衰老退化变性有关的疾病随着年龄的增长而增多。

（2）老年人常见的疾病　这类疾病既可在中老年期（老年前期）发生，也可能在老年期发生，但以老年期更为常见，或变得更为严重。它与老年人的病理性老化，机体免疫功能下降，长期劳损或青中年期患病使体质下降有关。常见的有高血压、冠心病、糖尿病、恶性肿瘤、痛风、老年性慢性支气管炎、肺气肿、肺源性心脏病、帕金森病、老年性变性骨关节病、老年性白内障、老年骨质疏松症、老年性皮肤瘙痒症、高脂血症、颈椎病、前列腺肥大等。

（3）青、中、老年皆可发生的疾病　有些疾病可以发生在包括老年的各年龄段，但在老年期发病则有其特点。因老年人功能衰退，同样的病变，在老年人身上有其特殊性。例如，各个年龄段的人都可能发生肺炎，但在老年人具有症状不典型、病情较严重的特点。又如消化性溃疡，青、中、老年皆可发生，但老年人易发生并发症或发生癌变。

2. 老年病的特点

（1）病因往往不十分明确　由于身体老化和其他基础疾病都有可能成为新的疾病的病因，所以在判断老年病病因时，往往不容易很快做出判断。老年病有可能是单一原因，也可能是多种原因导致的。

（2）病程长，恢复慢，有时突然恶化　老年人的免疫功能、营养状态都会影响病情的恢复。脏器功能的衰竭也可能突然发生，导致病情突然恶化。

（3）没有明显的症状与体征　临床表现初期不易察觉，症状出现后又呈多样化。

（4）同一种疾病在不同的老年人身上差异很大　老年人的体质差异和基础疾病的不同，致使相同疾病在不同的老年人身上表现也有所不同，所使用的药物种类、剂量、效果也可能存在差异，疾病预后也不一样。

（5）多种疾病并存　一个老年人可能同时患有多个系统的疾病，如既有高血压，又有糖尿病。同一个系统也可能发生多种疾病，如既有支气管哮喘，又有慢性阻塞性肺气肿。这些疾病可以有相关性，也可以独立发生。

（6）对于治疗和病情控制，缺乏特效方法　老年人病情复杂多样，多病共存，可能存在治疗用药相互影响、药物长期使用出现耐受等复杂的情况，所以目前在治疗、控制病情方面，还缺乏特效方法。

三、老年病的预防

1. 合理饮食

在饮食方面，应尽可能定时定量，做到少食多餐，不漏餐，避免暴饮暴食。保证必需的营养供应。每顿饭只吃八九分饱。应食用低动物脂肪、低胆固醇、低盐的食物。多食用富含纤维素、维生素、微量元素的蔬菜和水果。选择足量的优质蛋白。海鲜类食物由于含有较高的胆固醇，不宜多吃。避免吃刺激性的食物，避免喝刺激性强的饮料。

2. 适量运动

适当的运动可以提高心肺功能，保护心血管，还可以防止骨质疏松，减轻精神压力。适量运动能帮助保持合适的体重，预防多种严重的老年病。已经患病的老年人在自身努力和医师的帮助下也可使疾病得到有效控制和缓解。

3. 保持良好的生活习惯

良好的生活习惯有利于提高免疫力，提高预防疾病的能力。按时作息不熬夜，有利于精力、体力的恢复；戒除烟酒可以减少这些有害物质对机体的损伤，减少患病机会。养成良好的卫生习惯，勤洗澡、常换衣，保证口腔和皮肤的卫生，居住环境经常开窗通风，保证室内适宜的温度和湿度。

4. 控制情绪

情绪激动容易引发血管剧烈收缩而导致心脑血管急症发生。在生活中保持一颗平常心，凡事不要斤斤计较，用宽容和乐观心态面对一切，避免大喜大悲或者强烈的精神刺激，更不要轻易生气发怒。

四、老年照护人员的素质要求

1. 职业素质

（1）尊老敬老，以人为本　具备尊老、护老、助老的态度，具备爱心、细心、耐心和责任心。

（2）博爱慎独，乐于奉献　"老吾老以及人之老"，对所服务的老年人，无论其社会背景和地位如何，均一视同仁，给予老年人足够的尊重与关爱。无论是团队合作还是独立操作，均应严格履行岗位职责，认真恪守"慎独"精神。

（3）团队合作，务实创新　老年服务涉及多个学科的合作，因此工作人员必须具备较好的沟通技巧和团队合作精神。能够促进专业人员、老年人及其照顾者之间的沟通配合，在不同情况下给予老年人优质的护理服务。善于学习，将所学的理论具体化，将所学的技能实践化，结合不断发展变化的老年学及相关领域的知识，创新自身的服务模式。

2. 业务素质

具有博专兼备的专业知识和精益求精的综合技术。老年人常身患多种疾病，如果照顾者只掌握一门专科的知识，不能解决他们身上的所有问题。所以要求照护人员不仅要全面掌握本专业知识，还要学习相关学科知识，同时熟练地应用护理实践技能，做到融会贯通，处理老年人多种共存的慢性健康问题。

3. 能力素质

（1）专业照护能力　具有敏锐、准确的观察力，正确的判断力，及时掌握老年人的生理状况及心理状况，正确指导老年人用药、营养及康复，掌握初步急救处理。

（2）心理辅导能力　掌握一定的心理及精神护理相关知识，及时发现老年人的情绪变化、心理及精神异常，协助老年人处理常见的心理问题，进行心理调适。

（3）组织沟通能力　具备一定的社会工作知识，能够开展老年活动。与老年人、老年人家属、老年服务机构、服务团队成员进行积极有效的沟通，保证服务质量。

（4）法律维权能力　了解相关的法律法规，帮助老年人维权。

PPT 课件

（吴岸晶）

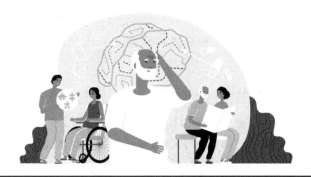

第一章
呼吸系统常见疾病的预防与照护

知识目标

1. 了解老年人呼吸系统常见病的发病原因、治疗原则。
2. 熟悉老年人呼吸系统常见病的临床表现、并发症。
3. 掌握老年人呼吸系统常见病的预防与照护保健知识。

能力目标

1. 能够对老年人的病情进行准确评估。
2. 能够对患有呼吸系统疾病的老年人制订合理的照护计划。
3. 能够根据病情选择合理的照护技术并正确实施。
4. 能够对老年人进行呼吸系统常见病的健康教育，正确指导老年人用药及康复训练。

思政与职业素养目标

1. 具有对患有呼吸系统疾病老年人高度的关注，具备爱心和责任心，培养良好的职业道德和敬业精神。
2. 能够体谅呼吸系统患者的疾苦，并在工作中能够体贴、关爱老年人。

第一节　概　述

　　呼吸系统疾病是严重危害人们健康的常见病、多发病。由于大气污染的加重，吸烟等不良生活习惯的滋长，人群结构的老龄化等多种因素，呼吸系统疾病的流行病学和疾病分布正在发生改变。支气管哮喘患病率出现明显增高趋势，肺癌的年递增率居各种恶性肿瘤之首，慢性阻塞性肺疾病患病率居高不下（40岁以上人群中超过8％），目前肺结核在我国仍属于高发传染病。尽管新的抗生素不断问世，但由于病原体的变化和免疫功能受损的宿主增加，肺部感染的发病率和死亡率仍有增无减。流行性感冒（简称流感）

在我国每年的发病率为 10％～30％，其侵入人体的主要靶器官也是肺。呼吸系统疾病不仅发病率高，许多疾病起病隐匿，肺功能逐渐损害，致残率也高，给社会和国民经济带来了沉重的负担。

一、呼吸系统的结构特点

呼吸系统由呼吸道和肺组成。呼吸道是进出气体的管道，包括鼻、咽、喉、气管和各级支气管。临床上通常将鼻、咽、喉称为上呼吸道，将气管和各级支气管称为下呼吸道。肺是气体交换的器官。

二、呼吸系统的功能特点

（1）气体交换　呼吸系统与体外环境相通，成人在静息状态下，每天约有 10000L 的气体进出于呼吸道。吸入氧气，排出二氧化碳，这种气体交换是肺最重要的功能。

（2）防御功能　呼吸系统的防御功能包括物理防御功能（鼻部加温过滤、喷嚏、咳嗽、支气管收缩、黏液纤毛运输系统）、化学防御功能（溶菌酶、乳铁蛋白、蛋白酶抑制剂、抗氧化的谷胱甘肽等）、细胞吞噬（肺泡巨噬细胞、多形核粒细胞）及免疫防御功能（B 细胞分泌 IgA、IgM 等，T 细胞介导的迟发性变态反应和细胞毒作用等）。

三、呼吸系统疾病的临床表现

（1）咳嗽　表现为急性发作的刺激性干咳、常年咳嗽、秋冬季加重、急性发作的咳嗽伴胸痛、发作性干咳，且夜间多发，高亢的干咳伴呼吸困难等。

（2）咳痰　痰的性状、量及气味对诊断有一定的帮助。

（3）咯血　痰中带血是肺结核、肺癌的常见症状。咯鲜血多见于支气管扩张，也可见于肺结核、急性支气管炎、肺炎和肺栓塞。

（4）呼吸困难　可表现在呼吸频率、深度及节律改变。

（5）胸痛　创伤、炎症、肿瘤等都可引起胸痛。胸膜炎、肺部炎症、肿瘤和肺梗死是呼吸系统疾病引起胸痛的最常见病因。

呼吸系统疾病由于病变的性质、范围不同，胸部体征可完全正常或明显异常。

四、呼吸系统疾病的实验室和辅助检查

（1）血液检查　血常规、血清学抗体试验，如荧光抗体、免疫电泳、酶联免疫吸附测定等。

（2）抗原皮肤试验　哮喘的变应原皮肤试验阳性有助于变应体的确定和相应抗原的脱敏治疗。

（3）痰液检查　定量培养 $\geq 10^7$ cfu/mL 可判断为致病菌。

（4）胸腔积液检查和胸膜活检　常规胸液检查可明确渗出性还是漏出性胸液。脱落细胞和胸膜病理活检对明确肿瘤或结核有诊断价值。

（5）影像学检查　胸部 X 射线摄片和 CT 对于明确肺部病变部位、性质以及有关气管、支气管通畅程度有重要价值。磁共振成像（MRI）对纵隔疾病和肺栓塞有较大帮助。胸部超声检查可用以胸腔积液的诊断与穿刺定位以及紧贴胸膜病变的引导穿刺。

（6）支气管镜和胸腔镜　纤维支气管镜能弯曲自如、深入到亚段支气管，能直视病变，还能做黏膜刷检和活检、经支气管肺活检、经纤支镜对纵隔肿块穿刺针吸活检、经纤支镜支

气管肺泡灌洗等。对取得的组织及灌洗液进行检查分析，有助于明确疾病的诊断。

（7）肺活体组织检查　是确诊疾病的重要方法。获取活组织标本的方法主要有以下几种：①纤维支气管镜（简称纤支镜）、胸腔镜或纵隔镜等内镜的方法，适用于病变定位于肺深部或纵隔者；②在 X 射线、CT 引导下进行经皮穿刺肺活检，适用于非临近心血管的肺内病变；③在 B 超引导下进行经皮穿刺肺活检，适用于病变部位贴近胸膜者；④开胸或电视辅助胸腔镜肺活检，适用于其他方法检查未能诊断又有很强指征者。

（8）呼吸功能测定　通过其测定可了解呼吸系统疾病对肺功能损害的性质及程度，对某些肺部疾病的早期诊断具有重要价值。

五、老年人呼吸系统特点

老年人随着年龄的增长，呼吸系统发生一系列的老化表现。

（1）鼻黏膜变薄，腺体萎缩，鼻道增宽、干燥，对气流加温与湿化作用减弱。

（2）咽喉部肌肉及弹性组织逐渐萎缩，软组织松弛，腔道塌陷，咽喉黏膜变薄，感觉钝化，加之声门的保护性反射退化及喉反射减弱，易发生误吸而引起肺部感染。

（3）唾液流率、吞咽功能下降，使口腔清理功能和气道黏膜纤毛清理功能下降，是造成上气道细菌定植和肺部感染的常见原因。吞咽与声门动作常不协调而增加吸入危险。

（4）肺弹性回缩力下降，胸壁顺应性和呼吸肌肌力下降。胸间质发生重构，弹性蛋白和胶原蛋白逆转。远端肺泡管、肺泡毛细血管数目下降，肺泡气体交换面积下降，小气道直径下降，呼气流速下降，而功能残气量增加。老年人呼吸系统生理是退行性改变，使老年人呼吸系统的功能受到很大损伤，发生呼吸系统疾病，严重时可影响老年人的日常生活，甚至导致死亡。

第二节　急性上呼吸道感染的预防与照护

急性上呼吸道感染简称上感，为外鼻孔至环状软骨下缘包括鼻腔、咽或喉部急性炎症的概称。主要病原体是病毒，少数是细菌。主要通过患者喷嚏和含有病毒的飞沫经空气传播，或经被污染的手和用具接触传播。全年都可发病，冬春季节多发，多为散发。但常在气候突变时流行。由于病毒的类型较多，人体对各种病毒感染后产生的免疫力较弱且短暂，病毒间也无交叉免疫，健康人群也可携带病毒，故可反复发病。

一、发病原因

1. 病毒感染

有 70%～80% 由病毒引起，主要有鼻病毒、冠状病毒、腺病毒、流感和副流感病毒以及呼吸道合胞病毒、埃可病毒和柯萨奇病毒等。

2. 细菌感染

20%～30% 由细菌引起，细菌感染可直接侵入或继发于病毒感染之后，以溶血性链球菌为最常见，其次为肺炎球菌、葡萄球菌、流感嗜血杆菌，偶为革兰阴性菌。

3. 机体抵抗力降低

在人体受凉、淋雨、过度疲劳或气候突变时，呼吸道局部防御功能降低，使原已存在于上呼吸道或从外界侵入的病毒或细菌迅速繁殖，引起疾病。尤其是年老体弱或患有慢性呼吸道感染者（如鼻窦炎、扁桃体炎患者）更易诱发。

二、临床表现

1. 普通感冒

普通感冒为病毒感染引起，俗称"伤风"，又称急性鼻咽炎或上呼吸道卡他。以鼻咽部卡他症状为主要表现。潜伏期短（1～3天），起病较急。初期有咽干、咽痒，继之打喷嚏、鼻塞，流清水样鼻涕，2～3天后分泌物变稠。可伴咽痛，有时由于咽鼓管炎使听力减退；也可出现流泪、声音嘶哑、味觉迟钝、咳嗽或少量黏液痰等。一般无发热及其他全身症状，或仅有低热、轻度头痛、全身不适等症状。检查可见鼻腔黏膜充血、水肿、有分泌物，咽部轻度充血。如无并发症，一般经5～7天痊愈。

2. 病毒性咽炎和喉炎

病毒性咽炎和喉炎为病毒感染引起。急性病毒性咽炎表现为咽部发痒和灼热感，局部疼痛不明显，偶有咳嗽，可有发热和乏力。急性病毒性喉炎常有发热，临床特征为声嘶、说话困难、咽痛、咳嗽，咳痰时喉部疼痛，体检可见喉部水肿、充血，局部淋巴结轻度肿大和触痛，有时可闻及喘息声。

3. 急性疱疹性咽峡炎

急性疱疹性咽峡炎多由柯萨奇病毒A引起。表现为明显咽痛、发热，病程约为一周。查体可见咽部充血，软腭、腭垂、咽及扁桃体表面有灰白色疱疹及表浅溃疡，周围伴红晕。多发于夏季，多见于儿童，偶见于成人。

4. 急性咽结膜炎

急性咽结膜炎主要由腺病毒、柯萨奇病毒等引起。表现为发热、咽痛、畏光、流泪、咽及结膜明显充血。病程4～6天，多发于夏季，由游泳传播，儿童多见。

5. 急性咽-扁桃体炎

急性咽-扁桃体炎多由溶血性链球菌感染引起。起病急，咽痛明显，吞咽时加剧，伴畏寒、发热，体温可达39℃以上。体检可见咽部充血明显，扁桃体充血肿大，表面有黄色脓性分泌物，颌下淋巴结肿大明显，有压痛。肺部无异常体征。

三、辅助检查

（1）血常规　病毒感染时周围血白细胞总数不高或减低，淋巴细胞相对增加。细菌感染可见白细胞计数和中性粒细胞增多，并有核左移现象。

（2）病原学检查　主要采用咽拭子进行微生物检测。细菌培养可判断细菌种类；病毒分离、病毒抗原的血清学检查等有利于判断病毒类型。

四、治疗

1. 对症治疗

发热、头痛、全身肌肉酸痛者可选用解热镇痛类药；有咽痛可用消炎喉片、咽含片、六神丸等；鼻塞可用1%麻黄碱滴鼻；频繁打喷嚏、流涕给予抗过敏药物。

2. 病因治疗

普通感冒和单纯的病毒感染无须使用抗菌药物，如并发细菌感染、白细胞升高，可选用适当抗菌药物，如青霉素、头孢菌素、大环内酯类抗菌药物口服，极少需要根据病原菌和药敏试验选用抗菌药物。存在免疫缺陷的病毒感染者，可考虑早期应用抗病毒药物。广谱抗病毒药物利巴韦林对流感病毒、呼吸道合胞病毒等均有较强的抑制作用。

3. 中药治疗

具有清热解毒和抗病毒作用的中药亦可选用，有助于改善症状，缩短疗程，如苦甘冲剂、板蓝根冲剂、清开灵等。

五、预防措施

（1）重在预防，隔离传染源有助于避免传染。病毒感染者，注意呼吸道隔离，防止交叉感染。

（2）锻炼身体，增强体质，养成经常到户外活动的习惯；坚持耐寒训练，增强机体抵抗力。

（3）适当增加营养，进食含维生素及蛋白质丰富的食物，增强免疫力，提高抗病能力。

（4）注意气候的变化，避免受寒、淋雨，有冷空气侵袭时，要做好防寒工作。

（5）保证充足的睡眠，避免过度疲劳。

（6）在感冒流行时，要做好居室的消毒工作。通风换气可保持空气新鲜，但对病毒、细菌的消毒效果不可靠，可用食醋熏蒸法进行室内的空气消毒，每日一次，连续三天。

（7）向老年人及其他体弱人群做好宣传工作。如流行期间，不要到公共场所；一旦出现上呼吸道感染症状，要尽早就医，及时控制病情的发展。可以预防接种流感疫苗，也可用板蓝根、野菊花、桑叶等中草药熬汤饮用。

六、照护保健

1. 生活照护

（1）环境　保持室内空气清新，通风换气，室温保持在 18～22℃，湿度为 50%～60%。

（2）饮食　饮食宜为清淡、易消化、高热量、高维生素、低脂肪的流质或半流质。多吃蔬菜、水果，补充足量的维生素，预防便秘。摄入足够的水、盐，维持体液平衡。

（3）休息　适当休息，不要过于劳累。发热患者应以卧床休息为主。

2. 基础护理

（1）病情观察　监测患者生命体征、意识状态、热型、有无发绀、尿量的变化。

（2）对症护理　当体温超过 39℃时，可进行物理降温，如头部冷敷、温水或乙醇擦浴、4℃冷盐水灌肠等。必要时遵医嘱应用药物降温，于 30min 后观察降温效果并记录，监测体温，避免高热引起休克、脱水等病症。

（3）用药护理　督促患者按时服药，注意观察药物疗效和副作用。用药 72h 后病情仍无改善，及时报告医师作相应处理。

（4）防止交叉感染　注意隔离，减少探视，避免交叉感染。咳嗽或打喷嚏时应避免对着他人。使用的餐具、痰盂等用具应按规定消毒或用一次性器具，回收后焚烧弃去。

3. 心理护理

注意患者心理变化，及时疏导，使其保持心情愉快，处于接受治疗护理的最佳状态。

七、健康指导

（1）疾病知识教育　使老年人了解上呼吸道感染的症状、体征，出现问题及时就医。

（2）指导老年人预防疾病　流感季节要积极参加体育锻炼，增强体质。根据老年人情况选择合适的体育运动，如健身操、太极拳、跑步等；可增加耐寒训练，如冷水洗脸、冬泳等。谨慎增减衣物，避免受凉。尽可能减少室内公共场所的接触，避免交叉感染。可以预防接种流感疫苗，也可用板蓝根、野菊花、桑叶等中草药熬汤饮用。改善劳动卫生，减少空气污染。过敏者要避免接触过敏原，戒除吸烟习惯，指导老年人做腹式呼吸训练，改善其通气功能。

（3）指导患者进行自我病情监测　监测体温，注意多饮水，预防脱水。

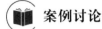 **案例讨论**

患者，女性，56岁。

主诉：流涕、咽部疼痛12h。

现病史：12h前因受凉而出现流涕、打喷嚏，伴有咽部疼痛，无咳嗽、咳痰，自测体温37.8℃，自服清开灵等药物，效果欠佳。

既往史：既往有糖尿病史2年，否认药物过敏史。

体格检查：T 38.5℃，P 96次/min，R 20次/min，BP 140/80mmHg。

神志清，咽部充血，双侧扁桃体无肿大，无脓性分泌物，双肺呼吸音清，未闻及干、湿性啰音，心率96次/min，律齐，腹部无异常，两下肢无水肿。

实验室检查：WBC $8.5×10^9$/L，N 69%，L 31%。

胸部透视：双肺纹理略增多。

问题：

① 该患者目前治疗要点是什么？

讨论要点

② 患者的预防措施有哪些？

③ 对该患者及家属做健康教育。

第三节　急性气管支气管炎的预防与照护

急性气管支气管炎是由病毒、细菌感染，生物、物理、化学刺激或变态反应所引起的气管、支气管黏膜的急性炎症。常见于寒冷季节或气候突变时，是呼吸系统常见病。

一、发病原因

1. 微生物

常见的病毒为腺病毒、流感病毒、冠状病毒、鼻病毒、单纯疱疹病毒、呼吸道合胞病毒和副流感病毒，常见的细菌为肺炎链球菌、流感嗜血杆菌、卡他莫拉菌等。近年来衣原体和支原体感染明显增加，在病毒感染的基础上继发细菌感染亦较多见。

2. 物理、化学因素

过冷的空气、粉尘、刺激性气体或烟雾（如二氧化硫、氨气等）的吸入，对气管、支气管黏膜急性刺激亦可引起。

3. 变态反应

常见的致病原因，如花粉、有机粉尘、真菌孢子、动物毛皮及排泄物等吸入；钩虫、蛔虫的幼虫在肺内移行；或对细菌蛋白质的过敏，引起气管、支气管的过敏性炎症反应，亦可导致本病。

二、临床表现

起病较急，常先有急性上呼吸道感染症状，如鼻塞、流涕、打喷嚏等。若炎症累及气管、支气管黏膜，则出现咳嗽，先为干咳或有少量黏液性痰，后可转为黏液脓性痰，痰量增多，咳嗽加剧，偶可见痰中带血。咳嗽和咳痰可延续 2～3 周才消失。全身症状较轻，可有轻度畏寒、发热、乏力、肌肉酸痛等，可自行缓解。听诊两肺呼吸音增粗，散在干、湿性啰音。如有支气管痉挛，可出现程度不等的胸闷气促。如迁延不愈，日久可演变为慢性支气管炎。

三、辅助检查

（1）血常规 病毒感染时，周围血白细胞总数多正常，但由细菌感染者，可伴白细胞总数和中性粒细胞比例增高，痰涂片或培养可见致病菌。

（2）X 射线胸片检查 大多无异常，或仅有肺纹理增强、紊乱。

四、治疗

1. 对症治疗

（1）止咳、祛痰 剧烈干咳者，可选用喷托维林、氢溴酸右美沙芬片等止咳药，有痰患者则不宜给予可待因等强力镇咳药；痰液黏稠，不易咳出，可用盐酸氨溴索（沐舒坦）、溴己新（必嗽平）、氯化铵化痰，也可雾化帮助祛痰，也可选用中成药止咳祛痰，如川贝枇杷露。

（2）平喘 如有支气管痉挛，出现气促时，可给予解痉平喘药物（如氨茶碱、丙卡特罗等）缓解支气管平滑肌痉挛。

（3）高热患者可用对乙酰氨基酚（扑热息痛）、赖氨匹林（赖氨酸阿司匹林）等解热对症处理。

2. 病因治疗

避免吸入粉尘和刺激性气体，及时应用药物控制气管、支气管炎症。有细菌感染证据时应及时选用适当抗菌药物口服或注射治疗，如青霉素、大环内酯类、头孢菌素或其他敏感抗生素。少数患者需要根据病原体培养结果指导用药。

五、预防措施

（1）锻炼身体，增强体质，养成经常到户外活动的习惯，坚持耐寒训练，增强机体抵抗力。

（2）适当增加营养，进食含维生素及蛋白质丰富的食物，增强免疫力，提高抗病能力。

（3）注意气候的变化，避免受寒、淋雨，有冷空气侵袭时，要做好防寒工作。

（4）保证充足的睡眠，避免过度疲劳。

（5）向老年人及其他体弱人群做好宣传工作，流行期间，不要到公共场所；一旦出现上呼吸道感染症状，要尽早就医，及时控制病情的发展。可以预防接种流感疫苗，也可用板蓝根、野菊花、桑叶等中草药熬汤饮用。

六、照护保健

1. 生活照护

（1）环境　保持室内空气清新，通风换气，室温保持在 18～22℃，湿度为 50％～60％。

（2）饮食　老年人常有食欲不振、消化不良，故应给予清淡、易消化的高热量、高维生素、低脂肪的流质或半流质的饮食。适量饮水以利于痰液稀释。多吃蔬菜、水果，补充足量的维生素，预防便秘。摄入足够的水、盐，必要时遵医嘱予以静脉输液，以补充因体表和呼吸道散失水分过多而导致丢失的体液，维持体液平衡。对心脏病患者或老年人应注意补液速度。

（3）休息　适当休息，不要过于劳累。发热患者应以卧床休息为主。

2. 基础护理

（1）病情观察　监测患者生命体征、意识状态、热型、有无发绀、尿量的变化。

（2）对症护理　当体温超过 39℃时，可进行物理降温，如头部冷敷、温水或乙醇擦浴、4℃冷盐水灌肠等。必要时遵医嘱应用药物降温，于 30min 后观察降温效果并记录，监测体温，避免高热引起休克、脱水等病症。有咳嗽、咳痰者，鼓励和协助有效咳嗽、咳痰，根据病情及患者身体状况给予叩背、超声雾化等措施，必要时可吸痰。

（3）用药护理　督促患者按时服药，注意观察药物疗效和副作用。用药 72h 后病情仍无改善，及时报告医师作相应处理。头孢类可出现发热、皮疹、过敏性休克；喹诺酮类偶见皮疹、恶心等；大环内酯类有胃肠道反应；氨基糖苷类有耳毒性、肾毒性，老年人或肾功能减退者应特别注意耳鸣、头晕、唇舌麻木等不良反应。

（4）口腔护理　老年人常因唾液分泌减少、机体抵抗力下降而易发生口腔黏膜损害或局部感染，应鼓励患者勤漱口，保持口腔湿润和舒适。

（5）并发症预防与护理　药物治疗后症状不缓解；或出现耳鸣、耳痛、外耳道流脓等中耳炎症状；或恢复期出现胸闷、心悸，眼睑浮肿、腰酸或关节痛者等风湿热表现，应及时就诊。

（6）防止交叉感染　注意隔离，减少探视，避免交叉感染。咳嗽或打喷嚏时应避免对着他人。使用的餐具、痰盂等用具应按规定消毒或用一次性器具，回收后焚烧弃去。

3. 康复护理

老年人可进行耐寒训练，如冬泳、冷水洗脸等；选择适当运动，如健身操、慢跑、太极拳等以锻炼呼吸肌，增强体质。

4. 心理护理

注意患者心理变化，及时疏导，使其保持心情愉快，处于接受治疗护理的最佳状态。

七、健康指导

（1）疾病知识教育　使老年人了解上呼吸道感染和急性气管支气管炎的症状、体征，出现问题及时就医。

（2）指导老年人预防疾病　流感季节要积极参加体育锻炼，增强体质。根据老年人情况选择合适的体育运动，如健身操、太极拳、跑步等；可增加耐寒训练，如冷水洗脸、冬泳等。谨慎增减衣物，避免受凉。尽可能减少室内公共场所的接触，避免交叉感染。可以预防接种流感疫苗，也可用板蓝根、野菊花、桑叶等中草药熬汤饮用。改善劳动卫生，减少空气污染。过敏者要避免接触过敏原，戒除吸烟习惯，指导老年人做腹式呼吸训练，改善通气功能。

（3）指导患者进行自我病情监测　监测体温，注意多饮水，预防脱水。

📖 案例讨论

患者，男性，60 岁。

主诉：咽部疼痛、咳嗽 2 天，发热 6h。

现病史：2 天前受凉后出现流涕、咽部疼痛，伴咳嗽，以干咳为主，无咳痰及胸痛，自服三九感冒灵、阿莫西林等药物，症状无好转；6h 前上述症状加重，出现发热，体温高达 39℃，伴头痛、周身疼痛。

既往史：高血压病史 12 年，无肺结核病史；吸烟 20 年，每日 1 包；否认药物过敏史。

体格检查：T 38.8℃，P 106 次/min，R 20 次/min，BP 150/80mmHg。

神志清，精神不振，咽部充血，双侧扁桃体无肿大，双肺呼吸音粗，未闻及干、湿性啰音，心率 106 次/min，律齐，腹部无异常，两下肢无水肿。

实验室检查：WBC 13.5×10^9/L，N 88%，L 11%。

胸部 X 射线检查：双肺纹理增多，增粗且紊乱。

问题：

① 该患者目前存在的主要护理问题有哪些？依据是什么？

② 对该患者制订完善的照护计划。

③ 对该患者的健康指导是什么？

讨论要点

第四节　肺炎的预防与照护

肺炎是老年人的常见病，病原微生物感染是引起肺炎最常见的原因，炎性病变主要发生在终末气道、肺泡和肺间质。老年人是肺炎的主要易感人群，与年轻人相比病情往往比较严重，常缺乏明显的呼吸系统症状，而以自身基础疾病或肺外表现为首发症状，体征多不典型，病情进展快，易致重症肺炎，死亡率高，基础疾病与严重合并症是老年人肺炎死亡率上升的主要原因。由于老年人肺炎临床表现不典型，易致误诊，贻误治疗时机。因此，临床上应予以足够重视，早发现、早治疗，改善预后。

一、发病原因

肺炎常见的病因有病原微生物感染、理化因素、免疫损伤、过敏因素、药物等。其中以病原微生物感染引起的细菌性肺炎最常见，且由于老年人的生理特点，常常因误吸而引起吸入性肺炎（aspiration pneumonia，AP），根据发病场所不同分为：老年人社区获得性肺炎（community acquired pneumonia，CAP）、老年人医院获得性肺炎（hospital acquired pneumonia，HAP）。

吸入性肺炎是指由于误吸（吸入）而引起的肺实质的炎性病变。误吸是指口腔、咽腔中的液体、分泌物或胃内容物反流吸入喉和下呼吸道的过程。误吸是老年人肺炎最重要的危险因素。吸入后发生何种吸入综合征取决于吸入的量、吸入物性质、吸入频率及宿主对吸入物的反应。吸入综合征有 3 种类型：①吸入性化学性肺炎；②吸入性细菌性肺炎；③其他吸入综合征，可见于气道阻塞、肺脓肿、外源性类脂质肺炎、慢性肺间质纤维化。

1. 老年人社区获得性肺炎

该病症指在医院外罹患的感染性肺实质（含肺泡壁）炎症，包括具有明确潜伏期的病原体感染而在入院后平均潜伏期内发病的肺炎。其临床依据是：①新出现的咳嗽、咳痰，或原有呼吸道疾病症状加重，并出现脓性痰，伴或不伴胸痛；②发热；③肺实变体征和（或）湿性啰音；④WBC>10×10^9/L；⑤胸部 X 射线检查显示片状、斑片状浸润性阴影或间质性改变，伴或不伴胸腔积液。以上①～④项中任何一项加第⑤项，并除外肺结核、肺部肿瘤、肺水肿、肺不张、肺栓塞、肺血管炎等，可建立诊断。

2. 老年人医院获得性肺炎

该病症是指患者入院时不存在，也不处于感染潜伏期，而于入院 48h 后在医院内发生的肺炎，临床诊断与老年人社区获得性肺炎相同，包括呼吸机相关性肺炎、卫生保健相关性肺炎、老年护理院和康复医院内发生的肺炎。

老年人肺炎的主要发病人群有：

（1）吸烟或慢性阻塞性肺疾病导致肺损伤的人群。

（2）近期发生上呼吸道感染的老年人群。

（3）咳嗽反射不敏感以及事故或外科手术导致咳嗽无力的人群。

（4）免疫功能低下、糖尿病或恶性肿瘤患者。

（5）不恰当地使用镇静剂而昏迷患者。

（6）瘫痪患者，如脊柱损伤或脑卒中、假性延髓性麻痹是引起吸入性肺炎的常见原因。

（7）各种慢性疾病，如心肺疾病、脑血管疾病、帕金森综合征等神经系统疾病，及各种病因引起的食管功能障碍，鼻饲管及人工气道等侵入性操作损害正常呼吸道的防御功能致误吸等均为诱发肺炎的危险因素。

二、临床表现

老年人肺炎与中青年肺炎迥然不同，其表现特点：①起病隐匿；②老年人肺炎多发生在基础疾病之上，如慢性阻塞性肺疾病、冠心病、糖尿病、脑血管病等，临床症状常表现为难以解释的基础疾病症状加重、恶化，而呼吸系统症状、体征多不典型，可无咳嗽、咳痰及胸痛等症状，但呼吸频率可加快；③呼吸系统以外症状常常掩盖了呼吸系统主要症状，代之以心动过速或消化系统症状或中枢神经系统症状（嗜睡、淡漠、意识障碍，甚至昏迷等）；④高龄患者常以典型的老年五联征（尿失禁、精神恍惚、不想活动、跌倒、丧失生活能力）中一项或多项为表现特点；⑤通常缺乏典型的肺实变体征，可闻及湿啰音；⑥由于对感染反应低下，往往无畏寒、发热；⑦菌血症较青年人多见，血培养可获得致病菌；⑧继发于支气管肺癌的阻塞性肺炎常在同一部位反复感染；⑨易合并真菌感染及多重耐药性；⑩易发生重症肺炎、系统性炎症反应综合征及多器官功能障碍综合征，预后差。

三、辅助检查

（1）血常规　老年人细菌性肺炎大多血白细胞总数不升高，而以中性粒细胞比例升高为主，因而认为粒细胞比例升高对急性感染的诊断意义更大。

（2）C 反应蛋白与降钙素原　C 反应蛋白（CRP）与降钙素原（PCT）是近年来临床上

常用的判断急性感染的敏感指标。肺部感染时，炎症反应可使机体 CRP 和 PCT 水平增高，提示感染的严重程度，经抗菌药物治疗后均可迅速下降，如持续高水平或继续升高，提示抗菌治疗失败或出现感染性并发症，如静脉炎、二重感染等。

（3）病原学诊断及常见的致病菌

① 痰细菌培养与痰涂片　老年人常咳嗽无力，呼吸道排痰能力减弱，不能以正确的方法留痰，所留置的痰液标本常不能真实代表下呼吸道感染状况，因此，除做痰培养外，尚须同时做痰涂片检查。指导患者规范地留置痰标本方法及送检时间。尽量在抗生素治疗前采集标本。嘱患者先行漱口，并指导或辅助其深咳嗽，留取脓性痰送检。尽快送检，不得超过 2h。

老年人 HAP 以革兰阴性杆菌为最主要的条件致病菌，占 60%～80%，其中以肺炎克雷伯菌、铜绿假单胞菌最常见。口咽部革兰阴性杆菌的寄植是 HAP 重要的危险因素。老年人吸入性肺炎常以革兰阴性杆菌为主的兼性厌氧菌、金黄色葡萄球菌和真菌等复合菌感染常见。老年人无论是 CAP 还是 HAP，厌氧菌都是非常常见的致病菌，特别是高龄、衰弱、意识障碍和吞咽障碍的患者。长期使用广谱抗生素的老年人易合并真菌感染及产生多重耐药菌。

② 门诊治疗与住院肺炎患者病原学诊断方法的选择　门诊治疗的轻中度患者不必普遍进行病原学检查，只有当初始经验性治疗无效时才需要进行病原学检查。住院发热患者应同时进行常规血培养和呼吸道病原学检查。

（4）血气分析　老年人肺炎应常规行动脉血气分析和氧合指数检测，其有助于分析判断肺的氧合功能状况及呼吸衰竭、急性呼吸窘迫综合征（ARDS）、酸碱失衡的诊断、病情评估、及时救治及疗效观察。

（5）影像学检查　X 射线胸片检查是老年人肺炎诊断的重要手段。而肺部 CT 的分辨率高于常规胸片，特别是薄层 CT 或高分辨率 CT 的敏感性更佳，有利于早期诊断，故老年患者均应及时进行肺部 CT 检查。影像学特征如下。①大叶性肺炎：以肺泡腔病变为主，多表现为肺段和肺叶密度均一增高影。②支气管肺炎：有慢性阻塞性肺疾病基础的老年患者，支气管肺炎比大叶性肺炎更多见，约占 80%，多以支气管及周围间质炎性病变为主，肺纹理增粗、紊乱，沿肺纹理分布点片状或小片状模糊，密度不均匀阴影，多累及两下肺野。③间质性肺炎：病变主要累及肺的结缔组织支架，如支气管壁和小叶间隔，病灶多位于双侧中下肺野，呈条索状、网状阴影，可合并融合性斑点状阴影，反复感染可形成慢性间质性纤维化。

四、治疗

针对老年人抵抗力薄弱与肺净化系统功能衰退的特点，肺炎一旦确诊，应立即采取综合措施，积极治疗。

1. 一般治疗

（1）纠正缺氧　一般采用鼻导管或面罩给氧，对于不伴有 CO_2 潴留的低氧血症患者，其主要问题为氧合功能障碍，而通气量基本正常，可给予较高浓度（40%～60%）吸氧。对于伴有明显 CO_2 潴留的慢性呼吸衰竭，如慢性阻塞性肺疾病、慢性肺源性心脏病等基础疾病的患者，应给予低流量（氧浓度＜35%）持续吸氧。若发生吸入阻塞紧急情况，应立即给予高浓度氧吸入及吸痰。

（2）促进排痰，畅通呼吸道　老年人常因咳嗽无力、排痰困难引起痰阻窒息而危及生命，应鼓励患者咳痰，痰液黏稠者可给予扩张支气管药物以平喘祛痰，结合局部给药雾化吸入以助湿化痰液，有利于排痰。适当多饮水，定时翻身叩背，当患者无力将痰咳出而堆积在气管或咽喉部时，应及时应用吸痰器吸痰，对促进排痰、畅通呼吸道、改善氧合具有重要的意义。

2. 抗菌药物的治疗

肺炎一旦诊断，应根据罹患肺炎不同的发病场所，及时进行经验性抗菌治疗。依据细菌培养及敏感结果，针对该病原菌进行目标性治疗。抗生素开始应用时间会影响预后，发病4h内即给予抗生素治疗，可提高疗效、降低病死率、缩短住院时间。

（1）CAP初始经验性治疗　老年人或有基础疾病的患者，CAP常见病原体为肺炎链球菌、流感嗜血杆菌、厌氧革兰阴性杆菌、金黄色葡萄球菌和卡他莫拉菌等，初始经验性治疗的抗菌药物选择：第二代头孢菌素（头孢呋辛、头孢丙烯、头孢克洛等）单用或联用大环内酯类；β-内酰胺类/β-内酰胺酶抑制剂（阿莫西林、克拉维酸、氨苄西林、舒巴坦）单用或联用大环内酯类。

（2）HAP治疗　老年人HAP的起始时间与肺炎的病原谱、耐药性和预后有密切关系。患者入院后48h、5日内发生的HAP，通常预后较好，感染多由非耐药菌所致。针对常见病原体抗菌，药物推荐头孢曲松、左氧氟沙星、环丙沙星、氨苄西林、舒巴坦或厄他培南；患者入院5日后发生的HAP，多由多重耐药菌病原体引起。初始经验性抗菌，药物选择抗假单胞菌头孢菌素（头孢吡肟、头孢他啶），或抗假单胞菌碳青霉烯类（亚胺培南、美罗培南），或β-内酰胺类/β-内酰胺酶抑制剂（哌拉西林、他唑巴坦）联合抗假单胞菌氟喹诺酮类（环丙沙星或左氧氟沙星）和利奈唑胺或万古霉素。

3. 支持、对症治疗

及时补液，支持、对症治疗，注意纠正酸碱失衡、电解质紊乱。高热的老年患者慎用退热剂，防止虚脱、休克。罹患肺炎时，原有慢性疾病可恶化，所以治疗肺炎的同时，要加强原有基础疾病的治疗，如控制血压、血糖，改善心脑循环、纠正心力衰竭，重视并发症和并发症的及时处理。

五、预防措施

老年人肺炎由于其特殊性，护理人员应重视，做到早发现、早诊断、早预防，降低发病率及死亡率。

（1）有误吸史的患者应指导其选择正确的营养方式，调配固体食物进食，防止流质、饮水误吸；饭后半小时睡眠，不易平卧，可抬高头部，以防误吸；对于假性延髓性麻痹所致吞咽障碍、全身衰竭的患者应插胃管鼻饲补充营养和定期翻身叩背以助排痰；使用吞咽模式训练仪进行康复训练。

（2）注意防寒保暖，预防受凉感冒。

（3）戒烟，保持室内通风换气。烟草依赖已被定性为慢性疾病，老年肺炎患者应把戒烟作为治疗目标。

（4）接种肺炎疫苗。临床指南推荐≥65岁的人群和伴有高危并发症者接种肺炎球菌多糖疫苗。

（5）合理饮食，适当运动，增强体质，避免交叉感染，提高免疫力和抗感染能力。

六、照护保健

1. 生活照护

（1）环境　室内环境整洁，空气清新。每日通风2次，每次15～30min，注意避免患者受凉。室温应保持在 18～20℃，湿度以在 55%～60% 为宜，以防止空气过于干燥而降低气管纤毛运动的功能，引起排痰不畅。

（2）饮食　及时补充营养和水分。高热时消化吸收能力减低，机体分解代谢增加，碳水化合物、蛋白质、脂肪及维生素等营养物质消耗增多，故应给予高热量、高蛋白、高维生素、易消化的流质或半流质饮食。鼓励患者多饮水，每日饮水量应在 2000mL 以上。暂不能进食者需静脉补液，但须注意控制滴速，以免引起肺水肿。

（3）休息　急性期以卧床休息为主，尤其对于体温尚未恢复正常的患者。卧床休息可以减少组织耗氧量，利于机体组织的修复。协助患者取半卧位，以增加通气量，减轻呼吸困难。

2. 基础护理

（1）生命体征监测　对于已患病老年人，要细心观察体温、呼吸、脉搏、血压等生命体征。

（2）保持呼吸道通畅，纠正缺氧　观察咳嗽、咳痰的程度，痰液的性质等病情变化。鼓励患者咳嗽，协助翻身叩背及深呼吸运动均可促进排痰。对于有呼吸困难、发绀者给予半卧位，及时吸氧。

（3）用药护理　督促患者按时服药，注意观察抗菌药物疗效和毒副作用，头孢类可出现发热、皮疹、过敏性休克，喹诺酮类偶见皮疹、恶心等，大环内酯类有胃肠道反应，氨基糖苷类有耳毒性、肾毒性，故老年人或肾功能减退者应特别注意耳鸣、头晕、唇舌麻木等不良反应。

（4）缓解疼痛　胸痛患者宜采取患侧卧位，亦可在呼气状态下用宽胶布固定患侧胸部，通过减少患侧胸廓扩张度来减轻局部疼痛。对早期干咳而胸痛明显者，可遵医嘱使用镇咳剂治疗；有明显胸痛者，可用少量止痛剂，以缓疼痛。

（5）保持口腔、皮肤的清洁　高热时，由于水分消耗过多及胃肠道消化吸收障碍，导致体液不足，唾液分泌减少，引起口腔黏膜干燥、口唇干裂、疱疹、炎症甚至口腔溃疡。因此，应定时清洁口腔，保持口腔的清洁湿润。在清晨餐后及睡前协助患者漱口，口唇干裂可涂润滑油保护。口唇疱疹者局部涂抗病毒软膏，防止继发感染。患者退热时，出汗较多，应勤换床单、衣服，保持皮肤干燥、清洁。

（6）对症护理　寒战时要注意保暖，适当增加被褥。高热时予以物理降温，如温水、乙醇（俗称酒精）擦浴，头戴冰帽，头部或大动脉走行处冰袋冷敷，冷（温）盐水灌肠等措施。降温措施实施 30min 后应观察、记录降温效果。必要时可遵医嘱应用药物降温，如阿司匹林、对乙酰氨基酚，并注意观察药物副作用。同时补充足够水分，避免脱水。对烦躁不安、谵妄者可按医嘱给地西泮、水合氯醛等镇静剂。

（7）并发症预防与护理　密切观察生命体征和病情变化，当出现高热骤降至常温以下、脉搏细速、脉压变小、呼吸浅快、烦躁不安、面色苍白、肢冷出汗、尿量减少（每小时小于30mL）等早期休克征象时，应注意并发感染性休克，应及时通知医师，准备药品，配合抢救。

3. 康复护理

早期对患者进行康复训练，并根据病情选择适当的营养和配合其他治疗，可缩短病情，提高患者生活质量，使疾病早日康复。

（1）呼吸训练　指导患者学会呼吸控制并运用有效呼吸模式，使吸气时胸腔扩大，呼气时胸腔缩小，促进胸腔运动以改善通气功能。包括腹式呼吸训练、缩唇呼吸训练、抗阻呼吸训练、局部呼吸训练等。

（2）咽部功能训练　包括咽部冷刺激训练、发音训练、舌部运动训练等对咽部功能各方面进行训练，以增强咽部肌肉的协调能力，防止误吸。

（3）有效咳嗽训练　有效咳嗽能够帮助过多支气管分泌物排出气道，在不加重病情或增加支气管痉挛前提下，提高分泌物清除效率。

（4）辅助排痰　辅助排痰包括叩击法和震动法，必要时使用排痰机。震动排痰机综合震动、叩击和定向挤推 3 种功能，促使肺部及呼吸道的黏液和代谢物松弛和液化，并帮助已液化的黏液按照选择的方向排出体外，对于深度的痰液排出效果明显。

4. 心理护理

老年人肺炎患者多伴有其他各种疾病，常情绪低下、精神紧张，要重视其心理护理，给予安慰鼓励，使其积极配合治疗。

七、健康指导

（1）疾病知识指导　向患者告知肺炎的基本知识，使其了解肺炎的病因、诱因、病程及诊疗措施，以便减轻其心理反应，配合治疗。对于老年人肺炎的防治，有效控制感染和促进排痰、保持呼吸道畅通是关键。应告知患者勤翻身拍背的重要性，取得患者及家属的理解和配合。对于意识清醒的患者，尽量鼓励其自行翻身、床上活动。对于上肢肌力正常的患者，可以让其用上肢支撑坐起，做些力所能及的活动，如吃饭、洗漱、穿衣服、功能锻炼等。上肢肌力稍差的患者，可以利用吸管吸水或漱口。

（2）指导患者进行自我病情监测　急性期每 3～5 天复诊 1 次，恢复期每隔 1～2 周复诊 1 次；有高热不退、气急加重、口唇发绀等，要随时到医院复诊。经常改变体位，翻身叩背，咳出气道痰液，有感染征象时及时就诊。遵医嘱按时服药，防止自行停药或减量，定期随访。

（3）指导老年人预防疾病　增加营养的摄入，保证充足的睡眠时间，避免过度劳累，生活有规律，劳逸结合。房间应有良好的通风，以减少空气污染。平时应注意锻炼身体，加强耐寒锻炼，并制订实施锻炼计划，预防上呼吸道感染。要注意天气变化，随时增减衣服。避免受凉、淋雨、吸烟、酗酒等诱发因素。对年老体弱和免疫功能减退者，如糖尿病、慢性肺病、慢性肝病等，有条件时可注射流感疫苗或 23 价肺炎球菌多糖疫苗，有感染征象时及时就诊。

📖 案例讨论

患者，男性，82 岁。

主诉：咳嗽、食欲不振 1 周，低热 2 天。

现病史：1 周前受凉后出现咳嗽，食欲不振，口服阿莫西林等药物，症状无好转。近 2 天咳嗽加重，有痰不易咳出，低热，最高体温 37.8℃，伴萎靡不振、周身疼痛。

既往史：高血压病史 10 余年，脑卒中病史 3 年，经治疗后遗留左侧肢体活动不灵，卧床，生活不能自理，无肺结核病史。吸烟 30 年，每天 1 包，已戒烟 5 年。否认药物过敏史。

体格检查：T 38.0℃，P 96 次/min，R 22 次/min，BP 160/80mmHg。

神志清，精神不振，呼吸略促，咽部无充血，双肺呼吸音粗，右下肺可闻及干、湿性啰

音，心率 96 次/min，律齐，腹部无异常，左侧肢体肌力Ⅰ级，肌张力增高，两下肢无
水肿。

实验室检查：WBC $10.5×10^9$/L，N 84％，L 11％。

胸部 X 射线检查：双肺纹理增多，增粗且紊乱，右下肺有不规则斑片状
阴影。

讨论要点

问题：

① 该患者食欲不振、精神萎靡的原因是什么？

② 该患者目前存在的主要护理问题有哪些？依据是什么？

③ 对该患者写一份完整的照护计划。

第五节　支气管哮喘的预防与照护

支气管哮喘简称哮喘，是由多种炎症细胞（嗜酸性粒细胞、肥大细胞、T 淋巴细胞等）
和细胞组分参与的气道慢性炎症性疾病。其特征是慢性炎症导致气道高反应性和广泛的可逆
性气流受限。老年哮喘常见症状有：咳嗽、咳痰、呼吸急促、呼气延长、发作性喘息、胸闷
及胸部紧缩，尤其是夜间阵发性呼吸困难。

60 岁以上的哮喘患者可统称为"老年人哮喘"，分为两种情况，一种情况是患者 60 岁
以前发病迁延至老年，称为早发性老年哮喘；另一种情况是，患者 60 岁以后新发生哮喘，
称为晚发性老年哮喘。哮喘的临床表现可以因年龄而改变。随着人均寿命的延长和哮喘发病
率的增加，老年人哮喘的诊治现已成为临床医疗的常见问题。老年人的感觉迟钝，对轻中度
的气道阻塞容易忽略，因而常延误就诊和治疗，常被误诊为慢性支气管炎。在影响哮喘预后
方面，年龄也是重要因素，因为老年人基础肺功能的降低以及伴发的慢性心肺疾病，都对平
喘药物的选择及疗效有重要的影响。与年轻人比较，老年哮喘的死亡率显著增高。

一、发病原因

1. 遗传因素

哮喘是一种多基因遗传病，其遗传度为 70％～80％，因此遗传是重要的危险因素。如
父母双方均为易患性者，其子女也是易患性者的可能性远大于父母仅一方者。

2. 环境因素

接触各种变应原、职业致敏物和其他非特异性刺激因素。引起过敏最常见的食物是鱼
类、虾蟹、蛋类、牛奶等。职业致敏物如甲苯二异氰酸酯、邻苯二甲酸锌、乙二胺、青霉
素、蛋白酶、淀粉酶、蚕丝、动物皮屑或排泄物等。此外，非特异性的尚有甲醛、甲酸等。
另外，一些特异性和非特异性吸入物也可诱发哮喘。前者如尘螨、花粉、真菌、动物毛屑
等；非特异性吸入物如硫酸、二氧化硫、氯、氨等。当气温、湿度、气压和（或）空气中离
子等改变时可诱发哮喘，故在寒冷季节或秋冬季节改变时较多发病。

3. 急性呼吸道感染

如鼻病毒、流感病毒为老年哮喘发作的常见诱因。而老年人全身和局部免疫功能降低，
易反复发生呼吸道感染。反复的呼吸道感染可损伤气道上皮，导致气道高反应性（AHR）。
有报道称 84.4％晚发老年哮喘由急性上呼吸道感染诱发。

4. 药物因素

有些药物可引起哮喘发作，如普萘洛尔等因阻断 β-肾上腺素受体而引起哮喘。2.3%～20%哮喘患者因服用阿司匹林类药物而诱发哮喘，称为阿司匹林哮喘。患者因伴有鼻息肉和对阿司匹林耐受低下，因而又将其称为阿司匹林三联征。患者对其他解热镇痛药和非甾体抗炎药可能有交叉反应。老年人为治疗心脑血管病需服用阿司匹林、β_2 受体阻断药，为避免哮喘发作，用药须谨慎。

5. 吸烟

老年哮喘患者中有吸烟史者占 60% 左右，多数患者在多年吸烟的基础上形成哮喘。正是由于常年吸烟导致了气道高反应性，老年人应避免吸烟，尽早戒烟。

6. 精神因素

情绪激动、紧张不安、怨怒等，都会促使哮喘发作。一般认为，它是通过大脑皮质和迷走神经反射或过度换气所致。因此应对老年人进行心理治疗，使其加强自我管理、自我放松、自我调整。

二、临床表现

典型的支气管哮喘，发作前有先兆症状如打喷嚏、流涕、咳嗽、胸闷等，如不及时处理，可因支气管阻塞加重而出现哮喘，严重者可被迫采取坐位或呈端坐呼吸，干咳或咳大量白色泡沫痰，甚至出现发绀等。但一般可自行或用平喘药物等治疗后缓解。某些患者在缓解数小时后可再次发作，甚至导致哮喘持续状态。此外，在临床上还存在非典型表现的哮喘。如咳嗽变异性哮喘，患者无明显诱因咳嗽 2 个月以上，夜间及凌晨常发作，运动、冷空气等诱发加重，气道反应性测定存在有高反应性，抗生素或镇咳、祛痰药治疗无效，使用支气管解痉剂或皮质激素有效，但需排除引起咳嗽的其他疾病。

体征：被动体位，喜坐位，可伴大汗，呼吸频率增加，可大于 30 次/min，动用辅助呼吸肌，三凹征，肺部听诊可闻及喘鸣音，常见于呼气末期。奇脉，心率增快，胸腹反常活动和发绀均见于重症哮喘患者。无论何种哮喘，轻症可以自行缓解，缓解期无任何症状及异常体征。

并发症：发作时可并发气胸、纵隔气肿、肺不张；长期反复发作者可合并呼吸道感染或合并慢性支气管炎、支气管扩张。

三、辅助检查

1. 常规检查

（1）血常规检查　发作时可有嗜酸粒细胞增多。如并发感染时可有白细胞总数增高，分类中性粒细胞比例增高。

（2）痰液检查　涂片在显微镜下可见较多嗜酸粒细胞、尖棱结晶、黏液栓和透明的哮喘珠。如合并呼吸道细菌感染，痰涂片革兰染色、细菌培养及药物敏感试验有助于病原菌诊断及指导治疗。

（3）血气分析　哮喘发作时如有缺氧，可有 PaO_2 降低，由于过度换气可使 $PaCO_2$ 下降，pH 值上升，表现呼吸性碱中毒。如重度哮喘，气道阻塞严重，可使 CO_2 潴留，$PaCO_2$ 上升，表现为呼吸性酸中毒。如缺氧明显，可合并代谢性酸中毒。

（4）呼吸功能检查　在诸多肺功能检测指标中，呼气峰值流速（PEFR）和第一秒用力呼气容积（FEV_1）是哮喘患者中最常用的两项通气功能指标。

2. 影像学检查

早期哮喘发作时可见两肺透亮度增加，如呈过度充气状态，在缓解期多无明显异常。如并发呼吸道感染，可见肺纹理增加及炎症浸润影。胸部 X 射线检查对于不复杂的哮喘发作的处理参考价值不大。而 X 射线检查对于新发喘息患者的诊断有一定价值，可通过此检查排除潜在的心肺疾患，如充血性心力衰竭、肺炎等。

四、治疗

治疗哮喘有 3 个主要目标：①维持正常或大致正常的肺功能；②预防哮喘的发作和病情恶化；③避免显著的平喘药物副作用。为达到以上目标，根据老年人的特点，老年哮喘的治疗应注意以下几点。

1. 哮喘老年人的教育和管理

因为哮喘是一种慢性的常反复发作的疾病，需要长期规律的治疗和患者的密切配合。因此做好哮喘老年人的教育和管理尤为必要。

2. 阶梯式治疗和肺功能监测

根据老年人的临床表现和肺功能监测指标，可将哮喘病情分为轻、中、重度。倡导按哮喘急性发作的严重程度来选择不同的治疗方案，并根据病情变化随时予以调整，即"阶梯式治疗"。研究表明凭医师或患者的主观印象来判断哮喘的严重性是不准确的，老年患者由于日常活动少，往往低估病情。因此应提倡对中-重度哮喘进行 PEFR 监测。即使老年人，经过短暂的讲解和训练，绝大多数均能正确应用峰流速仪自测早晚及平喘药物应用前后的 PEFR 变化，根据 PEFR 变化的记录调整治疗方案。

3. 平喘药物的应用

与较多年轻人哮喘仅偶然发作和仅需短期治疗不同，大多数老年人哮喘常需较长时间的持续治疗，且往往需要联合用药才能控制症状。治疗老年人哮喘的基本药物与治疗其他年龄的哮喘一样，只是在应用这些药物时应充分考虑老年人的特点。

（1）β受体激动剂　如沙丁胺醇（舒喘灵）、特布他林（叔丁喘宁、博利康尼）、非诺特罗（酚丙喘宁）、克仑特罗（氨哮素）、沙美特罗（施立稳）等。近些年来，β受体激动剂已成为哮喘治疗的第一线药物，尤其是经气雾吸入方法给予，由于吸入药物剂量小，起效快，副作用少，维持作用时间理想，常为首选方法。老年人采用定量吸入器（MDI）时，医师应给予详细讲解和示范正确方法，据统计约有 40% 的老年人不能正确应用 MDI。吸气动作不能与手揿喷雾协调者可加用贮雾器或用呼吸驱动压力吸入器。经反复讲解和指导，仍不能正确应用 MDI 者可换用干粉吸入器剂型，应慎用肌内或静脉注射 β受体激动剂，即使是高度选择性β受体激动剂，用药后老年人心动过速、肌肉震颤的发生率也较高。故对频繁应用 MDI 的老年患者进行心脏情况的监测是必要的。长期反复过量使用β受体激动剂，可产生对药物的减敏感现象和掩盖气道炎症的发展，故近年均主张间歇按需用药，并与抗炎药物同时应用。

（2）茶碱类药物　在我国茶碱类药物仍是治疗哮喘的常用药，近年来为保持有效和稳定的血浓度，多推荐应用茶碱的控释片或缓释剂。老年人哮喘应禁用静脉注射，慎用静脉滴注氨茶碱。老年人常伴发其他疾病，常同时需要多种治疗。很多老年人不能忍受茶碱的副作用，尽管血药浓度在治疗水平（10～20mg/L）以内，仍可发生恶心、呕吐、厌食、焦虑、震颤、头痛、失眠等毒性症状。为避免严重副作用发生，有研究者主张老年人的茶碱血浓度以维持 7～10mg/L 较适宜，一般不超过 15mg/L。

（3）M 胆碱受体拮抗剂　包括异丙托溴铵（异丙阿托品）、氧托品等。以气雾剂方式吸入，可达解除支气管痉挛和减少气道分泌物的作用。老年人哮喘常有明显的支气管炎成分，气道分泌物较多，故对于老年哮喘伴支气管炎患者，该类药物有较好疗效。

（4）肾上腺皮质激素　相当一部分老年人哮喘需加用皮质激素才能控制症状，但长期应用皮质激素的副作用发生率和严重性老年人比年轻人更明显。如骨质疏松、糖尿病、高血压和白内障等，即使未用皮质激素也好发于老年人，应用皮质激素可使疾病加重和恶化。为避免皮质激素所致的严重副作用，老年哮喘应用皮质激素的原则是：①尽可能采用吸入皮质激素的方法，每次吸入后漱口以避免口腔念珠菌感染；②确需口服时也应尽可能采用能基本控制症状的最小剂量，并应用短效制剂，如泼尼松（强的松）、甲泼尼龙（甲基强的松龙）等；③尽量避免长期应用。

（5）其他免疫治疗和脱敏疗法　对老年人哮喘的疗效不确切。药物治疗同时应尽量避免或去除可诱发和加重老年哮喘症状的各种因素，包括：刺激性物质或气味（烟雾、粉尘、化妆品）、酒类（葡萄酒、啤酒、食物防腐剂）、空气中过敏原、阿司匹林、非皮质激素类抗炎药物（布洛芬、吲哚美辛、萘普生）、心血管药物（β 受体阻滞剂）和眼用药液（含 β 受体阻滞剂）等，同时须避免病毒性呼吸道感染和胃食管反流的发生。

五、预防措施

（1）脱离过敏原　积极寻找过敏原，避免接触。对于不能回避的过敏原（如粉尘、花粉、尘螨等）可采用脱敏疗法；忌食鱼虾海鲜、生冷、腌菜、辛辣肥腻等食物；避免使用诱发哮喘的药物（如阿司匹林等）。

（2）适当锻炼　适当加强对呼吸肌的锻炼，增强体质，预防哮喘发作。

（3）注意保暖，避免呼吸道感染　在秋冬季节，要采取防寒、耐寒及抗寒的措施，避免呼吸道感染。

（4）戒烟　吸烟会引起支气管痉挛、分泌物增加，诱发哮喘发作。因此要戒烟。

六、照护保健

1. 生活护理

（1）饮食护理　应给予清淡、易消化足够热量的饮食，避免进食硬、冷、油煎食物及刺激性食物，如胡椒、生姜等；若能找出与哮喘发作有关的食物，如鱼虾、蟹蛋类、牛奶等应避免食用。戒酒戒烟。若患者无心、肾功能不全，鼓励饮水 2500～3000mL/d，防止痰栓阻塞小支气管。

（2）环境与体位　提供安静、舒适、温湿度适宜的环境，保持室内清洁空气流通。病室不宜放置花，避免使用皮毛用被或蚕丝织物。哮喘发作时协助患者采取舒适的半卧位或坐位，或用床上桌伏桌休息，减轻体力消耗。

2. 基础护理

（1）病情观察　观察哮喘发作的前驱症状，如鼻咽痒、打喷嚏、流涕、眼痒等黏膜过敏症状；哮喘发作时，观察意识状态、呼吸频率、节律、深度及辅助呼吸肌是否参与呼吸运动等，监测呼吸音哮鸣音变化，动脉血气分析和肺功能情况，了解病情和治疗效果，并观察氧疗效果；哮喘发作严重时，做好机械通气准备。加强对急性期患者的监护，严密观察夜间和凌晨有无哮喘发作及病情变化。

（2）氧疗　重症哮喘患者伴有不同程度的低氧血症，应遵医嘱吸氧，氧流量为 $1\sim3L/min$，吸氧浓度不宜超过 40％。为避免气道干燥和寒冷气流刺激加重气道痉挛，吸入的氧气应温暖、湿润。

（3）用药护理

① 糖皮质激素　A. 吸入给药全身性不良反应少，少数患者出现口腔念珠菌感染，声音嘶哑或呼吸道不适，指导患者吸药后立即用清水含漱口咽部。干粉吸入剂或加用除雾器可减少上述不良反应。B. 口服用药不良反应为肥胖、糖尿病、高血压、骨质疏松、消化性溃疡等，宜饭后服用，以减少药物对胃肠道黏膜的刺激。C. 气雾吸入糖皮质激素，可减少其口服量，当吸入剂替代口服剂时，需同时使用 2 周后逐步减少口服量，患者不得自行减量或停药。

② β受体激动剂　A. 指导患者遵医嘱用药，不宜长期单一大量使用，否则会引起气道β受体功能下降和气道反应性增高，出现耐药性。B. 口服沙丁胺醇或特布他林时，应注意观察有无心悸、肌震颤等不良反应；静脉输入沙丁胺醇时，控制滴速（$2\sim4\mu g/min$）。

③ 茶碱类　A. 氨茶碱用量过大或静脉注射速度过快，可引起恶心、呕吐、头痛、失眠、心律失常，严重者发生室性心动过速、抽搐，乃至死亡。因此，静脉注射浓度不宜过高，速度不宜过快，注射时间宜在 10min 以上，以防中毒的发生；用药时监测血药浓度，其安全浓度为 $6\sim15\mu g/mL$。B. 合用西咪替丁、喹诺酮类、大环内酯类药物等，影响茶碱代谢，使其排泄减慢，应减少用量。C. 茶碱缓（控）释片有控释材料，不能嚼服，必须整片吞服。

3. 康复护理

哮喘老年人在缓解期应进行呼吸功能锻炼，通过锻炼，能够有效加强老年人膈肌运动，提高通气量，改善呼吸功能，减轻呼吸困难，增加活动耐力。常用的呼吸功能锻炼方法包括缩唇呼吸、腹式呼吸、吹气球和使用呼吸功能锻炼仪。康复锻炼注意事项：应根据老年人机体耐受情况选择合适的练习时长；呼吸节律应缓慢、深长；避免用力呼气或呼气过长，以免发生喘息、憋气、支气管痉挛；同时告知老年人如训练过程中出现任何不适，及时通知医务人员。

4. 心理护理

精神因素在哮喘的发生发展过程中起重要作用，培养良好的情绪和战胜疾病的信心是哮喘治疗及护理的重要内容。因此，应体谅和理解患者的痛苦，对急性期及重症患者，应多巡视，消除其紧张情绪；对慢性哮喘治疗效果不佳者更应给予关心，提供心理疏导和教育，指导其养成规律的生活方式，积极参加运动锻炼；鼓励家人或亲友为其身心健康提供支持，提高治疗的信心和依从性。

七、健康指导

（1）向患者和家属解释，哮喘虽不能彻底治愈，但只要坚持正规治疗，完全可以有效地控制哮喘发作，保持正常的工作和学习。

（2）避免诱发因素　①避免摄入易引起过敏和哮喘的食物。②室内布置力求简洁，经常打扫房间，清洗床上用品。避免使用地毯，不种植花草，不养宠物。③避免接触刺激性气体，预防呼吸道感染。④避免强烈的精神刺激和剧烈运动。⑤避免大笑、大哭、大喊等过度换气动作。⑥慎用或忌用引起哮喘的药物，如阿司匹林或阿司匹林的复方制剂。在缓解期，加强体育锻炼、耐寒锻炼及耐力训练，增强体质。

（3）自我监测病情　指导患者学会利用峰流速仪监测最大呼气峰流速（PEFR），做好哮喘日记，为疾病预防和治疗提供参考资料。

（4）指导患者遵医嘱正确用药　了解所用药物的名称、用法、注意事项、不良反应的表现及处理措施；教会患者吸入剂的正确使用方法，使用吸入剂时，一般先用β受体激动剂、后用糖皮质激素。

 案例讨论

李奶奶，62岁。

主诉：咳嗽、喘憋、呼吸困难2h。

现病史：患者于2h晨起与老伴在玫瑰园赏花时突然出现咳嗽、喘憋、呼吸困难，老伴立即打120将其送到医院。

既往史：有支气管哮喘病史30多年，每遇受凉、上呼吸道感染等因素均可诱发发作，经治疗近几年发作次数较前减少，无药物过敏史，无吸烟、饮酒史。

讨论要点

体格检查：体温37.3℃，脉搏92次/min，呼吸27次/min，血压135/98mmHg，喘息状态，口唇发绀，两肺可闻及广泛性哮鸣音。

问题：

① 该患者喘憋的原因及诱发因素是什么？

② 请给该患者制订合理的照护计划。

③ 请列出对该患者进行健康教育的主要内容。

第六节　慢性阻塞性肺疾病的预防与照护

慢性阻塞性肺疾病（chronic obstructive pulmonary disease，COPD）是一种以持续气流受限为特征的可以预防和治疗的疾病，是可进一步发展为肺心病和呼吸衰竭的常见慢性疾病。

一、发病原因

慢性阻塞性肺疾病的确切病因目前尚不清楚，一般认为与慢性支气管炎和阻塞性肺气肿发生有关的因素，因都可能参与慢性阻塞性肺病的发病。气流受限进行性发展，与气道和肺脏对有毒颗粒或气体的慢性炎性反应增强有关。已经发现的危险因素大致可以分为外因（即环境因素）与内因（即个体易患因素）两类。外因包括吸烟、粉尘和化学物质的吸入，空气污染、呼吸道感染。内因包括遗传因素、营养不良、气道反应性增高，在妊娠期、新生儿期、婴儿期或儿童期由各种原因导致的肺发育或生长不良等。

二、临床表现

1. 症状

（1）慢性咳嗽　常为最早出现的症状，随病程发展可终身不愈，常晨间咳嗽明显，夜间有阵咳或排痰。当气道严重阻塞，通常仅有呼吸困难而不表现出咳嗽。

（2）咳痰　一般为白色黏液或浆液性泡沫痰，偶可带血丝，清晨排痰较多。急性发作期痰量增多，可有脓性痰。

（3）气短或呼吸困难　慢性阻塞性肺疾病的主要症状，早期在劳力时出现，后逐渐加重，以致在日常生活甚至休息时也感到气短。但由于个体差异，部分人可耐受。

（4）喘息和胸闷　部分患者特别是重度患者或急性加重时出现。

（5）其他　疲乏、消瘦、焦虑等常在慢性阻塞性肺疾病病情严重时出现，但并非该病的典型表现。

2. 体征

（1）视诊　胸廓前后径增大，肋间隙增宽，剑突下胸骨下角增宽，称为桶状胸；部分患者呼吸变浅、频率增快，严重者可有缩唇呼吸等。

（2）触诊　双侧语颤减弱。

（3）叩诊　肺部过清音，心浊音界缩小，肺下界和肝浊音界下降。

（4）听诊　双肺呼吸音减弱，呼气延长，部分患者可闻及湿性啰音和（或）干性啰音。

三、辅助检查

（1）肺功能检查　肺功能检查是判断气流受限的主要客观指标。第 1 秒用力呼气容积占用力肺活量百分比（FEV_1/FVC）是评价气流受限的一项敏感指标。第 1 秒用力呼气容积占预计值百分比（$FEV_1\%$预计值）是评估 COPD 严重程度的良好指标，其变异性较小，易于操作。吸入支气管扩张剂后 $FEV_1/FVC<70\%$者，可确定为不能完全可逆的气流受限。其他表征包括：肺总量（TLC）、功能残气量（FRC）和残气量（RV）增高，肺活量（VC）降低，深吸气量（IC）降低，IC/TLC 下降，一氧化碳弥散量（DL_{CO}）及 DL_{CO} 与肺泡通气量（VA）比值（DL_{CO}/VA）下降。

（2）胸部 X 射线检查　COPD 早期胸片可无变化，以后可出现肺纹理增粗、紊乱等非特异性改变，也可出现肺气肿改变。X 射线胸片改变对 COPD 诊断意义不大，主要作为确定肺部并发症及与其他肺疾病鉴别之用。

（3）胸部 CT 检查　CT 检查不作为 COPD 的常规检查。高分辨率 CT，对有疑问病例的鉴别诊断有一定意义。

（4）血气检查　确定发生低氧血症、高碳酸血症及酸碱平衡紊乱，并有助于提示当前病情的严重程度。

（5）其他　慢性阻塞性肺疾病的急性加重常因微生物感染诱发。当合并细菌感染时，血白细胞计数增高、中性粒细胞核左移；痰细菌培养可能检出病原菌；常见病原菌为肺炎链球菌、流感嗜血杆菌、卡他莫拉菌等，病程较长，而且出现肺结构损伤者，易合并铜绿假单胞菌感染，长期吸入糖皮质激素者易合并真菌感染。

四、治疗

1. 稳定期治疗

可采用非药物治疗，加戒烟、运动或肺康复训练，另可接种流感疫苗与肺炎疫苗。

2. 长期家庭氧疗

如有呼吸衰竭，建议长期低流量吸氧，每天超过 15h。

3. 药物治疗

现有药物治疗可以减少或消除患者的症状，提高活动耐力，减少急性发作次数和严重程度以改善健康状态。吸入治疗为首选，教育患者正确使用各种吸入器，向患者解释治疗的目的和效果，有助于患者坚持治疗。

（1）支气管扩张剂　临床常用的支气管扩张剂有三类，β_2 受体激动剂、胆碱能受体阻断剂和甲基黄嘌呤，联合应用有协同作用。

（2）吸入糖皮质激素　有反复病情恶化史和严重气道阻塞，$FEV_1 < 50\%$ 预计值的患者可吸入糖皮质激素。

（3）祛痰和镇咳　祛痰剂仅用于痰黏难咳者，不推荐规则使用；镇咳药可能不利于痰液引流，应慎用。

（4）抗氧化剂　应用抗氧化剂（如 N-乙酰半胱氨酸、羧甲司坦等）可稀化痰液，使痰液容易咳出，并降低疾病反复加重的频率。

4. 急性加重期治疗

（1）吸氧　目标是维持血氧饱和度达 $88\% \sim 92\%$。

（2）支气管扩张剂　吸入短效的支气管扩张剂，如异丙托溴铵、沙丁胺醇。

（3）全身糖皮质激素　推荐用甲泼尼龙琥珀酸钠，连续用药 5 天。

五、预防措施

（1）加强体育锻炼，提高身体素质，增强对外界环境变化的适应能力。

（2）多食用含有丰富维生素 A 和维生素 C 的食物，如动物肝脏及新鲜的蔬菜水果，提高呼吸道黏膜的修复和抗病能力。

（3）冬季要注意颈部保温，保证上呼吸道有良好的血液循环。

（4）可定期接种流感疫苗，增强机体对上呼吸道感染的免疫力。

（5）注意收听天气和空气质量预报，在空气污染严重时期应避免剧烈的户外活动，在流感和传染性呼吸道疾病流行季节要减少到人员密集的公共场所活动，以减少有毒物质和病原体进入呼吸道。

（6）对较严重的 COPD 患者的保健和治疗除做到上述几点外，病情加重时应到正规医院检查治疗，不要自己乱用抗生素和一些成分不明的药物。

六、照护保健

1. 生活护理

（1）休息与活动　疾病早期，视病情安排适当活动，以不感到疲惫、不加重症状为宜；中度以上 COPD 和急性加重期患者，宜卧床休息，协助采取舒适半卧位；极重度者，宜采取坐位、身体前倾，使辅助呼吸肌参与呼吸。

（2）饮食护理　给予高热量、高蛋白、高维生素饮食，为减少呼吸困难，饭前休息 30min。

2. 基础护理

（1）氧疗　呼吸困难伴低氧血症，采用鼻导管持续低流量、低浓度吸氧，氧流量 $1 \sim 2L/min$，避免吸入氧浓度过高而引起或加重二氧化碳潴留。

（2）病情观察　观察痰液的颜色、量及性状，咳痰是否顺畅；观察呼吸困难及其严重程度与活动的关系，有无进行性加重；观察患者营养状况、肺部体征及有无并发症，如慢性呼吸衰竭、自发性气胸、慢性肺源性心脏病等；监测动脉血气分析和水、电解质、酸碱平衡情况。

（3）用药护理　遵医嘱应用抗生素、支气管舒张剂、祛痰药物，注意观察药物的治疗及不良反应。

3. 康复护理

（1）呼吸功能训练　COPD 患者需要增加呼吸频率来代偿呼吸困难，代偿期多依赖于辅助呼吸肌参与呼吸。在疾病恢复期，应指导患者进行呼吸功能训练，如缩唇呼吸、膈式或腹式呼吸，以及使用阻力器等，以加强胸、膈呼吸肌的肌力和耐力，改善呼吸功能。缩唇呼吸和腹式呼吸每日训练 3～4 次，每次 8～10 次。

① 缩唇呼吸：通过缩唇形成的微弱阻力，延长呼吸时间，增加气道压力，延缓气道塌陷。

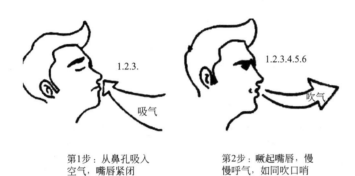

第1步：从鼻孔吸入　　　　第2步：噘起嘴唇，慢
空气，嘴唇紧闭　　　　　慢呼气，如同吹口哨

② 膈式或腹式呼吸：患者取立位、平卧位或半卧位，两手分别放于胸前和上腹部，用鼻缓慢呼气时，膈肌随腹腔内压增加而上抬；呼气时经口呼出，腹肌收缩，膈肌随腹腔内压增加而上抬，推动肺部气体排出，用手能感到腹部下凹。在训练腹式呼吸时，可以在腹部放置小枕头、杂志或书，如果吸气时物体上升，证明是腹式呼吸。

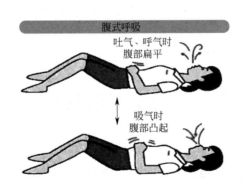

（2）有效咳嗽训练　有效咳嗽能够帮助过多支气管分泌物排出气道，在不加重病情或增加支气管痉挛前提下，提高分泌物清除效率。

4. 心理护理

详细了解患者对疾病的态度，关心体贴患者，与患者家属共同制订和实施康复计划，消除诱因，进行呼吸功能锻炼，合理用药，减轻症状，帮助患者树立信心。

七、健康指导

（1）向患者及家属告知 COPD 的基本知识　使其了解 COPD 的病因、病程及诊疗措施，使其了解到积极治疗和护理可减少急性发作，延缓病情发展，提高生活质量。

（2）指导老年人预防疾病　指导患者积极预防呼吸道感染等诱发因素，理解加强预防、康复锻炼的意义，充分发挥患者进行康复锻炼的主观能动性，制订个体化锻炼计划。教会患者及家属依据呼吸困难与活动的关系，判断呼吸困难的严重程度，以便合理地安排生活。

（3）指导患者进行自我病情监测　注意呼吸困难的程度，如有呼吸加快、口唇发绀、心悸、胸闷、气短等症状，要及时给予吸氧以缓解缺氧状态，预防呼吸衰竭，随时去医院就诊。

 案例讨论

周先生，71 岁。

主诉：反复咳嗽、咳痰 10 年，活动后喘憋 3 年，加重 5 天。

现病史：患者于 10 年前因受凉出现咳嗽、咳痰，伴发热，诊断为急性支气管炎，经治疗后病情好转，体温正常。此后每遇受凉、劳累等诱因即出现咳嗽、咳痰，每年发作 2 个月以上。3 年前开始出现活动时喘憋、气急、心悸，逐渐加重。5 天前因呼吸道感染又出现咳嗽、咳痰加重，伴喘憋、呼吸困难。

既往史：吸烟 30 余年，每天 20～30 支，无潮热盗汗史，无咯血史，无药物过敏史。

体格检查：T 36.8℃，P 110 次/min，R 26 次/min，BP 155/90mmHg。

神志清楚，发育正常，呼吸急促，口唇发绀，胸廓呈桶状，呼吸运动减弱，语颤减弱，叩诊呈过清音，双肺呼吸音减弱，可闻及广泛干、湿性啰音，心率 110 次/min，律齐，无心脏杂音。

讨论要点

血常规：WBC 9.6×10^9/L，N 88％。

胸部 X 射线检查：肋间隙增宽，两肺透亮度增加，肺血管纹理增多、增粗且紊乱。

问题：

① 该患者喘憋、呼吸困难的原因是什么？

② 该患者的预防措施应是什么？

③ 请对该患者及家属进行健康教育。

第七节　呼吸衰竭的预防与照护

任何原因引起的呼吸功能严重损害，导致机体缺氧，伴有或不伴有二氧化碳潴留，从而发生一系列病理、生理变化和临床表现的综合，称为呼吸衰竭。特别是患有慢性疾病的老年人，当原有疾病加重或出现呼吸困难、发绀或浅表静脉充血时，要及时就医，以免失去治疗时机。

一、发病原因

1. 呼吸系统解剖生理退化改变

这是老年人呼吸衰竭发病率高的基础。如同样的病原、相同大小及部位肺部感染，非老年患者很少并发呼吸衰竭。特别是高龄患者，急性呼吸衰竭常是肺部病变的首发症状。

2. 阻碍外呼吸气体交换

凡能阻碍空气与肺内血液进行气体交换（即外呼吸）的任何病因均可引起呼吸衰竭。老年人因免疫功能低下，肿瘤、感染及自身免疫等疾病的易感性远比非老年人高。COPD 的老年人常因上呼吸道感染诱发呼吸衰竭。缺血性心脏病的老年人常因左心衰竭并发肺水肿时合并呼吸衰竭；脑及脊髓的肿瘤、出血及感染等使呼吸异常引起的急性呼吸衰竭，以老年人居多。

二、临床表现

常见的临床表现为基础疾病的临床表现加上低氧血症和高碳酸血症的临床表现。呼吸困难是临床最早出现的症状，当血液中还原血红蛋白绝对值超过 $50g/L$，一般就可以出现发绀体征。当二氧化碳潴留时，患者会出现头痛、心率增快、烦躁不安、意识混乱、结膜充血和扑翼样震颤。

老年慢性呼吸衰竭的临床特点：由于老年人各脏器的老化，尤其是存在慢性肺脏疾病时，使其临床表现亦不典型。咳嗽、咳痰轻微，高龄老人可无咳嗽、咳痰，但烦躁不安、反应迟钝或神志恍惚等神经症状较常出现。有资料表明，老年人呼吸衰竭时呼吸困难者仅为 45.5%，但意识障碍发生率明显较中青年人高。老年人易发生呼吸衰竭，从基础疾病开始演变成呼吸衰竭，不少患者急性呼吸衰竭是首发症状，而且对缺氧和二氧化碳潴留耐受。由于常年生存在低氧和高碳酸血症状态下，可以引起胃肠黏膜糜烂，一旦应激反应，易合并多器官功能衰竭。

三、辅助检查

（1）动脉血气分析　$PaO_2<8.0kPa$，$PaCO_2>6.67kPa$ 或不高，pH 可降低；慢性呼吸衰竭，AB 代偿增高。

（2）电解质测定　常有高钾血症。呼吸功能障碍导致 $PaCO_2$ 增高（$>45mmHg$）、pH 值下降（<7.35）、H^+ 浓度升高（$>45mmol/L$）。慢性呼吸衰竭时，因 CO_2 潴留发展缓慢，肾脏可通过减少 HCO_3^- 的排出来维持 pH 值稳定。但当 CO_2 长期增高时，HCO_3^- 也会持续维持在较高水平。

（3）其他辅助检查　心电图可有窦性心律失常，传导阻滞，房性和室性心律失常，非特异性 S-T 段和 T 波改变。

四、治疗

1. 一般支持治疗

老年呼吸衰竭患者一般病程长，病情复杂，进食少，消耗大，存在一定程度营养不良，补充足够的营养非常重要。尽量通过肠道补充营养，亦可肠外补充营养。同时，注意补充维生素和多种微量元素。低血钾和低血磷可以加重由于呼吸肌无力引起的低通气。

2. 呼吸兴奋剂的应用

在保证气道通畅、减少气道阻力、消除肺间质水肿、控制感染等措施的同时，应用适量的呼吸兴奋剂（尼可刹米、多沙普仑等）可能有一定疗效。但呼吸兴奋剂增加通气量的同时，也增加呼吸功，使代谢率上升，故通气量增加的效应可能被抵消。如果长期应用，使呼吸肌疲劳，得不偿失，故须谨慎应用。

3. 对症治疗

（1）控制感染　上呼吸道和肺部感染是呼吸衰竭最常见诱因，非感染因素诱发的呼吸衰竭常常很快感染，几乎所有的患者都使用抗生素，特别是老年人机体免疫力功能低下，早期、有效地控制感染更为重要。在应用广谱强效抗生素的同时，应注意二重感染，反复查痰、尿、粪便。

（2）解除支气管痉挛和保持呼吸道畅通　对合并有气道高反应性者，支气管解痉治疗是必要的。对无力咳嗽而痰又黏稠患者应积极排痰处理，包括拍击背部、雾化吸入、黏液稀化剂、间断鼻气管吸引等。

（3）纠正酸碱失衡和电解质紊乱　呼吸衰竭引起的酸碱失衡以呼吸性酸中毒最常见，主要依靠改善通气，促进二氧化碳排出来纠正。如果 pH 过低（pH＜7.2），伴代谢性酸中毒时，应当适当补碱。电解质紊乱往往与酸碱失衡相互影响，最常见的电解质紊乱是低氯、低钾、高钾、低钠等。酸中毒时多为高钾，随着酸中毒的纠正则血钾减低。低钾、低氯时呈碱中毒。应根据病情变化及时调整。

（4）并发症的处理　必须注意预防与缺氧相关并发症。应激性急性胃炎和溃疡可以通过给予硫糖铝、抗酸剂，或组胺 H_2 拮抗剂，或质子泵抑制剂来预防。如合并心衰，强心剂用量宜小。深静脉血栓及肺栓塞可以通过皮下给予肝素（300U/12h）或在肢体远端放置顺序加压装置来预防。

4. 呼吸支持治疗

（1）非通气支持　急性呼吸衰竭的治疗主要是确保重要器官的氧气充足供应。吸入氧的最低浓度是使血氧饱和度达 90％（PaO_2 60mmHg）。对于阻塞性气道疾病所致呼吸衰竭，通常通过鼻导管（1～3L/min）或文丘里面罩（28％～30％）给予低流量氧气吸入。氧疗是治疗本病的重要手段之一。

（2）通气支持　通气支持主要是维持气道的开放和确保肺泡足够的通气，可以分为面罩（非创伤性）、器官插管和机械通气。

五、预防措施

（1）预防上呼吸道感染　保持室内空气清新、流通；寒冷季节应减少外出和避免到人员密集的公共场所；吸烟者应戒烟；鼓励患者加强呼吸肌锻炼以改善通气；增强体质，尽量用冷水洗面洗鼻，增强耐寒能力。

（2）早诊断、早治疗　密切观察患者的临床症状、体征，及早发现呼吸衰竭征兆。早诊断、早治疗直接影响预后，对 COPD 患者，一旦合并急性上呼吸道感染，就应高度警惕发生呼吸衰竭的可能。

六、照护保健

1. 生活护理

（1）体位与环境　协助患者取半卧位，以利于通气，改善氧合功能。室内空气清新、温暖，定时消毒，防止交叉感染。对于烦躁、抽搐、神志恍惚的患者，加强安全措施，防止发生意外伤害。

（2）饮食护理　给予高热量、高蛋白、富含维生素、易消化、少产气的食物，避免摄入辛辣、刺激性食物。鼓励清醒患者自行进食，昏迷患者给予鼻饲提供营养，鼻饲期间观察有无腹胀、腹泻或便秘等不适。必要时遵医嘱静脉补充营养。

2. 基础护理

（1）用药护理　使用呼吸中枢兴奋剂时，密切观察患者的神志，呼吸频率、幅度和节律以及动脉血气的变化，若出现恶心、呕吐、烦躁、颜面潮红、肌肉颤动等现象，提示药物过量，及时通知医师酌情减量或停药。

（2）保持气道通畅　清除口咽部、呼吸道分泌物或胃内反流物，预防呕吐物反流入气管。鼓励患者饮水、咳嗽排痰，或雾化吸入湿化气道；对于咳嗽无力者，定时协助翻身、拍背、排痰，遵医嘱给予口服祛痰剂，如氯化铵、溴己新等，或环甲膜穿刺，保留导管，间歇向气管内滴入祛痰湿润剂，稀释痰液；昏迷后全身状态较差者，定时使用无菌多孔导管吸痰。

（3）合理给氧

① 低流量（1～2L/min）、低浓度（25%～29%）持续给氧。适用于低氧血症伴高碳酸血症者。若吸入高浓度氧，PaO_2 迅速上升，外周化学感受器失去了低氧血症的刺激，其结果是呼吸变慢、变浅，肺泡通气量下降，$PaCO_2$ 随即迅速上升，严重时陷入二氧化碳麻醉状态而加重病情。使用呼吸中枢兴奋剂或辅助机械通气时，氧浓度可稍提高。

② 高浓度（>35%）吸氧。适用于低氧血症不伴高碳酸血症者，使 PaO_2 提高到 60mmHg（8.0kPa）或 SaO_2 在 90% 以上。其主要病变是氧合障碍，由于通气量正常，吸入高浓度氧后，不会引起二氧化碳潴留。

③ 观察疗效。在给氧过程中，若呼吸频率正常、心率减慢、发绀减轻、尿量增多、神志清醒、皮肤转暖，提示组织缺氧改善，氧疗有效。当患者发绀消失、神志清楚、精神好转、PaO_2 >60mmHg（8.0kPa），$PaCO_2$ <50mmHg（6.7kPa）时，可考虑终止氧疗，停止吸氧前必须间断吸氧，逐渐完全停止氧疗。

（4）机械通气的护理

① 监测生命体征。观察有无自主呼吸，自主呼吸是否与呼吸机同步，定时记录呼吸机各项参数变化；观察呼吸的频率、幅度、类型、吸呼时间比，双侧呼吸运动是否对称。通气不足时，患者表现为烦躁不安、呼吸困难、发绀加重、出汗等；通气过度时，出现兴奋、多语、抽搐等呼吸性碱中毒表现；监测有无明显或持续的血压下降、心率加快、体温升高，若发现异常变化，及时通知医师。

② 观察病情变化。观察皮肤颜色、弹性、温湿度和完整性，皮肤苍白、四肢湿冷等为低血压休克表现；皮肤潮红、多汗和浅表静脉充盈等是二氧化碳潴留的表现。观察患者有无腹胀、肠鸣音减弱等水、电解质、酸碱平衡紊乱的表现；观察大便情况，出现黑便提示有上消化道出血。

③ 准确记录出入量。尿量减少可能存在通气不足、缺氧及二氧化碳潴留、酸中毒、入液量不足、低血压等原因。

3. 康复护理

呼吸衰竭患者都有不同程度的呼吸肌疲劳，呈胸式呼吸，呼吸率差。坚持呼吸功能的锻炼可稳定病情，改善肺功能。护理人员教会患者进行针对性的呼吸肌的训练，应锻炼腹式呼吸为主，协调吸气膈肌与呼气腹肌的活动，增加膈肌活动的幅度，从而增加潮气量，减少功能残气量，降低呼吸耗能。锻炼时应先做深吸气，伴随腹肌放松，然后缩唇呼气，同时加强腹肌收缩，以增加呼气量。锻炼时间和次数，根据患者的身体循序渐进，量力而行。先在平静时，然后到坐位、站立，逐步过渡到活动时也采取腹式呼吸。

4. 心理护理

慢性呼吸衰竭患者，因受到疾病病程长，呼吸功能受损严重，生活质量下降，社交明显受影响等因素的困扰，容易产生焦虑、抑郁、烦躁等一些心理问题。护理人员应重视患者的心理变化，做好患者的心理疏导工作，多安慰，多体贴。同时，也要叮嘱患者家属理解患者的心理变化，多陪伴患者，减轻其心理负担，以利于疾病的康复。

七、健康指导

（1）疾病知识指导　向患者及家属讲解疾病的发病机制、发展和转归，语言力求通俗易懂，必要时应反复讲解；指导患者若咳嗽、咳痰加重，痰量增多，出现脓性痰，气急加重或伴发热，应及时就医；教会患者缩唇、腹式呼吸等呼吸功能训练的方法，促进康复、延缓肺功能的恶化；指导患者有效地咳嗽、咳痰，保持气道通畅。

（2）疾病预防指导　增强体质，预防呼吸道感染，避免各种诱发因素，进行洗冷水脸等耐寒锻炼；鼓励患者改善膳食结构，加强营养；避免吸入刺激性气体，劝告吸烟者戒烟；尽量少到公共场所，减少与感冒者的接触。

（3）病情监测指导　指导患者及家属密切监测生命体征变化，如出现咳嗽加剧、痰液增多和变黄、气急加重及神志改变等变化，应尽早就医。

📖 案例讨论

患者，男性，72岁。

主诉：咳嗽、咳痰20年，阵发性喘息4年，加重伴呼吸困难12h。

现病史：20年前因受凉后出现咳嗽、咳痰伴发热，诊断为急性支气管炎，未行规律治疗，自服消炎药、抗病毒药物（具体不详），症状缓解，此后每遇受凉、劳累或气候变化时即出现咳嗽、咳痰加重；4年前开始出现气短、喘憋，起初在劳累或上下楼梯时出现，症状逐渐加重，平地行走即可出现喘憋，平时自服氨茶碱等药物维持；12h前因受凉感冒引起上述症状加重，伴有呼吸困难、口唇发绀、烦躁不安，家人将其送医院进行救治。

讨论要点

既往史：吸烟40余年，慢性支气管炎病史20年，慢性阻塞性肺疾病病史10年。

体格检查：T 37.8℃，P 116次/min，R 28次/min，BP 165/80mmHg。

神志恍惚，营养一般，呼吸急促，口唇发绀，胸廓呈桶状，呼吸运动减弱，语颤减弱，叩诊呈过清音，双肺呼吸音减弱，可闻及散在干啰音，双下肺可闻及细湿性啰音。心率116次/min，律齐，无心脏杂音。腹软，肝-颈静脉回流征（－），双下肢轻度凹陷性水肿。

血常规：WBC $11.6×10^9$/L，N 92％。

胸部X射线检查：肋间隙增宽，两肺透亮度增加，肺血管纹理增多、增粗且紊乱，双下肺可见斑片状阴影。

PPT课件

血气分析：pH 7.35，PaO_2 6.6kPa（50mmHg），$PaCO_2$ 8.66kPa（65mmHg）。

问题：

① 按照患者病情情况，应如何吸氧？

② 应密切观察患者哪些临床表现？

③ 对患者及家属给予健康指导的内容是什么？

（李明月　刘琼）

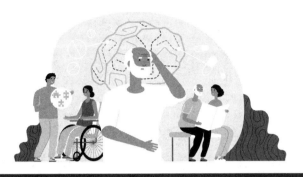

第二章
循环系统常见疾病的预防与照护

第一节　概　述

一、循环系统的结构功能

循环系统由心脏、血管和调节血液循环的神经体液组成。其主要功能是为全身各器官组织运输血液，通过血液将氧气、营养物质和激素等供给组织，并将组织的代谢废物运走，以保证人体新陈代谢的正常运行，维持生命活动。此外，循环系统还具有内分泌功能。

二、老化对循环系统的影响

伴随着年龄的增长，包绕在心脏外面的间质纤维、结缔组织增多，束缚了心脏的收缩与舒张。心脏瓣膜由于纤维化而增厚，易产生狭窄及关闭不全，造成心功能不全。心肌纤维发生脂褐质沉积、心肌间结缔组织增加、室壁肌肉老化等变化易导致心脏结构顺应性变差。

由于心肌收缩力减弱，心脏泵血功能降低，心排血量减少、静脉回心血量减少。老年人心脏的神经调节能力进行性下降，心脏节律细胞数目减少，也降低了对交感神经冲动的反应力，容易出现心律失常。

老年人血管因弹性蛋白减少、胶原蛋白增加而失去原有的弹性，加上钙沉积于血管内膜导致管腔狭窄，造成收缩压增加。冠状动脉血管以及脑血管的老化使冠心病、脑血管意外等疾病发生率增高。

三、循环系统疾病分类

循环系统疾病包括心脏和血管疾病，合称心血管疾病。

根据致病因素可将心血管病分为先天性和后天性两类。先天性心血管病为心脏、大血管在胚胎期发育异常所致，如动脉导管未闭、房室间隔缺损等。后天性心血管病为出生后心脏、大血管受外界因素或机体内在因素作用而致，如冠状动脉粥样硬化性心脏病、风湿性心脏瓣膜病、肺源性心脏病、感染性心脏病、心血管神经症等。

四、循环系统的疾病诊断与治疗

1. 主要临床表现

心悸、气短、胸痛、水肿、发绀、晕厥、咳嗽、咯血、上腹痛、恶心、呕吐、左后背痛、左手臂痛等。然而，出现这些症状并非必然存在心血管病，临床上应注意鉴别诊断。

2. 辅助检查

可根据相关疾病进行检查。常规检测项目主要为血压、心电图、血常规、尿常规、血脂、血糖、血液流变学测定等。血管造影、彩色多普勒超声，可发现心血管病变的部位和性质。超声心动图、放射性核素心肌显像、选择性冠状动脉造影和冠状动脉血管镜等检查，有助判断心脏血管病变的部位和程度。

3. 相关治疗

在针对病因、解剖、病理治疗的同时，改变不良生活习惯和调畅情志也尤为重要。

第二节　高血压的预防与照护

高血压是以体循环动脉压增高为主要临床表现的心血管综合征，可分为原发性高血压和继发性高血压，前者病因不明（通常简称为高血压），后者是由某些确定疾病或病因引起的血压升高，占高血压患者的 5%～10%。

高血压的患病率欧美国家较亚非国家高。我国高血压的患病率呈增长态势，按人口的数量与结构推算，目前全国高血压患者超过 2 亿，每 5 个成人中有 1 人患高血压。我国高血压患病率和流行存在地区、城乡和民族差别，北方高于南方，东部高于西部，城市高于农村，高原少数民族地区患病率较高。高血压的患病率也随年龄而上升，女性更年期前患病率低于男性，更年期后高于男性。

我国人群高血压知晓率、治疗率和控制率分别为30.2%、24.7%和6.1%，依然很低。因此，高血压防治任务十分艰巨。

一、发病原因

目前高血压发病原因未完全阐明，但有研究表明与下列因素有关。

1. 遗传因素

高血压具有明显的家族聚集性，父母有高血压，子女发病概率高达46%。约60%高血压老年人有高血压家族史。

2. 环境因素

（1）饮食　同地区人群血压水平和高血压患病率与钠盐平均摄入量显著正相关。但同一地区人群中个体间血压水平与摄盐量并不相关。摄盐过多导致血压升高主要见于对盐敏感的人群。钾摄入量与血压呈负相关。高蛋白质摄入属于升压因素。

饮食中饱和脂肪酸或饱和脂肪酸/多不饱和脂肪酸比值较高也属于升压因素。饮酒量与血压水平线性相关，尤其与收缩压相关性更强。我国人群叶酸普遍缺乏，导致血浆同型半胱氨酸水平增高，与高血压发病正相关，尤其增加高血压引起脑卒中的风险。

（2）精神应激　城市脑力劳动者高血压患病率超过体力劳动者，从事精神紧张度高的职业者发生高血压的可能性较大，长期生活在噪声环境中听力敏感性减退者患高血压也较多。此类高血压老年人经休息后症状和血压可获得一定改善。

（3）吸烟　吸烟可使交感神经末梢释放去甲肾上腺素增加而使血压升高，同时可以通过氧化应激损害一氧化氮介导的血管舒张引起血压升高。

3. 其他因素

（1）体重　体重增加是血压升高的重要危险因素。肥胖的类型与高血压发生关系密切，腹型肥胖者容易发生高血压。

（2）药物　服避孕药妇女血压升高发生率及程度与服药时间长短有关。口服避孕药引起的高血压一般为轻度，并且可逆转，在终止服药后3~6个月血压常恢复正常。其他如麻黄素、肾上腺皮质激素、非甾体类抗炎药、甘草等也可使血压增高。

（3）睡眠呼吸暂停低通气综合征（SAHS）　SAHS是指睡眠期间反复发作性呼吸暂停。有中枢性和阻塞性之分。SAHS老年人50%有高血压，血压升高程度与SAHS病程和严重程度有关。

二、临床表现

1. 诊断标准

（1）高血压定义　在未使用降压药物的情况下，非同日3次测量，收缩压≥140mmHg和（或）舒张压≥90mmHg。既往有高血压史，现正在服降压药，虽血压＜140/90mmHg，仍可诊断为高血压。

（2）高血压分级　血压水平定义和分级见表2-1。

表 2-1　高血压的分级

分类	收缩压/mmHg		舒张压/mmHg
正常血压	<120	和	<80
正常高值	120～139	和/或	80～89
高血压	≥140	和/或	≥90
1级高血压(轻度)	140～159	和/或	90～99
2级高血压(中度)	160～179	和/或	100～109
3级高血压(重度)	≥180	和/或	≥110
单纯收缩期高血压	≥140	和	<90

注：以上标准适用于≥18岁成人，当收缩期和舒张期分属于不同分级时，以较高的级别作为标准。

2. 症状

大多数起病缓慢，缺乏特殊临床表现，导致诊断延迟，仅在测量血压时或发生心、脑、肾等并发症时才被发现。常见症状有头晕、头痛、颈项板紧、疲劳、心悸等，也可出现视物模糊、鼻出血等较重症状，典型的高血压头痛在血压下降后即可消失。高血压老年人可以同时合并其他原因的头痛，往往与血压无关，如精神紧张性头痛、偏头痛、青光眼等。如果突然发生严重头晕与眩晕，要注意可能是脑血管病或降压过度、直立性低血压。高血压老年人还可以出现受累器官的症状，如胸闷、气短、心绞痛、多尿等。另外，有些症状可能是降压药的不良反应所致。

3. 体征

高血压体征一般较少，周围血管搏动、血管杂音、心脏杂音等是重点检查的项目。心脏听诊可有动脉瓣区第二心音亢进和收缩期杂音。有些体征常提示继发性高血压可能，例如腰部肿块提示多囊肾或嗜铬细胞瘤。

4. 并发症

(1) 脑血管病　最常见，包括脑出血、脑血栓形成、短暂性的脑缺血发作等。出现头痛、头晕、失语、肢体瘫痪甚至意识障碍等。

(2) 心力衰竭和冠心病　血压长期升高导致左心室负荷过重，左心室肥厚、扩大，形成高血压心脏病，最终导致左心衰竭。合并冠心病者可出现心绞痛、心肌梗死。

(3) 慢性肾衰竭　长期血压升高导致肾功能减退，出现多尿、夜尿增多、蛋白尿等渗尿，晚期出现氮质血症及尿毒症等。

(4) 其他　①眼底改变及视力、视野的异常。②主动脉夹层。③鼻出血。

5. 高血压急症

(1) 高血压危象　因紧张、疲劳、寒冷、突然停服降压药等诱因引起血压突然升高，以收缩压升高为主，可达260mmHg以上。老年人可出现头痛、烦躁、心悸、多汗、恶心、呕吐、面色苍白或潮红、视物模糊等严重症状。

(2) 高血压脑病　血压升高引起急性脑血液循环障碍，导致脑水肿和颅内压升高，老年人可出现剧烈头痛、呕吐、神志改变、重者抽搐、癫痫样发作甚至昏迷。其发病机制可能为血压过高超过脑血管的自身调节机制，颅内压增高继而出现脑水肿。

(3) 恶性或急进型高血压　发病急骤，多见于中青年，老年人偶尔出现。血压明显增高，舒张压≥130mmHg；头痛、视物模糊、眼底出血、视乳头水肿。肾损害突出，持续蛋白尿、血尿与管型尿。病情进展迅速，如不及时进行有效降压治疗，预后很差，常死于肾衰竭、脑卒中或心力衰竭。

6. 老年人高血压的特点

老年人高血压是指除了血压升高，还伴有心、脑、肾的损害，且排除假性或继发性高血压的全身性疾病。它是导致老年人脑卒中、冠心病、充血性心力衰竭、肾衰竭和主动脉瘤发病率和死亡率升高的主要危险因素之一。患病率随年龄的增长逐年增加，在小于 60 岁的人群中，有 20％的人患有高血压，而在 80 岁及以上人群中，高血压患病率高达 75％～90％。

（1）收缩压增高，血压波动较大　随着年龄的增长，动脉压逐渐升高，而舒张压在中老年以后下降。单纯收缩期高血压者超过半数，是老年人最常见疾病和致残致死的主要原因。由于老年人动脉硬化程度增加、血管顺应性降低，高血压老年人的血压更易随情绪、季节和体位变化而出现明显波动。

（2）脉压明显增大　收缩压与舒张压的差值称为脉压，正常值为 30～40mmHg，脉压增大是指脉压＞60mmHg。老年人高血压老年人脉压往往可达到 60～100mmHg。脉压反映着动脉的弹性功能，与大动脉硬化度升高、顺应性下降、血管壁结构改变以及内皮功能受损等因素密切相关。

（3）易发生直立性低血压　直立性低血压是指从卧位改变为直立体位的 3min 内，收缩压下降≥20mmHg，同时伴有低灌注的症状。

（4）常多病共存，并发症多　老年人高血压常伴发动脉粥样硬化性疾病，如冠心病、脑血管病、外周血管病、缺血性肾病及血脂异常、糖尿病、老年痴呆等。若血压长期控制不理想，更易发生或加重器官的损害。

三、辅助检查

常规检查包括尿常规、血糖、血脂、血清电解质、肾功能、胸部 X 射线片及心电图等。必要时进行超声心动图、眼底检查等。也可选择如动态血压监测、踝臂血压指数、颈动脉内膜中层厚度检查等特殊检查。

四、治疗

1. 血压控制目标值

（1）目前一般主张血压控制目标值应＜140/90mmHg。

（2）糖尿病、慢性肾脏病、心力衰竭或病情稳定的冠心病合并高血压老年人，血压控制目标值＜130/80mmHg。

（3）对于老年收缩期高血压老年人，收缩压控制于 150mmHg 以下，如果能够耐受可降至 140mmHg 以下。

应尽早将血压降低到上述目标血压水平，但并非越快越好。大多数高血压老年人，应根据病情在数周至数月内将血压逐渐降至目标水平。病程短的高血压老年人，可较快达标。病程较长或已有靶器官损害或并发症的老年人，降压速度宜适度放慢。

2. 生活方式干预

适用于所有高血压老年人。

（1）控制体重　体重降低对改善胰岛素抵抗、糖尿病、血脂异常和左心室肥厚均有益。

（2）减少钠盐摄入　每日每人食盐量以不超过 6g 为宜。

（3）补充钾盐　每日多吃新鲜蔬菜和水果。如山楂、香蕉、橙子、芹菜等。

（4）减少脂肪摄入　减少食用油摄入，少吃或不吃肥肉和动物内脏。

（5）戒烟限酒。

（6）增加运动　运动有利于减轻体重和胰岛素抵抗，以便稳定血压水平。

（7）减轻精神压力，保持心态平衡。

3. 降压药物治疗

（1）降压药物治疗对象

① 高血压 2 级或以上老年人。

② 高血压合并糖尿病，或者已有心、脑、肾靶器官损害或并发症老年人。

③ 凡血压持续升高，改善生活方式后血压仍未获得有效控制者。

（2）降压药物应用基本原则

① 小剂量　初始治疗时通常应采用较小的有效治疗剂量，根据需要逐步增加剂量。

② 优先选择长效制剂　尽可能使用每天给药 1 次而有持续 24h 降压作用的长效药物，从而有效控制夜间血压与晨峰血压，更有效预防心脑血管并发症。

③ 联合用药　可增加降压效果又不增加不良反应，在低剂量单药治疗效果不满意时，可以采用两种或两种以上降压药物联合治疗。

④ 个体化　根据老年人具体情况、药物有效性和耐受性，兼顾老年人经济条件及个人意愿，选择适合老年人的降压药物。

（3）降压药物种类

① 利尿剂。包括噻嗪类、袢利尿剂和保钾利尿剂三类。噻嗪类药物应用最为普遍，降压作用主要通过排钠减少细胞外容量，降低外周血管阻力。降压起效平稳、缓慢，持续时间相对较长，作用持久，适用于轻、中度高血压，对单纯收缩期高血压、盐敏感性高血压、合并肥胖或糖尿病、更年期女性、合并心力衰竭和老年人高血压有较强的降压效应。可增强降压药的疗效。

常用药物：吲达帕胺、氢氯噻嗪和呋塞米。

② β受体拮抗剂。通过抑制心肌收缩力和减慢心率发挥降压作用。降压起效较强而且迅速，不同 β 受体拮抗剂降压作用持续时间不同，适用于不同程度高血压，尤其是心率较快的中、青年患者及老年人合并心力衰竭者，对老年高血压疗效相对较差。

常用药物：普萘洛尔、美托洛尔、比索洛尔、卡维地洛。

③ 钙通道阻滞剂。钙离子阻滞剂降压起效迅速，降压疗效和幅度相对较强，疗效的个体差异性小，与其他类型降压药物联合治疗能明显增强降压作用。钙通道阻滞剂对血糖、血脂等无明显影响，服药依从性较好。相对于其他降压药物，钙通道阻滞剂还具有以下优势：对老年人有较好降压疗效；高钠摄入和非甾体类抗炎药物不影响降压疗效；对嗜酒老年人也有显著降压作用；可用以合并糖尿病、冠心病或外周血管病老年人，长期治疗还具有抗动脉粥样硬化作用。

常用药物：硝苯地平、非洛地平、氨氯地平。

④ 血管紧张素转化酶抑制剂。降压起效慢，3～4 周时达最大作用，限制钠盐摄入或联合使用利尿剂可使作用增强。血管紧张素转化酶抑制剂具有改善胰岛素抵抗和减少蛋白尿作用，对于肥胖、糖尿病和心脏、肾脏靶器官受损的高血压老年人具有较好的疗效，特别适用于伴有心力衰竭、心肌梗死、心房颤动（简称：房颤）、蛋白尿、糖耐量减退或糖尿病肾病的高血压老年人。

常用药物：卡托普利、贝那普利、福辛普利、培哚普利等。

⑤ 血管紧张素 Ⅱ 受体拮抗剂。降压起效慢，但持久而平稳。低盐饮食或与利尿剂联合

使用能明显增强疗效。最大特点是直接与药物有关的不良反应较少，一般不引起刺激性干咳，持续治疗依从性高。治疗对象和禁忌证与血管紧张素转化酶抑制剂相同。

常用药物：氯沙坦、缬沙坦、厄贝沙坦等。

五、预防措施

（1）劳逸结合，适当锻炼　应按时作息，保证睡眠，每天睡眠时间不少于 7h。适当运动，增强体质，避免长时间静坐，结合自己的年龄、体力等，适当进行散步、慢跑等运动，以利于血压的平稳与改善。

（2）饮食调节　参见前文"生活方式干预"内容。

（3）早发现、早诊断、早治疗　有高血压倾向的人应观察病情，尽早诊断，尽快治疗，使血压维持在比较正常的水平，尽量延缓和避免由于高血压引起的大小动脉硬化及心、脑、肾血管损伤，使老年人可以健康地生活和工作。

六、照护保健

1. 生活护理

（1）合理饮食　高血压老年人应选择低盐、低脂、低糖、高纤维生素、高钾饮食。合理的膳食原则是在限制总热量的前提下保持营养均衡，即碳水化合物占总能量的 60%～70%、蛋白质占 10%～15%、脂肪占 20%～25%。多食用蔬菜和水果，补充适量的蛋白质，避免过饱，少食多餐，戒烟酒及刺激性饮料。

（2）适当运动　运动可以调节心血管适应能力，稳定血压水平。较好的运动方式是低或中等强度的有氧运动，可根据年龄及身体状况选择慢跑、步行，每周 3～5 次，每次 30～40min。

（3）保持排便通畅　因排便用力可使血压升高，所以高血压老年人应培养良好的每日定时排便的习惯，避免大便干燥。

（4）冬季要保暖　老年人冬季外出注意保暖，防止寒冷诱发血压升高，避免在嘈杂环境中久留。

2. 基础护理

（1）坚持长期、系统、合理治疗　不能滥用降压药，应与医师密切配合，制订切实可行的治疗方案，并在医师指导下长期服药，不能间断，以免造成血压不稳定。老年人家中应备有血压表或血压计，坚持每天监测血压 1～2 次，以观察血压变化，并在医师指导下调整服药次数或剂量。

（2）病情观察　注意观察病情变化，若老年人出现心悸、气短、夜间阵咳、不能平卧等，提示心力衰竭。出现血压急剧升高、剧烈头痛、头晕、恶心、呕吐、烦躁不安、意识障碍、视物模糊、肢体瘫痪、失语、感觉障碍、瞳孔改变等情况，说明出现高血压急症或脑血管意外，应立即送往医院抢救。

（3）直立性低血压的预防和处理　老年人容易出现直立性低血压，服药后避免立即下床活动。老年人起床或改变体位、姿势时动作要缓慢，尤其从卧位变为坐位或站立位，使身体逐渐适应变换体位的要求，避免动作过快引起直立性低血压，导致头晕、缺氧等现象。一旦发生直立性低血压，应平卧，头低脚高位，以促进下肢血液回流。

（4）用药护理　注意监测血压变化以判断疗效，观察药物不良反应。如利尿剂可导致电解质紊乱。钙拮抗药有头痛、面色潮红、下肢浮肿等不良反应。β受体拮抗剂可致心动过缓，老年人不可突然停药，以免诱发心绞痛和心肌梗死。血管紧张素转化酶抑制剂可引起刺激性干咳等。

3. 康复护理

康复护理的总体目标：血压控制较平稳，活动耐力有所提高，并发症减少，生活质量提高。要遵守循序渐进的原则：体育锻炼前必须严格进行体格检查，做运动负荷试验，开始锻炼时运动量要小，逐渐加大，直至达到有效强度、有效时间。选择适宜老年人的体育活动内容：老年人不宜选择速度性和力量性运动项目，可选择如散步、慢跑、太极拳、保健操、游泳等项目。运动过程中要加强医疗监督，防止过度疲劳或意外损伤。

老年人锻炼时可以利用运动后即刻脉搏和恢复时间来控制运动量。一般用 170 减去年龄，这一公式为运动后即刻的脉搏标准，一般不宜超过 110 次/min。并能于运动后 5～10min 之内恢复到运动前的脉搏水平。

4. 心理护理

老年人高血压有病程长、见效慢、反复发作的特点，并且老年人血压受情绪波动影响较大。因此护理人员对待老年人应亲切和蔼、避免言行举止生硬而对老年人产生不良影响。应深入了解老年人存在的各种思想顾虑，有针对性地进行心理疏导。鼓励老年人心胸开朗、乐观，根据老年人的性格特点，提出改变不良性格和生活习惯的方法，指导老年人训练自我控制的能力，使其保持良好的心理状态，提高战胜疾病的信心，鼓励老年人经常参加文娱活动，陶冶情操。

七、健康指导

（1）宣传高血压知识　向老年人和家属宣传高血压的相关知识和危害性，解释引起高血压的生物、心理、社会因素，使其了解控制血压的重要性和终身治疗的必要性。教会老年人和家属正确的测量血压方法，每天定时监测血压，作为调整药量和选择用药的依据。指导老年人调整心态，避免情绪激动，以免诱发血压升高。家属应对老年人充分理解，宽容和安慰。

（2）保持生活规律　有规律的生活方式，有利于血压稳定，因此在高血压老年人的康复中护理人员应该帮助老年人制订切实可行的生活程序表，督促自觉执行，可参考预防措施。

（3）中医药治疗　传统中药、针灸、推拿等对高血压老年人的康复有一定疗效。遵医嘱按摩穴位，可选择百会、风池、太阳、印堂等穴位，可用菊花泡水代茶饮。眩晕伴有呕吐者，宜姜汁滴舌后服，并采用少量多次服用。

（4）定期检测　最好家庭自备血压计，每天由家人定时测量血压并记录，尤其是在有自觉症状或情绪波动时，应及时测量，发现血压高于正常值时应及时补充必要的药物或到医院就诊。另外，还需定期检查尿常规、血液生化、心电图及眼底。

📖 案例讨论

赵某，女性，75 岁。

主诉：反复头晕、头痛、乏力 10 年，加重 5 天。

现病史：10 年前无明显诱因感头痛、头晕，头重脚轻，无视物旋转，无恶心、耳鸣、心悸，无呼吸困难、胸痛等，曾多次就诊于当地医院，测血压均高于 150/95mmHg，诊断为高血压，不规律服用硝苯地平等药物治疗，血压控制尚可，波动于正常范围。

既往史：无吸烟及饮酒史，无药物过敏史，否认有手术、外伤史。

家族史：父母均有高血压病史，母亲因高血压、脑出血死亡，父亲有高血压、冠心病病史；兄妹5人，2人有高血压病史。

体格检查：T 36.2℃，P 90 次/min，R 16 次/min，BP 165/90mmHg。

神志清楚，发育正常，双肺呼吸音清，未闻及干、湿性啰音，心界向左下扩大，心尖搏动呈抬举性，心率 90 次/min，律齐，心前区可闻及吹风样收缩期期杂音。

心电图检查：窦性心律，左室面高电压，继发性 ST-T 改变。

问题：

① 该老人反复头晕、头痛的可能原因是什么？

② 该老人目前的照护计划是什么？

③ 对该老人及家属做健康教育的重点是什么？

讨论要点

第三节　稳定型心绞痛的预防与照护

冠状动脉粥样硬化性心脏病简称冠心病，是冠状动脉粥样硬化，使血管狭窄或阻塞，和（或）因冠状动脉功能性改变（痉挛）导致心肌缺血缺氧或坏死而引起的心脏病。其患病率随年龄的增长而增多，70岁以上的老年人几乎都患有程度不同的冠心病。除了年龄因素，老年冠心病的发生与高血压、高血脂糖尿病等疾病有关。

世界卫生组织（WHO）将冠心病分为无症状性心肌缺血、心绞痛、心肌梗死、缺血性心肌病、猝死5型。本节重点介绍老年稳定型心绞痛的预防与照护。

稳定型心绞痛是在冠状动脉狭窄的基础上，由于心肌负荷的增加而引起心肌急剧的、暂时的缺血与缺氧的临床综合征。90%的老年人心绞痛是因冠状动脉粥样硬化引起的，也可由冠状动脉狭窄或两者并存引起。

一、发病原因

本病病因尚未完全明确，目前认为是多种因素作用于不同环节所致的冠状动脉粥样硬化，这些因素亦称为危险因素，主要有以下几种。

1. 年龄、性别

本病多见于40岁以上人群，49岁以后进展较快，男性与女性相比，女性发病率较低，但在更年期后发病率明显增加。近年来，发病年龄有年轻化趋势。

2. 血脂异常

脂质代谢异常是动脉粥样硬化最重要的危险因素。总胆固醇（TC）、甘油三酯（TG）、低密度脂蛋白（LDL）或极低密度脂蛋白（VLDL）增高，高密度脂蛋白（HDL）降低，载脂蛋白增高都被认为是危险因素。

3. 高血压

血压增高与本病密切相关。60%～70%的冠状动脉粥样硬化老年人有高血压，高血压老年人患本病较血压正常者高3～4倍，收缩压和舒张压增高都与本病关系密切。

4. 吸烟

吸烟可造成动脉壁氧含量不足，促进动脉粥样硬化的形成。吸烟者与不吸烟者比较，本病的发病率和病死率增高 2～6 倍，且与每天吸烟的支数成正比，被动吸烟也是冠心病的危险因素。

5. 糖尿病和糖耐量异常

与无糖尿病老年人比较，糖尿病老年人心血管疾病风险增加 2～5 倍，且动脉粥样硬化进展迅速，未来 10 年发生心肌梗死危险高达 20%。糖耐量减低也常见于本病老年人。

次要的危险因素包括：肥胖、缺少体力活动，进食过多的动物脂肪、胆固醇、糖和钠盐及遗传因素等。

近年来发现的危险因素还有：血中同型半胱氨酸增高、胰岛素抵抗增强、血中纤维蛋白原及一些凝血因子增高，病毒、衣原体感染等。

二、临床表现

1. 症状

（1）疼痛发作诱因　疼痛发作常由于体力劳动或情绪激动、饱餐、寒冷、吸烟等情况而诱发。

（2）疼痛部位　以胸骨体中段或上段之后常见，其次为心前区放射至左肩、左臂内侧达左手环指和小指，或至颈、咽、背、上腹部。

（3）疼痛性质　常为压迫感、烦闷感、紧缩感，但不尖锐，偶可伴濒死感。

（4）疼痛持续时间　疼痛出现后多于休息或舌下含服硝酸甘油后 3～5min 消失，一般不超过 15min，可数天或数周发作一次，亦可 1 天内发作多次。

2. 体征

常有心率加快、血压升高、皮肤湿冷或出汗，可出现暂时性心尖部收缩期杂音，可有第三或第四心音奔马律等。

3. 老年人心绞痛的特点

老年人心绞痛的诱因与一般成人有所不同，应注意评估。常见诱因有两方面：首先是非疾病因素，如饱餐、受寒、酷热等，此外体力活动和情绪激动也是老年人心绞痛的常见诱因；其次是疾病因素，如高血压、肺部感染、血糖控制不良等各种合并症。

大部分老年人的心绞痛往往不如青壮年剧烈，常缺乏心前区疼痛，或疼痛不典型，不是压榨样疼痛，常表现为心前区不适、心悸、闷压感，也有主诉牙痛、咽痛、肩背痛、上腹部疼痛。部分老年人发作时，常常表现为活动中出现呼吸困难，实际上这种模糊不清的症状就是心肌缺血的表现。有的表现为胃肠道症状（腹痛、恶心、呕吐）或神经精神症状。

三、辅助检查

（1）心电图　心电图是发现心肌缺血，诊断心绞痛最常用的检查方法。

（2）X 射线检查　若发现已伴有缺血性心肌病，可见心影增大、肺充血等。

（3）冠状动脉造影　选择性冠状动脉造影可使左、右冠状动脉及主要分支得到清楚的显影，具有确诊价值。

四、治疗

1. 药物治疗

药物是治疗冠心病最基本、最重要的方式，不仅可缓解急性发作，还可以预防心绞痛发作，提高老年人的生活质量。

（1）**急性发作时的治疗**　心绞痛发作时，要立即停止活动并休息。若症状仍不缓解，可使用作用较快的硝酸酯类药物，一般首选硝酸甘油和硝酸异山梨酯。首先舌下含服硝酸甘油：0.3～0.6mg，约半小时后作用消失。硝酸异山梨酯：5～10mg 舌下含服，作用维持2～3h。市场上有这两种药物的喷雾剂，比片剂更容易吸收；也可含服一些起效快的中药制剂，如速效救心丸、复方丹参滴丸等。

（2）**缓解期的治疗**　可使用硝酸酯类、β 受体阻滞药、钙通道拮抗药及抗血小板药物等疗法。

硝酸酯类：临床常用的硝酸酯类主要是硝酸甘油、硝酸异山梨醇（消心痛）和单硝酸异山梨醇，适用于急性心肌梗死早期和不稳定性心绞痛的急性发病期。

钙通道拮抗药：常用的有硝苯地平、氨氯地平（络活喜）、非洛地平和尼卡地平等。因降低血压作用明显，适用于冠心病合并高血压的老年人。

β 受体阻滞药：临床常用 β 受体阻滞药有普萘洛尔、阿替洛尔、美托洛尔和比索洛尔等。

抗心肌缺血药：常用药如曲美他嗪。

抗血小板的药物：主要的药物有阿司匹林、氯吡格雷、双嘧达莫（潘生丁）等。

2. 心绞痛的介入性治疗

主要指冠状动脉血运重建疗法，目前主要有两种，即经皮腔内冠状动脉成形术和冠状动脉搭桥术。

3. 常见的中医特色疗法

穴位贴敷，如心绞痛贴膏等贴敷心俞、膻中、气海、足三里等穴位。耳穴埋籽可取心、神门、交感、内分泌、肾等穴位。穴位按摩可取内关、神门、心俞等穴位。

五、预防措施

（1）**合理膳食**　宜摄入低热量、低脂、低胆固醇、低盐饮食。少食多餐，不宜过饱，建议老年人摄取高膳食纤维食物，如新鲜蔬菜、水果，以预防便秘，减少心绞痛发作，戒烟限酒。吸烟可增加心肌耗氧量，诱发心绞痛发作，故应戒烟。饮酒可促进肝合成胆固醇，应加以控制。

（2）**适量运动**　在锻炼时应注意每次运动时间不应少于 30min，每周不少于 3 次。对于已患冠心病的老年人，在锻炼时根据情况选择适宜的运动形式，如散步、游泳、骑自行车、打门球、跑步等，避免运动过量或劳累过度诱发心绞痛。

（3）**调畅情志，保持积极乐观**　保持情绪稳定，避免不良刺激。鼓励老年人表达内心感受，针对性地给予心理支持。指导老年人掌握自我排解不良情绪的方法，如音乐疗法、谈心释放法、转移法。

（4）**避免诱因，积极治疗相关疾病**　高血压、糖尿病、肥胖症等与冠心病有着密切关系，因此要积极治疗相关疾病。对于有冠心病的老年人必须随身携带急救药物，与其同住的家属或护理人员必须知道急救药放置的位置，以便发病时及时救护。同时，在进行一些能够促使老年人发生心绞痛的活动之前，如剧烈运动、聚餐及去情绪激动的场合时，应指导老年人先在舌下含服一片硝酸甘油片以预防心绞痛的发作。

六、照护保健

1. 生活护理

清淡饮食为主，避免辛辣刺激性食物，适度活动，以轻体力活动为主。调畅情志，保持积极乐观开朗的情绪。

2. 基础护理

心绞痛老年人平常口服药物要注意用药原则及不良反应。

（1）硝酸酯类药物　不良反应有头晕、头胀痛、头部跳动感、面红、心悸等，偶有血压下降。第一次用药时老年人宜平卧片刻，必要时吸氧。

（2）β受体阻滞剂　应从小剂量开始，停药时逐渐减量。支气管哮喘、心力衰竭、心动过缓禁用。

（3）心绞痛老年人常有焦虑不安　在发作时，更会感到无助与彷徨。对易焦虑、紧张的老年人给予或协助其获得心理支持，减轻心理负担，减少心绞痛发作次数，必要时可给予镇静剂。

3. 康复护理

康复与护理的总体目标：改变不良的生活习惯，控制危险因素；进行主动或被动的锻炼，改善心血管功能，稳定情绪，促进老年人身心的全面发展。

心绞痛发作时立即原地休息，急性心梗患者绝对卧床休息。根据冠心病的康复治疗特征将康复分为三期：Ⅰ期（住院期康复），适用于生命体征平稳，无心绞痛、心力衰竭、严重心律失常、心源性休克，血压基本正常、体温正常的老年人；Ⅱ期（门诊或家庭康复），适用于病情稳定，家务活动时无明显症状和体征者；Ⅲ期（长期社区或家庭康复），适用于病情稳定者。

（1）老年人冠心病Ⅰ、Ⅱ期康复　通过适当活动，逐步恢复一般日常生活能力。

① 活动。一般从床上运动开始，先活动远端肢体的小关节；做抗阻力活动可以采用捏皮球、拉皮筋等；早期可进行吃饭、洗脸、刷牙、穿衣等日常生活活动。制订合理的日常活动计划，既要保持一定的活动量又不能体力消耗太大。

② 坐位耐力训练：从第1天开始进行坐位耐力训练，可先将床头抬高，用枕头或被子支撑后背，然后逐步过渡到无靠背的独立坐位。

③ 步行耐力训练：先进行床边站立练习，防止直立性低血压。

④ 上下楼训练：上下楼时速度宜慢，必要时可以休息。

⑤ 可以进行轻微的体力活动，如室内外散步、打太极拳等。

（2）老年人冠心病Ⅲ期康复　改善或提高体力活动能力和心血管功能。制订个体化的康复锻炼方案。遵循循序渐进，持之以恒的原则。

① 有氧运动：如步行、慢跑、太极拳等。

② 运动方式：分为间断性和连续性运动。

③ 运动量。运动量达到一定的阈值才能产生训练效应。运动量的基本要素包括运动强度、运动时间、训练频率。合适运动量表现为：运动时稍出汗，轻度呼吸加快但不影响对话，早晨起床时无持续的疲劳感和其他不适感。

④ 训练实施。第一步（准备活动）：活动全身主要关节和肌肉。第二步（训练活动）：达到靶向训练强度的活动，中低度训练的主要机制是外周的适应作用。第三步（结束活动）：让高度兴奋的心血管应激逐步降低，适应运动停止后血流动力学改变。

4. 心理护理

老年人焦虑情绪多来自对生活质量的担心，应予以充分理解并指导老年人保持乐观、平和的心情，正确对待自己的病情。告诉家属对老年人要积极配合和支持，并创造一个良好的身心休养环境，生活中避免对其施加压力，当老年人出现紧张、焦虑或烦躁等不良情绪时，应予以理解并设法进行疏导。

七、健康指导

（1）疾病知识指导　生活方式的改变是冠心病治疗的基础。

① 合理膳食。宜摄入低热量、低脂、低胆固醇、低盐饮食，多食蔬菜、水果和粗纤维食物，如芹菜、粳米等，避免暴饮暴食，注意少量多餐。

② 戒烟、限酒。

③ 适量运动。运动方式应以有氧运动为主，注意运动的强度和时间因病情和个体差异而不同，必要时需要在监测下进行。

④ 自我心理调适。调整心态，减轻精神压力，逐渐改变急躁易怒性格，保持心理平衡。可采取放松技术或与他人交流的方式缓解压力。告知老年人及家属过劳、情绪激动、饱餐、用力排便、寒冷刺激等都是心绞痛发作的诱因，应注意尽量避免。

（2）用药指导　老年人出院后遵医嘱服药，不要擅自增减药量，自我监测药物的不良反应。外出时随身携带硝酸甘油以备急用。硝酸甘油见光易分解，应放在棕色瓶内存放于干燥处，以免潮解失效。药瓶开封后每 6 个月更换 1 次，以确保疗效。

（3）病情监测　指导并教会老年人及家属心绞痛发作时的缓解方法，胸痛发作时应立即停止活动或舌下含服硝酸甘油。如连续含服硝酸甘油 3 次仍不缓解，或心绞痛发作比以往频繁，程度加重，疼痛时间延长，应及时就医，警惕心肌梗死的发生。不典型心绞痛发作时可能表现为牙痛、肩周炎、上腹痛等，为防止误诊，可先按心绞痛发作处理并及时就医。告知老年人应定期复查心电图、血压、血糖、血脂、肝功能等。

📖 案例讨论

刘某，男性，70 岁。

主诉：反复心悸、胸闷、气短 5 年，加重伴有心前区疼痛 12h。

现病史：5 年前因劳累出现胸闷、心悸、气短，反复发作，活动或劳累时可加剧，经休息可缓解。心电图示检查示：ST 段压低、T 波倒置，确诊为冠心病。平素服复方丹参滴丸等药物治疗，常因情绪波动、劳累等发病。入院前 12h 因情绪波动出现心悸、气短加重，伴阵发性心前区疼痛，放射到左上臂和下颌，每次持续 3～5min，休息后便可缓解。伴出汗，无濒死感及呼吸困难。

既往史：高血压病史 20 余年，高脂血症病史 10 多年，吸烟史 20 年，每日 2 包，饮酒史 30 多年，每天 2～3 两白酒。否认食物及药物过敏史。

体格检查：T 36.8℃，P 92 次/min，R 16 次/min，BP 160/90mmHg。

神志清楚，精神不振，双肺呼吸音清，未闻及干、湿性啰音。心界向左下扩大，心尖搏动呈抬举性，心率 92 次/min，律齐，主动脉区第二心音亢进，心尖部闻见收缩期吹风样杂音，腹软，无压痛、反跳痛及肌紧张，肝脾未及，两下肢无水肿。

心电图检查：窦性心律，左室高电压，胸前导联 $V_1 \sim V_3$ ST 段下移 0.2mV，T 波倒置。

问题：

① 如何判断病情的严重程度？

② 导致该老人心前区疼痛原因是什么？

讨论要点

③ 该老人目前的急救措施应是什么？

④ 该老人病情稳定后准备出院，如何对老人及家属做健康指导？

第四节　急性心肌梗死的预防与照护

急性心肌梗死是在冠状动脉病变的基础上发生冠状动脉血供急剧减少或中断，使相应心肌严重而持久地急性缺血导致的心肌细胞死亡。

一、发病原因

本病的基本病因是冠状动脉粥样硬化，造成一支或多支血管狭窄和心肌供血不足，而侧支循环尚未充分建立。一旦血供急剧减少或中断，使心肌严重而持久地急性缺血达 20～30min 以上，即可发生急性心肌梗死。

心肌梗死的原因多数是不稳定冠脉粥样硬化斑块破溃，继而出血或管腔内血栓形成，使血管完全闭塞，少数情况是粥样斑块内或其下发生出血或血管持续痉挛，也可以使冠状动脉完全闭塞。

促使粥样斑块破溃出血及血栓形成的诱因有以下几种。

（1）晨起 6 时至 12 时交感神经活动增加，机体应激反应增强，心肌收缩力、心率、血压增高，冠状动脉张力增高。

（2）饱餐特别是进食多量高脂饮食后，血脂增高，血黏度增高。

（3）重体力活动、情绪过分激动、血压剧升或用力排便时，左心室负荷明显加重，心肌需氧量增加。

（4）休克、脱水、出血、外科手术或严重心律失常，使心排血量骤降，冠状动脉灌流量锐减。

急性心肌梗死可发生于频发心绞痛的患者，也可发生在原来从无症状的患者身上。急性心肌梗死发生后的严重心律失常、休克或心力衰竭，均可使冠状动脉灌注量进一步降低，心肌坏死范围扩大。

二、临床表现

急性心肌梗死的临床表现与梗死的部位、大小、侧支循环情况密切相关。老年人在发病前数天有乏力、胸部不适、活动时心悸、气急、烦躁、心绞痛等前驱症状，以新发生心绞痛或原有心绞痛加重最为突出。心绞痛发作较以往频繁、性质较剧烈、持续时间长，硝酸甘油疗效差，诱发因素不明显。

1. 症状

（1）疼痛　是最早出现的最突出的症状。多发生在清晨，与心绞痛相比，疼痛更为剧烈，多伴有大汗、烦躁不安、恐惧及濒死感，持续时间可达数小时或数天，休息和服用硝酸甘油不缓解。部分老年人疼痛可向上腹部放射而被误诊为急腹症或因疼痛向下锁骨、颈部、背部放射而误诊为其他疾病。少数老年人无疼痛，一开始即表现为休克或急性心力衰竭。

（2）全身症状　一般在疼痛发生后 24～48h 出现，表现为发热、心动过速、白细胞增高和红细胞沉降率（血沉）增快等，由坏死物质吸收所引起。体温可升高至 38℃ 左右，持续约 1 周。

（3）胃肠道症状　疼痛剧烈时常伴恶心、呕吐、上腹胀痛，与迷走神经受坏死心肌刺激和心排血量降低组织灌注不足等有关。肠胀气亦不少见，重者可发生呃逆。

（4）心律失常　见于 $75\%\sim95\%$ 的老年人，多发生在起病 $1\sim2$ 天，24h 内最多见。各种心律失常中以室性心律失常最多，尤其是室性期前收缩，常为心室颤动（室颤）的先兆。室颤是急性心肌梗死早期，特别是入院前主要的死因。

（5）低血压和休克　疼痛发作期间血压下降常见，但未必是休克，如疼痛缓解而收缩压仍低于 80mmHg，且老年人表现为烦躁不安、面色苍白、皮肤湿冷、脉细而快、大汗淋漓、少尿、神志迟钝，甚至晕厥者则为休克表现。一般多发生在起病后数天。

（6）心力衰竭　发生率为 $32\%\sim48\%$，主要为急性左心衰竭，可在起病最初几天内发生，或在疼痛、休克好转阶段出现，为梗死后心脏舒缩力显著减弱或不协调所致。患者出现呼吸困难、咳嗽、发绀、烦躁不安的症状，严重者可发生急性肺水肿，随后可有颈静脉怒张、肝大、水肿等右心衰竭表现。

2. 体征

（1）心脏体征　心浊音界可正常，也可轻度至中度增大。心率多加快，少数也可减慢。心尖区第一心音减弱，可出现第四心音奔马律，少数有第三心音奔马律。可有各种心律失常。

（2）血压　除极早期血压可增高外，几乎所有患者都有血压降低。起病前有高血压者，血压可降至正常，且可能不再恢复到起病前的水平。

（3）其他　可有心律失常、休克或心力衰竭相关的体征。

3. 并发症

（1）乳头肌功能失调或断裂　总发生率可高达 50%，二尖瓣乳头肌因缺血、坏死等使收缩功能发生障碍，造成不同程度的二尖瓣脱垂及关闭不全，心尖区出现收缩中晚期喀喇音和吹风样收缩期杂音，第一心音可不减弱，可引起心力衰竭。轻者可以恢复，其杂音可消失。重者见于下壁心肌梗死，乳头肌整体断裂，左心功能衰竭，迅速发生急性肺水肿，在数天内死亡。

（2）心脏破裂　少见，常在起病后 1 周内出现，多为心室游离壁破裂，造成心包积血引起急性心脏压塞而猝死。心脏破裂也可为亚急性，患者能存活数月。

（3）栓塞　于起病后 $1\sim2$ 周出现，可为左心室附壁血栓脱落所致，引起脑、肾、脾或四肢等动脉栓塞。也可因下肢静脉血栓形成部分脱落所致，产生肺动脉栓塞，大块肺栓塞可导致猝死。

（4）心室壁瘤　主要见于左心室，发生率为 $5\%\sim20\%$。体格检查可见左侧心界扩大，心脏搏动范围较广，可有收缩期杂音。心电图 ST 段持续抬高。室壁瘤可导致心功能不全、栓塞和室性心律失常。

（5）心肌梗死后综合征　发生率为 10%。于数周至数月内出现，可反复发生，表现为心包炎、胸膜炎或肺炎，有发热、胸痛等症状，可能为机体对坏死组织的过敏反应。

4. 老年人急性心肌梗死的特点

（1）呼吸困难　凡老年人突然出现频繁或持续的胸闷、憋气、气短，不能平卧，伴剧烈咳嗽、吐泡沫痰、口唇青紫、烦躁、大量出汗，就应怀疑急性心肌梗死。随着年龄的增长，以单一的突然发作的呼吸困难就诊者更为常见。特别是 80 岁以上老年人，既往无慢性气管炎史者突然出现不明诱因的哮喘，要高度警惕急性心肌梗死的可能。

（2）胃肠道症状　急性心肌梗死老年人，常以原因不明的上腹不适或上腹痛、食欲减退、腹胀、恶心、呕吐、呃逆等为首发表现。从无消化道疾病的老年人，突然出现上腹痛或下腹痛伴有腹胀、腹泻等，应想到心肌梗死的可能。

（3）脑循环障碍　可突然出现意识模糊、语言障碍、头晕、头痛、晕厥等症状，偏瘫在老年急性心肌梗死中并不少见。

（4）猝死　为老年急性心肌梗死的主要表现形式之一。从发病到死亡不足 6h 者统称为猝死，是冠心病最严重的表现形式。55～65 岁为其发病年龄的高峰。在每年以 10～12 月和次年 1 月最多，老年人表现为突然意识丧失，面色青灰，全身弛缓，口唇、指端渐至周身出现发绀，抽搐，脉搏消失，呼吸断续，瞳孔散大固定。猝死前常有极度疲乏的表现。

三、辅助检查

确诊需符合下述 3 项标准中的 2 项：持续性缺血性胸痛；心电图出现心肌缺血、坏死的 ST 段抬高与异常的 Q 波形成等动态变化图形；心肌酶谱、心肌损伤标志物肌钙蛋白 I 或 T 升高且有动态变化。

（1）心电图　典型的早期心电图表现为 ST 段弓背向上抬高（呈单向曲线）伴或不伴病理性 Q 波、R 波减低（正后壁心肌梗死时，ST 段的变化可以不明显）。超急期心电图可表现为异常高大且两支不对称的 T 波。

急性心肌梗死的定位和范围可根据出现特征性改变的导联数来判断：V_1、V_2、V_3 导联示前间壁梗死；V_1～V_5 导联示广泛前壁梗死；Ⅱ、Ⅲ、aVF 导联示下壁梗死；Ⅰ、aV 示高侧壁梗死；V_7～V_8 导联示正后壁梗死；Ⅱ、Ⅲ、aVF 导联伴右胸导联（尤其是 V_4R）ST 段抬高，可作为下壁梗死并发右室梗死的参考指标。

（2）血清心肌损伤标志物

① 心肌肌钙蛋白 I（cTnI）或 T（cTnT），是诊断心肌坏死的最特异和敏感的首选心肌损伤标志物，通常在症状发生后 2～4h 开始升高，10～24h 达到峰值，并可持续升高 7～14 天。

② 肌酸激酶同工酶（CK-MB），对判断心肌坏死的临床特异性较高，在起病后 4h 内增高，16～24h 达高峰，3～4 天恢复正常。CK-MB 适于早期（<4h）急性心肌梗死的诊断和再发梗死的诊断。

③ 肌红蛋白，有助于早期诊断，但特异性较差，于起病后 2h 内即升高，12h 达高峰，24～48h 内恢复正常。

（3）影像学检查　超声心动图等影像学检查有助于对急性胸痛老年人的鉴别诊断和危险分层。

四、治疗

对于急性心肌梗死，强调早发现、早入院治疗，加强入院前的就地处理，并尽量缩短老年人就诊、检查、处置、转运等延误的时间。治疗原则是尽早使心肌血液再灌注（到达医院后 30min 内开始溶栓或 90min 内开始介入治疗），以挽救濒死的心肌，防止梗死面积扩大和缩小心肌缺血范围，保护和维持心脏功能，及时处理严重心律失常、泵衰竭和各种并发症，防止猝死，注重二级预防。

1. 及时救护

一旦确诊为心肌梗死发作，应让老年人静卧于硬板床上，禁止讲话，并立即派人与医师联系或电话呼叫急救站，争取医务人员尽早赶到，积极处理。在呼叫时，应向急救站说明发病时间、地点、电话号码、主要症状、暂时处理方法等。

2. 吸氧和监测

有条件时可给老年人吸氧，改善心肌缺血，提高动脉血氧含量，缓解呼吸困难、胸痛、休克等症状。进行心电、血压、呼吸等监测。密切观察老年人的生命体征。

3. 正确使用药物

老年心肌梗死多为无痛性，但也有剧烈疼痛者，此时应立即使用止痛药（同心绞痛）。但要注意，老年心肌梗死，可出现心源性休克，故切勿用亚硝酸异戊酯吸入，以免因血压下降而导致不良后果，有条件者可肌注哌替啶（杜冷丁）50～100mg，亦可针刺内关、神门、心俞等穴位以加强止痛效果。β受体拮抗剂能减少心肌耗氧量和改善缺血区的氧供需失衡，缩小梗死面积，减少复发性心肌缺血、再梗死、室颤及其他恶性心律失常，对降低急性期病死率有肯定疗效。抗血小板药物：心肌梗死急性期应口服负荷剂量后给予维持剂量。

4. 心肌再灌注治疗

血管开通时间越早，挽救的心肌越多。起病3～6h最多12h内，使闭塞的冠状动脉再通，心肌得到再灌注，濒临坏死的心肌可能得以存活或使坏死范围缩小，减轻梗死后心肌重塑，预后改善，是一种积极的治疗措施。常用方法有溶栓疗法、经皮冠状动脉介入治疗（PCI）、紧急冠状动脉旁路搭桥术等。要根据老年人的年龄、一般情况、医疗机构的救治条件，选择不同的治疗方法，严格掌握适应证、禁忌证。

5. 消除心律失常

心律失常必须消除，以免演变为严重心律失常甚至猝死。室性期前收缩或室性心动过速，立即应用利多卡因。心室颤动或持续性多形性室性心动过速时，尽快采用电除颤或同步直流电复律。缓慢性心律失常用阿托品。Ⅱ或Ⅲ房室传导阻滞，伴有血流动力学障碍者，宜使用临时起搏器。室上性快速心律失常药物治疗不能控制时，可考虑同步直流电复律。

6. 纠正心源性休克

若老年人出现大汗、面色苍白、四肢发凉等虚脱现象时，应立即给予补充血容量、升高血压药物等治疗，也可用红参或西洋参10g，水煎内服。

7. 抗心力衰竭治疗

急性左心衰竭以应用吗啡（或哌替啶）和利尿剂为主，也可选用血管扩张剂以减轻左心室的前、后负荷。右心室梗死的患者应慎用利尿剂。

五、预防措施

指导老年人积极做到全面综合的二级预防，预防再次梗死和其他心血管事件。以下为冠心病二级预防的"ABCDE"。

A：血管紧张素转化酶抑制剂（血管紧张素转化酶抑制剂）与阿司匹林。

B：β受体拮抗剂与控制血压。

C：戒烟与降胆固醇。

D：合理饮食与控制糖尿病。

E：运动与教育。

六、照护保健

心肌梗死急性期的老年人一般都住院治疗，在心电监护下度过危险期。

1. 生活护理

（1）休息和活动　心肌梗死老年人活动无耐力，护理人员应使老年人理解根据病情逐步提高活动耐力的重要性，无并发症的老年人一般可参照以下活动计划：心肌梗死后第1~3日，绝对卧床休息，进食、排便、洗漱、翻身等一切活动由护理人员协助完成。第4~6日，卧床休息，可在床上进行肢体的被动和（或）主动活动，或由床上坐起，逐渐过渡坐在床边。第1~2周开始在床边、病室内走动，床边完成洗漱、进食等活动，以不感到疲劳为限，以后视病情和老年人对活动的反应，逐渐适当增加活动量和活动时间。第3~4周，在严密观察下可试着进行上下楼梯的活动，病情稳定者可出院疗养。再恢复正常生活一般至少需3个月时间。对病情严重，有并发症的老年人卧床休息时间应适当延长，直至并发症得到控制，病情稳定7日后再参照上述计划逐步增加活动量。当老年人出现心前区不适、收缩压下降超过10mmHg或血压异常增高、脉率增快、心率大于每分钟110次、心电图出现ST段偏移或心律失常等情况之一，表示活动量过大，给予及时调整并做好对症处理。

（2）饮食照护　起病后4~12h给予流质饮食以减轻胃扩张，随后过渡到半流质饮食。宜食清淡、易消化食物，少食多餐。有高脂血症、糖尿病者需低脂、低胆固醇、低糖饮食。禁烟酒。

（3）排泄照护　指导患者合理饮食，及时增加富含纤维素的食物，如水果、蔬菜的摄入；无糖尿病者每天清晨给予蜂蜜20mL加温开水同饮；适当腹部按摩（按顺时针方向）以促进胃肠蠕动。一般患者无腹泻的情况下常规使用缓泻剂，以防止便秘时用力排便导致病情加重。床边使用坐便器比床上使用便盆较为舒适，可允许患者床边使用坐便器，排便时应提供隐蔽条件，如屏风遮挡。如果出现排便困难，应立即告知医护人员，可使用开塞露或低压盐水灌肠。

（4）睡眠照护　急性期老年人必须保证充足的睡眠，保持环境安静，限制探视，以提供良好的睡眠环境，并告知患者及家属，卧床休息及有效睡眠可以降低心肌耗氧量和交感神经兴奋性，有利于缓解疼痛。避免吸烟环境，以免心肌梗死复发或梗死范围扩大，甚至引起猝死。有时老年人因对病情感到恐惧或焦虑影响睡眠。因此，在睡前可按医嘱服镇静剂或安眠药促进睡眠，注意用药反应和睡眠状况，与医师共同讨论用药剂量。

2. 基础护理

（1）吸氧　心肌梗死发生后，动脉血含量减少，给予老年人吸氧可以帮助老年人缓解呼吸困难、胸痛、休克、发绀以及肺水肿等症状。可使用鼻导管吸氧，氧流量为每分钟2~3L，保持吸氧管通畅，观察用氧后的变化。

（2）便秘的护理　解除老年人的紧张情绪。训练老年人床上排便，避免过度用力或屏气。饮食宜选易消化，含适量纤维素和维生素的食物，避免辛辣等刺激食物；服用缓泻剂，必要时排便前肛门注入开塞露，以不让老年人费力排便为原则。有条件时，排便过程中进行心电监测，一旦出现期前收缩等心律失常，应及时停止排便动作，并做出相应处理。

3. 康复护理

康复运动前应进行医学评估与运动评估，确定康复运动的指征。

① 运动原则：有序、有度、有恒。

② 运动形式：以行走、慢跑、简化太极拳、游泳等有氧运动为主，可联合静力训练和负重等抗阻运动。

③ 运动强度：根据个体心肺功能，循序渐进。

④ 持续时间：初始每次 6～10min，含各 1min 左右的热身活动和整理活动；随着患者对运动的适应和心功能的改善，可逐渐延长每次运动持续时间 30～60min。

⑤ 运动频率：有氧运动，每周 3～5 天，最好每天运动；抗阻运动、柔韧性运动每周 2～3 天，至少间隔 1 天。

4. 心理护理

可参考"心绞痛"的护理。

七、健康指导

（1）疾病知识的指导　向老年人及家属告知本病的发病原因、临床表现、发病特点、并发症。教育老年人保持良好的心态，改变不良生活方式，生活要规律，低脂低胆固醇饮食，要求饱和脂肪占总热量的 7％ 以下，胆固醇＜200mg/d，戒烟限酒。

（2）用药指导　老年人因用药多、用药久、药品贵等，往往用药依从性低。需要采取多形式的健康教育途径。健康教育时应强调药物治疗的必要性，指导老年人按医嘱服药，列举不遵医行为导致严重后果的病例，让老年人认识到遵医嘱用药的重要性，告知药物的用法、作用和不良反应，使老年人提高用药依从性，发现胸痛发作频繁、程度较重、时间较长，服用硝酸酯类药物制剂疗效较差时，提示急性心血管事件，应及时就医。

（3）病情监测的指导　教会老年人及家属心绞痛发作时的缓解方法，如服硝酸甘油不缓解或疼痛加重、时间延长，应立即到医院就诊，警惕急性心肌梗死的发生。告知患者应密切观察血压变化，定期复查心电图、血糖、血脂等。心肌梗死是心脏性猝死的高危因素，教会家属心肺复苏的基本技术以备急用。

📖 案例讨论

刘某，男性，65 岁。

主诉：反复心悸、气短 20 年，加重伴有心前区疼痛 4h。

现病史：20 年前因劳累出现心悸、胸闷、气短，呈反复发作，心电图检查示：ST-T 改变，确诊为冠心病。平素服硝苯地平缓释片、复方丹参滴丸等药物治疗，常因情绪波动、劳累等发病。入院前 4h 饱餐后出现心悸、气短加重，伴心前区疼痛，自服硝酸甘油无缓解，伴大汗淋漓、呼吸困难及濒死感。

既往史：高血压病史 20 余年，吸烟史 20 年，每日 2 包，饮酒史 30 多年，每天 2～3 两白酒。否认食物及药物过敏史。

体格检查：T 36.8℃，P 86 次/min，R 16 次/min，BP 140/90mmHg。

神志清楚，精神不振，急性病容，口唇发绀，双肺呼吸音粗，未闻及干、湿性啰音。心界向左下扩大，心率 86 次/min，律不齐，可闻及 4～5 次/min，主动脉区第二心音亢进，心尖部闻见收缩期吹风样杂音，腹软，无压痛、反跳痛及肌紧张，肝脾未及，两下肢无水肿。

心电图检查：窦性心律，左室高电压，胸前导联 V_1～V_5 ST 弓背向上抬高，T 波低平。

讨论要点

问题：
① 该老人的初步诊断及其依据是什么？
② 该老人目前的急救措施应是什么？
③ 该老人目前的照护计划应是什么？
④ 对该老人及家属做健康教育的重点是什么？

第五节　心律失常的预防与照护

心律失常是指心脏冲动的频率、节律、起源的部位、传导速度或激动次序的异常。随着年龄的增长，老年人心律失常发病率明显增加。老年性心律失常不仅发生率高、危害性大，而且常伴有复杂的临床表现，从而增加了治疗难度。

一、发病原因

1. 心脏形态结构的增龄性变化

随着年龄增长，心肌的解剖、生理和生化发生变化，使心肌的正常生理性质发生变化，心肌发生纤维化、淀粉样变及瓣膜退行性变，传导系统纤维化、脂肪浸润，心肌兴奋性增高、传导变慢，心律失常发病率明显增加。

2. 心脏疾病

随着年龄增长，老年人各种心脏病的发病率明显增加。由于窦房结动脉粥样硬化引起心房缺血及炎症、纤维化等导致窦房结功能减退，从而导致缓慢性心律失常。冠心病引起的心肌缺血导致心肌缺氧，从而导致心肌细胞动作电位改变，引起室性心律失常。同时受损心室肌与正常心肌间的电生理呈不均匀性，可以诱发折返而引起反复发作或持续性的室性心动过速。肺源性心脏病时多源性房性期前收缩、房性心动过速较多见。充血性心力衰竭是各种器质性心脏病的晚期表现，常伴有各种心律失常。

3. 药物作用

老年人常同时患有多种疾病，同时服用多种药物。老年人肝肾功能随年龄增长而下降，药物的排泄、分解减慢，对药物的耐受性较低，药物生物利用度下降，有效血药浓度增加，易发生毒性反应，尤其是抗心律失常药物的致心律失常作用。其他如大环内酯类、喹诺酮类、抗组胺药、抗精神病药、抗抑郁药、抗惊厥药及部分抗肿瘤药物也有致心律失常作用。

二、临床表现

由于传导系统的退行性改变，老年人心脏传导阻滞的发生率随年龄增高而增加，因此老年人缓慢性心律失常发生率明显高于年轻人。老年人缓慢性心律失常最为常见的类型有病态窦房结综合征、房室传导阻滞和室内传导阻滞。

（一）缓慢性心律失常

1. 病态窦房结综合征

老年人窦房结起搏细胞随着增龄而逐渐减少，甚至可减至正常人的 $5\%\sim10\%$。老年人冠心病、心肌病、高血压等发病率较高，这些疾病可损伤窦房结动脉，导致窦房结及其周围组织缺血、纤维化以及窦房结退行性变。其中 60～70 岁是发病高峰时期，轻者无症状。本病特点是快速心律和慢速心律交替出现，心动过速时间过长，老年人可发生休克、心力衰竭。心动过缓可致头昏、心悸、胸闷、心绞痛，当心脏停搏超过 15s 时，可发生阿-斯综合征，即心源性脑缺血综合征，是指突然发作的严重的、致命性缓慢性或快速性心律失常，使心排出量在短时间内锐减，产生严重脑缺血、神志丧失和晕厥等症状。

病态窦房结综合征根据心电图表现可分为 4 型。Ⅰ型：窦性心动过缓，严重者心率可降至 40 次/min 以下。Ⅱ型：窦性停搏或窦房传导阻滞。Ⅲ型：心动过缓-心动过速综合征。Ⅳ型：房室结双结病变。

（1）动态心电图　窦性心律持续低于 40 次/min，停搏>3s 以上，可导致黑矇、晕厥等与心动过缓相关的临床症状。

（2）窦房结功能测定　常用指标为窦房结恢复时间（SNRT）和固有心率（IHR）。老年人 SNRT>1600ms 为异常，>2000ms 具有诊断价值。

2. 房室传导阻滞

房室传导阻滞是由于冲动传导异常引起的心律失常。随着年龄的增长，房室传导阻滞的发病率明显增高。60 岁以后中心纤维和室间隔上部钙化逐渐增加，房室结内细胞成分和希氏束传导细胞含量也逐渐减少，是导致老年人容易发生房室传导阻滞的病理基础。

根据阻滞的程度可分为三度。Ⅰ度房室传导阻滞常无自觉症状。Ⅱ度房室传导阻滞又称为不完全性房室传导阻滞，分为Ⅰ型和Ⅱ型，Ⅰ型可有心悸与心脏停顿感，Ⅱ型心室率较慢时，可有心悸、头晕、乏力、活动后气急、短暂晕厥感等。Ⅲ度房室传导阻滞又称为完全性房室传导阻滞，是一种严重的心律失常临床症状，取决于心室率的快慢与伴随病变，症状包括乏力、头晕、晕厥、心绞痛、心力衰竭等。若心室率过慢导致脑缺血，患者可出现短暂性意识丧失，甚至抽搐，即阿-斯综合征，严重者可猝死。

3. 室内传导阻滞

室内传导阻滞可为单束支阻滞、双束支阻滞和三束支阻滞三种类型。

（1）单束支阻滞　包括左、右束支阻滞和左前分支、左后分支阻滞。左、右束支阻滞又可分为完全性和不完全性阻滞。老年人单束支阻滞的发生率较高，右束支阻滞可发生于老年慢性阻塞性肺疾病患者或健康人；左束支阻滞多见于器质性心脏病，如高血压、冠心病及心肌病等。左前分支阻滞多发生于老年冠心病、心肌病患者，也可见于健康老年人。

（2）双束支阻滞　多为右束支阻滞伴左前分支阻滞，较少见的是右束支阻滞伴左后分支阻滞以及左前分支和左后分支交替阻滞。

（3）三束支阻滞　是指右束支、左前分支及左后分支均出现传导阻滞，可有多种组合方式，如三支均发生完全性传导阻滞等。

老年人发生束支传导阻滞，特别是单束支和双束支阻滞，多无心动过缓及心脏停搏表现。如未合并其他原因导致的心动过缓，患者可无症状，临床意义仅取决于患者是否存在心脏器质性疾病。但在持续性或间歇性三束支阻滞的老年患者中，则可能出现与心动过缓及心脏停搏相关的严重症状，其临床意义同完全性房室传导阻滞，必须立即安置心脏起搏器。

（二）快速性心律失常

1. 室上性阵发性心动过速

室上性阵发性心动过速可发生于无明显器质性心脏病的老年人，也可见发生于风湿性心脏病、冠心病、甲状腺功能亢进、洋地黄中毒等老年人。阵发性室上性心动过速呈突发突止，持续时间长短不一，症状包括心悸、头晕、胸闷，少见晕厥、心绞痛、心力衰竭与休克。症状轻重取决于发作时心室率快慢及持续时间。听诊心律绝对规则，心率可达 150～250 次/min，心尖部第一心音强度一致。

2. 心房颤动

老年人心房颤动多见于高血压、冠心病、心肌病、甲状腺功能亢进、瓣膜病及肺源性心脏病。部分患者无明确病因，可能为心房肌增龄性变化，纤维组织增多导致心房扩大，心房内压力增加所致。

心房颤动多有心悸、胸闷、乏力，严重者可发生心力衰竭、休克、晕厥及诱发心绞痛发作，心房内附壁血栓脱落可引起脑栓塞、肢体动脉栓塞、视网膜动脉栓塞等而出现相应的临床表现。心房颤动者查体第一心音强弱不等，心律绝对不规则，有脉搏短绌（指在同一时间内测定的脉率少于心率，且脉搏强弱不等，快慢不一）。

3. 室性心律失常

随着年龄的增长，患有明显心脏疾病或无明显心脏病的老年人室性心律失常的发病率逐渐增加，包括以下几种。

（1）室性心动过速　多见于有器质性心脏病的老年人，最常见者为冠心病急性心肌梗死，也见于心肌病、心力衰竭、二尖瓣脱垂、心瓣膜病变等，其他如代谢障碍、电解质紊乱等偶可见于无器质性心脏病者。

室性心动过速的症状轻重视发作时心室率、持续时间、基础心脏病变和心功能情况不同而异。非持续性室速（发作时间短于 30s，能自行终止）的患者通常无症状。持续性室速（发作时间超过 30s，需药物或电复律终止）的患者常伴有明显的血流动力学障碍和心肌缺血症状，如低血压、少尿、呼吸困难、晕厥、抽搐甚至猝死等。听诊心律略不规则，第一、二心音分裂，收缩期血压可随心搏变化。心率多在 140～220 次/min，第一心音强度可不一致。

（2）心室扑动与颤动　心室扑动与颤动为致命性心律失常。常见于缺血性心脏病。此外，抗心律失常药物尤其是引起 QT 间期延长与尖端扭转的药物、严重缺氧、预激综合征并房颤与极快的心室率、电击伤等引起。

临床表现为意识丧失、抽搐、呼吸停止甚至死亡。触诊大动脉搏动消失，听诊心音消失，血压测不到。

三、辅助检查

（1）心电图　诊断各种心律失常最常用的检查方法，不同类型的心律失常有不同的特征性改变。

（2）动态心电图　为临床心血管领域中非创伤性检查的重要诊断方法之一。动态心电图于 24h 内可连续记录心电信号，对非持续性心律失常，尤其是对一过性心律失常及短暂的心肌缺血发作的检出率更为敏感。

（3）冠状动脉造影　选择性冠状动脉造影可使左、右冠状动脉及主要分支得到清楚的显影。

四、治疗

治疗主要包括去除病因和调整心律两部分。积极治疗引起心律失常的心脏病和消除引起心律失常的诱发因素。调整心律的目的是制止发作，消除症状，避免由其产生的各种不良后果。

1. 病因治疗

对于有器质性心脏病的患者或有明确诱因者，应首先给予针对性治疗；无器质性心脏病患者，治疗以消除症状为目的。应特别注意对患者做好解释，减轻患者焦虑与不安。避免诱发因素，如吸烟、咖啡、应激等。

2. 药物治疗

（1）抗快速心律失常药　如奎尼丁、利多卡因、美西律（慢心律）、普萘洛尔、胺碘酮等。增加心肌自律性与传导性的药物，如阿托品、异丙肾上腺素等。

（2）抗心律失常药　在治疗心律失常的同时，可出现用药前没有的新的更严重的心律失常，或使原有的心律失常恶化或加重，还可导致心力衰竭的恶化，故应遵医嘱给予抗心律失常药物，应注意给药途径、剂量、给药速度，观察药物的作用效果和副作用。

3. 心脏电复律与安装人工心脏起搏器

心脏电复律以瞬间高压电流终止快速异位心律，使转复为窦性心律，又称电除颤。非同步除颤用于心室扑动、心室颤动，同步除颤用于室性心动过速、室上性心动过速和心房扑动、心房颤动。

心脏起搏器是治疗缓慢性心律失常的有效方法。老年及高龄均不是心脏起搏器植入术的禁忌证。老年患者如有安置心脏起搏器的适应证，应尽早安装，以防心脏意外事件的发生。老年患者安置心脏起搏器后可以改善症状，提高生活质量。

4. 消融治疗

通过导管应用直流电、射频、激光以及向冠状动脉细小分支内注射无水乙醇等技术，治疗房扑、房颤和室性心动过速等，其特点是创伤小、恢复快，能迅速根治心律失常。

五、预防措施

对原有器质性心脏病的老年人，应积极治疗基础病因，向老年人及家属讲解心律失常的常见病因、诱因及防治知识，指导老年人保持乐观稳定的情绪，避免焦虑、烦躁和恐惧等不良影响。

病情稳定时适当参加体育活动，进食清淡易消化的饮食，避免饱餐，戒烟限酒，少饮浓茶、咖啡和进食辛辣等刺激性食物。避免发热、寒冷、劳累、睡眠不足等诱发因素。有些药物有致心律失常作用，护理上应密切观察其副作用和毒性反应，如洋地黄可引起室性心律失常和房室传导阻滞，利尿药可引起电解质紊乱而诱发心律失常，普萘洛尔可引起窦性心动过缓等，服药的老年人应定期检查心电图，及时发现心律失常。

六、照护保健

1. 生活照护

（1）饮食照护 宜低热量、易消化的饮食，少食多餐，尤其是严重心律失常的老年人。饱餐可诱发室上性心动过速、室性早搏等心律失常，加重冠心病老年人的心肌缺血，因此应避免饮食过饱，给予易咀嚼、易消化的食物，富于营养，并保持适量的热量。心力衰竭引起的心律失常患者要限制钠盐的摄入，心动过速的老年人，避免摄入刺激性食物，如咖啡、烟草、酒等。

（2）排泄照护 鼓励老年人多食纤维素丰富的食物，保持大便通畅，心动过缓老年人避免排便时过度屏气，以免兴奋迷走神经而加重心动过缓。便秘和用力排便，可增加腹内压，加重心脏负担，诱发严重心律失常甚至发生猝死，应鼓励老年人做主动和被动的下肢活动，并在病情允许的范围内适当增加活动量，每日顺时针按摩腹部数次，增加肠蠕动，促进排便。多食水果、蔬菜，应保证充足的液体摄入量，必要时根据医嘱给予番泻叶等缓泻剂，保持大便通畅。

（3）睡眠照护 为老年人创造良好的休息环境，保持室内安静，温度适宜，减少和避免不良刺激，保证充足的睡眠和休息。轻度心律失常不需卧床，但应建立健康的生活方式，注意劳逸结合，避免劳累。严重的快速型或过缓型心律失常，影响血流动力学改变，应卧床休息，直至病情好转后，再逐渐起床活动。当老年人出现心悸、呼吸困难、血压下降、晕厥等症状时，应嘱老年人绝对卧床休息，采取高枕卧位、半坐位或其他舒适体位，尽量避免左侧卧位，以免老年人感觉心脏的搏动而加重不适感。

2. 基础护理

（1）生命体征监测 观察体温、呼吸、脉搏、血压等生命体征。伴有呼吸困难、发绀等缺氧表现时，可行鼻导管和面罩吸氧。

（2）心电监护 心电监护可及时发现心搏节律和频率变化，监测有无心律失常及有无致命性心律失常的发生，观察临床症状是否与心律失常的产生有关，如心悸、头晕、晕厥、低血压、严重休克、心绞痛发作、心力衰竭加重。

（3）配合抢救 建立静脉通道，备好抗心律失常药物及其他抢救药物、除颤器、临时起搏器等，及时遵医嘱给予药物治疗，必要时配合临时心脏起搏器或电复律。一旦发生猝死的表现，如意识突然丧失、抽搐、大动脉搏动消失、呼吸停止，立即进行抢救。

（4）用药护理 观察药物的作用和副作用。抗心律失常药物除有抗心律失常的治疗作用外，亦有一些不可忽视的副作用，因此，护理人员须熟悉抗心律失常药物作用机制、用法、适应证、禁忌证和毒副作用等，严密观察药物的疗效和不良反应。观察用药过程中及用药后的心率、血压、脉搏、呼吸、意识变化，观察疗效和药物不良反应，及时发现用药而引起的不良反应。

（5）并发症监测 心律失常潜在的严重并发症是心脏骤停、心源性猝死，要及时评估危险因素。评估引起心律失常的原因，如有无冠心病、心力衰竭、心肌病、心肌炎、药物中毒等，有无电解质紊乱和低氧血症、酸碱平衡失调。进行心电监护，出现心脏骤停，及时配合抢救，进行心肺复苏。

3. 康复护理

评估患者心律失常的类型及临床表现，与患者及家属共同制订活动计划。对于无器质性心脏病的良性心律失常患者，鼓励其正常生活，建立健康的生活方式，保持心情舒畅，避免过度劳累。窦性停搏、Ⅱ度Ⅱ型或第三度房室传导阻滞、持续性室速等严重心律失常患者或快速心室率引起血压下降者，应卧床休息，以减少心肌耗氧量。卧床期间加强生活护理。

4. 心理护理

心血管是由自主神经系统支配的器官之一，易受心理活动的影响，焦虑、紧张、情绪激动会使交感神经兴奋，儿茶酚胺分泌增加，可诱发和加重心律失常。反之，心律失常又可导致老年人焦虑、烦躁和恐惧，甚至对治疗失去信心，故应给予老年人必要的解释和安慰，说明心律失常的可治性，消除老年人的思想顾虑和悲观情绪，增加其治愈的信心。对于功能性心律失常和轻度心律失常，应鼓励老年人正常生活，控制焦虑情绪；鼓励老年人参加力所能及的活动或适当的娱乐，以分散注意力；鼓励老年人积极配合治疗，尽早控制病情。对过度紧张、精神敏感者可酌情应用镇静剂。

七、健康指导

（1）疾病知识教育　向老年人及家属讲解心律失常的常见病因、诱因及防治知识。说明按医嘱服抗心律失常药物的重要性，不可自行减量、停药或擅自改用其他药物。告诉老年人药物可能出现的不良反应，嘱有异常时及时就诊。指导老年人积极治疗原发病，避免各种诱发因素，如感染、劳累、情绪激动或紧张等。

（2）指导老年人预防疾病　应注意劳逸结合、生活规律，保证充足的休息与睡眠。保持乐观、稳定的情绪。戒烟酒，避免摄入刺激性食物（如咖啡、浓茶等），避免饱餐。避免剧烈运动，以免诱发心律失常。心动过缓者避免排便时过度屏气，以免兴奋迷走神经加重心动过缓。

（3）指导老年人进行自我病情监测　教会老年人自测脉搏的方法以利于其自我监测病情，对反复发生严重心律失常，危及生命者，教会家属心肺复苏术以备应急，定期复查心电图，病情发生变化时及时就诊。

📖 案例讨论

李某，男性，65岁。

主诉：心悸、头晕半年。

现病史：半年前无明显诱因出现心悸、气短，伴头晕，时有一过性黑矇，无胸闷、喘憋，无头痛、晕厥。遂到医院门诊就诊，心电图示心律失常、Ⅲ度房室传导阻滞，为进一步治疗收入院。

既往史：有高血压病史10余年，血压最高达180/100mmHg。否认药物过敏史。吸烟20余年，20支/d，饮酒30余年，每天2～3两白酒。

体格检查：T 36.5℃，P 48次/min，R 18次/min，BP 165/85mmHg。

神志清楚，发育正常，精神不振，双肺呼吸音清，双肺未闻及干、湿啰音，心界向左下扩大，心率48次/min，律齐，心尖部闻及2/6级收缩期吹风样杂音，腹软，无压痛及反跳痛，肝脾未及，两下肢无水肿。

心电图检查：窦性P波规则，QRS波群节律规则，P波与QRS波群互不相关。

讨论要点

问题：

① 导致该老人一过性黑矇的原因是什么？

② 如果该老人需要安装植入式心脏起搏器，如何评估及护理？

③ 给该老人制订完善的照护计划。

第六节　老年退行性心脏瓣膜病的预防与照护

老年性心脏瓣膜病是由于多种原因引起的单个或多个瓣膜结构或功能异常，造成瓣膜狭窄和（或）关闭不全，心脏血流动力学改变，最终导致一系列临床症候群。主要包括以下几种类型：老年退行性心脏瓣膜病；延续至老年的心脏瓣膜病，如风湿性心脏瓣膜病；其他原因所致的心脏瓣膜损伤，如瓣膜先天畸形、缺血、感染、创伤等。其中，老年退行性心脏瓣膜病为老年人所特有。

老年退行性心脏瓣膜病是指随着年龄的增长，原本正常或轻度异常的心脏瓣膜，其结缔组织发生退行性病变及纤维化，使瓣膜增厚、变硬、变形及钙盐沉积，导致瓣膜狭窄和（或）关闭不全。临床上以主动脉瓣及二尖瓣最常受累。心脏瓣膜的退行性变主要有 3 种形式：钙化、硬化和黏液性变。在老年退行性心脏瓣膜病中最常见、最具有临床意义的是钙化性主动脉瓣狭窄和二尖瓣环钙化。因此，老年退行性心脏瓣膜病通常又称为老年钙化性心瓣膜病，其起病隐匿，进展缓慢，引起瓣膜狭窄和（或）关闭不全多不严重，对血流动力学影响较少，常缺乏特异性临床表现，易发生漏诊和误诊。一旦出现症状，常伴随严重的心律失常、心力衰竭、晕厥甚至猝死。因而是一种严重威胁老年人健康的心脏"隐形杀手"，应引起老年科临床医师的高度重视。

一、发病原因

1. 增龄

年龄与该病的关系最为密切，且瓣膜钙化的程度随着增龄而加重，高龄者多瓣膜受累的发生率也明显增高。

2. 性别

主动脉瓣钙化多见于男性，而二尖瓣钙化多见于女性。

3. 吸烟

吸烟能使本病危险性增加 35%。

4. 高血压

有高血压史者危险性增加 20%，可能与高血压易造成瓣环损伤，引起组织变性，加速钙化过程有关。

5. 遗传

钙化性主动脉瓣狭窄具有家族聚集性发病特点。

6. 骨质脱钙

骨质脱钙异位沉积于瓣膜及瓣环，可能是导致本病发生的原因之一。二尖瓣、主动脉瓣沉积的钙盐可能主要来源于椎骨脱钙。

7. 其他

如超重、高低密度胆固醇血症、糖尿病等。

二、临床表现

1. 临床特点

临床表现主要取决于瓣膜钙化的程度、部位以及心脏自身的代偿能力。具有如下临床特点。

（1）起病隐匿，进展缓慢，引起瓣膜狭窄和（或）关闭不全多不严重，对血流动力学影响较小，可长期无明显症状，甚至终身呈亚临床状态。

（2）主要发生在左心瓣膜，常导致主动脉瓣钙化和二尖瓣环钙化，引起主动脉狭窄和二尖瓣关闭不全。

（3）常同时合并其他心肺疾病，如高血压、冠心病、肺源性心脏病等，可掩盖本病的症状和体征。易发生漏诊和误诊。

（4）如出现心绞痛、晕厥及心力衰竭等临床症状时，常表明病变严重。

2. 常见症状

（1）胸闷、心悸、气短　可能系钙化的二尖瓣环增加乳头肌机械环的张力，或合并冠状动脉钙化引起心肌缺血或冠状动脉痉挛、心功能不全、心律失常及精神因素等所致。

（2）晕厥甚至猝死　晕厥常为主动脉瓣狭窄所致，严重者可发生猝死，晕厥和猝死还可能与室性心律失常传导阻滞等有关。

3. 体征

（1）心律失常　老年退行性心脏瓣膜病中约 80％ 发生心律失常。常见的心律失常有房性心律失常，以房性期前收缩、心房纤颤、心房扑动最多见，偶有室性心动过速、房室传导阻滞、病态窦房结综合征。

（2）心功能不全　35％～50％ 的患者有充血性心力衰竭，心功能一般在Ⅱ～Ⅲ级。可能是由于瓣膜狭窄和（或）关闭不全引起心脏扩大，加之心律失常影响心室收缩功能所致。

（3）其他　部分老年患者可同时伴有右结肠血管病变，可引起下消化道出血。

三、辅助检查

（1）心电图　可正常，亦可有 PR 间期延长、左心室肥厚、非特异性 ST-T 改变、心律失常（如房颤、房室程度阻滞、束支阻滞、病态窦房结综合征）等。有条件者可行心电图运动试验，以利于评估患者的症状和功能状态，尤其对日常无症状或不能明确者意义更大。

（2）超声心动图　经胸超声心动图可见二尖瓣下回声增强、二尖瓣环钙化；主动脉瓣叶增厚，反射增强、钙化，瓣叶活动度减低，跨瓣压差增大，瓣口面积减小；左心室乳头肌反射增强、钙化。超声心动图诊断该病的敏感性为 89.5％，特异性为 97.7％，现已成为该病的首选检查方法。

经食管超声心动图诊断早期老年性主动脉瓣周钙化的敏感性显著高于经胸超声心动图，特异性接近；两者联合应用可进一步提高敏感性。

（3）胸部 X 射线　可见升主动脉扩张、主动脉弓有条状钙化影。侧位像若见到二尖瓣环钙化，对该病的诊断有重要意义。

（4）CT　对主动脉瓣和主动脉钙化有较高的敏感性和特异性，与传统的 64 排 CT 相比，双源 CT 瓣膜图像能准确显示瓣膜和主动脉壁的微小钙化，在瓣膜疾病的诊断上更具优势。CT 仿真内镜技术则可较好地显示瓣叶的整体情况。

（5）磁共振成像（MRI）　技术除可提供准确、可重复的瓣膜形态学信息外，还可提供瓣膜狭窄和反流程度、心室大小、心肌质量和心功能等参数。

（6）核素心肌灌注显像　核素心肌灌注显像可观察心肌的血流灌注情况及心肌细胞的功能状态，具有简单、无创、诊断准确性高等优点。运动或静态核素心肌灌注显像对于老年退行性心脏瓣膜病的鉴别诊断有重要价值。

四、治疗

老年退行性心脏瓣膜病早期若无症状则无需治疗。若出现症状及体征，则应给予相应处理。

1. 加强基础疾病、易患因素及并发症的防治

积极治疗高血压、冠心病、高脂血症、肥胖等，并积极预防心力衰竭、心律失常、感染性心内膜炎、栓塞等各种并发症。应在明确病因的基础上，加强晕厥的治疗。如果由严重心动过缓导致晕厥者，应植入心脏起搏器。有快速房颤者应控制心室率；由严重主动脉狭窄所致者则应考虑手术治疗以解除机械性梗阻。发生心力衰竭时，按心力衰竭指南处理，但尽量避免使用强烈的利尿剂与血管扩张剂。

2. 内科药物治疗

考虑老年患者心功能及药动学特点，应选择合适的药物及剂量，注意用药的个体化原则。

（1）他汀类药物　老年退行性心脏瓣膜病的发病机制和动脉粥样硬化类似，而他汀类药物的多效性作用对动脉粥样硬化疾病的明显效果，所以，可将他汀类药物作为退行性心脏瓣膜疾病的一种治疗选择。

（2）血管紧张素转化酶抑制剂/血管紧张素 II 受体阻滞药（ACEI/ARB）　研究表明，ACEI/ARB 对退行性瓣膜病变有抑制和延缓作用。

（3）小剂量硝酸甘油或 β 受体阻滞剂　主动脉瓣狭窄引起的心绞痛发作，可给予小剂量硝酸甘油或 β 受体阻滞剂。

（4）其他　研究表明，改善钙磷代谢的药物和钙拮抗剂可用于治疗老年退行性心脏瓣膜病。

3. 常规手术治疗

人工心脏瓣膜置换术及瓣膜成形术　心脏瓣膜病的根治方法。对于已出现心力衰竭症状的心脏瓣膜病患者，应积极评价手术的适应证和禁忌证。争取手术治疗的机会。术前冠状动脉造影有冠状动脉病变者，可同时行换瓣及旁路移植术。对二尖瓣环钙化而无症状的严重二尖瓣反流老年人，应进行运动耐量评价。此外，判定左心室的收缩功能对于决定是否行换瓣术是至关重要的。对有症状的轻、中度二尖瓣反流患者，也应进行血流动力学检测。

影响瓣膜置换术预后的主要因素如下。

① 年龄：高龄者病死率高，70 岁以上者其术后 1 年内病死率是 70 岁以下年龄组的 2.5 倍。

② 心功能：术前心功能明显减退者，其病死率是正常心功能患者的 5～20 倍。

③ 冠心病：严重冠状动脉病变者（冠状动脉狭窄＞70%），术后病死率较非冠心病者增

高 2.7 倍。

④ 有肺、肝、肾疾患或糖尿病周围血管疾病者，其预后较差。

⑤ 跨瓣压差：一般来说，手术存活率与跨瓣压差呈反向关系。跨瓣压差越大，术后存活率越低，反之越高。

4. 介入治疗

介入治疗操作相对简单，无需开胸，且费用相对较低。介入治疗主要包括经皮球囊瓣膜成形术和经皮瓣膜置换术。近年来，由于材料和方法学的改进，成功率已明显提高。此外，高频超声消融主动脉瓣上的钙化斑块，亦是非常有前途的治疗方法之一。

五、预防措施

（1）要注意劳逸结合，生活规律。定期查体并做超声心动图检查，早发现早治疗。

（2）积极治疗与本病发病关系密切的相关疾病，如高血压、糖尿病、高脂血症、钙磷代谢异常性疾病及冠心病等。

（3）积极控制并发症，如心力衰竭、心律失常，定期复查以延缓病程。

（4）保持情绪乐观，合理休息，充足睡眠；饮食要注意营养合理搭配，保持均衡体重；注意避免气候、环境变化对机体的不良影响；要戒烟、限酒。

六、照护保健

1. 生活照护

（1）饮食照护　给予高热量、高蛋白、高维生素的清淡易消化的饮食，以促进机体恢复。少食多餐，避免过饱，有心力衰竭者应低盐饮食。

（2）排泄照护　鼓励老年人多食新鲜蔬菜、水果，保持大便通畅。注意观察尿量。

（3）睡眠照护　避免潮湿、阴暗的居住环境，保持室内空气流通、温暖、干燥、阳光充足。限制活动量，以减少机体消耗。

（4）清洁照料　出汗多的患者应勤换衣裤、被褥，防止受凉。

2. 基础护理

（1）生命体征监测　对于已患病老年人，应密切观察体温、呼吸、脉搏、血压等生命体征。

（2）用药护理　遵医嘱用药，如他汀类药物、ACEI/ARB 类药物及抗血小板聚集药物等，严密观察药物的疗效和不良反应。

（3）并发症监测

① 心力衰竭　避免劳累和情绪激动等诱因，评估患者有无呼吸困难、乏力、食欲减退、少尿等症状，检查有无肺部湿啰音、肝大、下肢水肿等体征，一旦发生则按照心力衰竭进行护理。

② 栓塞　评估栓塞的危险因素，注意有无心房、心室扩大及附壁血栓；心电图有无异常，尤其是有无心房颤动；是否因心力衰竭而活动减少、长期卧床。密切观察有无栓塞征象，一旦发生，及时就医。

3. 康复护理

对无症状的重度瓣膜病患者应进行运动测试，从而确认患者有无潜在症状，评估患者的预后及运动对血流动力学的影响。病情缓解后，应进行以下康复。

（1）在医师指导下适量活动，如散步、打太极拳、做体操等，避免过度体力活动。

（2）保持情绪乐观，合理休息，充足睡眠，不增加心脏负担。

4. 心理护理

鼓励老年人树立信心，做好长期与疾病作斗争以控制病情进展的思想准备。积极配合治疗，坚持长期用药，定期随诊。

七、健康指导

（1）疾病知识教育　向老年人及家属介绍本病的常见病因、病程进展特点，告知按医嘱服药的重要性。并定期门诊复查。有手术适应证患者尽早择期手术，提高生活质量，避免失去最佳手术时机。

（2）指导老年人预防疾病　保证居住环境温暖，适当锻炼，加强营养，提高机体抵抗力。注意防寒保暖、避免感冒，一旦发生感染应立即用药治疗。

（3）指导老年人进行自我病情监测　监测生命体征，尤其是体温、心率变化，病情变化应及时就医。

📖 案例讨论

患者，女性，76岁。

主诉：反复胸闷、心悸30余年，加重伴呼吸困难半月。

现病史：患者于30余年前因急性呼吸道感染出现胸闷、心悸、气短，经心电图等检查，确诊为风湿性心脏病，治疗后好转，此后呈反复发作，每遇受凉或劳累等即出现胸闷、气短、心悸等症状。半月前因受凉又出现上述症状加重，伴咳嗽、咳痰、呼吸困难，自服阿莫西林胶囊等药物，效果欠佳。遂到医院门诊就诊，门诊以"风湿性心脏病、二尖瓣狭窄、心力衰竭"收入院。

既往史：否认高血压、糖尿病、高脂血症病史。否认药物过敏史。

体格检查：T 37.5℃，P 96次/min，R 22次/min，BP 130/85mmHg。

神志清楚，发育正常，二尖瓣面容，双肺呼吸音粗，双肺可闻及散在哮鸣音，双下肺可闻及中、小水泡音，心界向左下扩大，心率96次/min，律齐，心前区可闻及"隆隆"样收缩期杂音，腹软，无压痛、反跳痛及肌紧张，肝脾未及，两下肢可见凹陷性水肿。

讨论要点

心电图检查：窦性心律，电轴右偏，二尖瓣型P波。

心脏彩色多普勒：二尖瓣狭窄。

问题：

① 该老人目前的主要问题是什么？如何评估及护理？

② 给该老人制订完善的照护计划。

③ 如何对该老人及家属做健康指导？

第七节　心力衰竭的预防与照护

老年人心力衰竭在很大程度上是由衰老而引发的一种典型的心血管系统紊乱，是66岁及以上老年人住院的主要原因。近年来心力衰竭的发生率随着年龄增长而呈指数增加，由心力衰竭导致的经济负担十分沉重。心力衰竭住院患者的医疗费用是所有癌症住院患者费用的 2.4 倍，是心肌梗死患者的 1.7 倍。因此，了解老年心力衰竭特点与防治显得越发重要。

一、发病原因

1. 老年心力衰竭的病因

与年轻人相似，超过 70％由冠心病和高血压导致，但老年心力衰竭病因更为复杂。高血压性肥厚型心肌病在老年女性中常见，通常伴有二尖瓣环钙化、心室舒张功能严重障碍及左室流出道梗死，是一种较严重的高血压心脏病，常难以与典型的肥厚型心肌病相区别。退行性瓣膜病是老年心力衰竭的常见病因。目前主动脉钙化狭窄是需要外科手术治疗的最常见的老年心脏瓣膜病。风湿性心脏瓣膜病在我国日渐减少，但仍然是老年人心力衰竭的重要病因之一。另外在所有曾进行瓣膜修补术或置换术的患者中，人工瓣膜功能障碍是导致心力衰竭的潜在病因。老年人高输出量心力衰竭少见，病因包括慢性贫血、甲状腺功能亢进、维生素 B_1 缺乏症和动静脉瘘。

2. 老年心力衰竭的常见诱因

在心脏病诱发因素中，心肌缺血、心肌梗死，新发房颤或房扑是导致急性心力衰竭的最为常见的诱因，其他诱因有室性心律失常，尤其是室性心动过速、缓慢性心律失常，如严重的病态窦房结综合征或房室传导阻滞。呼吸系统疾病如肺炎、肺栓塞或慢性阻塞性肺疾病急性发作都可以起心功能恶化。其他严重感染，如败血症或肾盂肾炎也可导致心力衰竭恶化。高血压患者血压控制不佳是导致心力衰竭和恶化最为普通的原因。甲状腺疾病、贫血（如胃肠道疾病引起的慢性失血）、肾功能受损可直接或间接导致心力衰竭。心外的诱发因素包括服药依从性差、医源性容量负荷过重、药物性心律失常等。

二、临床表现

1. 症状

与年轻患者相似，老年心力衰竭患者最为常见的症状是劳力性呼吸困难、端坐呼吸、肺水肿、疲乏和运动耐量降低。但在老年人，尤其是 80 岁以上的患者心力衰竭的非典型症状发生率增加，如非特异性全身症状（乏力、疲倦、活动能力下降）、神经系统症状（精神错乱、易怒、睡眠障碍）、胃肠道紊乱（厌食、腹部不适、恶心、腹泻）等，因此，老年人心力衰竭存在过度诊断和漏诊两个相互矛盾的方面。如老年患者劳力性呼吸困难和端坐呼吸可能是心力衰竭导致，也可能是慢性肺病、肺炎或肺栓塞导致；疲乏和运动耐量降低可有贫血、甲状腺功能减退、抑郁或者体质弱导致。另一方面，老年活动受限或疲乏，而最先出现非典型心力衰竭症状。护理人员必须保持高度警惕，否则可能忽视心力衰竭的存在。

2. 体征

老年心力衰竭患者体格检查可能存在非特异性。典型的心力衰竭体征包括肺部湿性啰音、颈静脉怒张、肝颈回流征阳性、S3 奔马律和下肢凹性水肿。但应当注意老年人的肺部湿性啰音可由慢性肺部疾病、肺炎或肺不张引起。外周水肿可由静脉功能不全、肾脏疾病或药物（如钙拮抗剂）引起，而且老年患者即使存在明显的心脏功能降低，体格检查也可能正常。

3. 心力衰竭的类型

（1）左心衰竭、右心衰竭和全心衰竭　临床上根据病变的心腔和淤血的部位，可分为左心衰竭、右心衰竭和全心衰竭。左心衰竭由左心室代偿功能不全所致，以肺循环淤血为特征，临床上较为常见。左心衰竭后继发肺动脉高压，使右心负荷加重，右心衰竭随之出现，即为全心衰竭。单独的右心衰竭较少，见于肺或肺动脉疾病及肺动脉瓣狭窄等。

（2）急性和慢性心力衰竭　急性心力衰竭指心脏在短时间内发生心肌收缩力明显减低或心室负荷加重而导致急性心排出量降低的临床情况。其中以急性左心衰竭为最常见，表现为肺水肿，老年人突然出现严重呼吸困难、气急，每分钟呼吸可达 30～40 次；端坐呼吸，频频咳嗽，常咳出粉红色泡沫痰。发作时老年人严重烦躁不安、面色灰白、口唇发绀、大汗淋漓、心率和脉搏增快，血压在起始时可升高，以后可降至正常或低于正常。两肺可布满湿啰音及哮鸣音，颈静脉怒张。慢性心力衰竭有一个缓慢的发展过程，一般均有代偿性心脏扩大或肥厚及其他代偿机制的参与。

4. 心功能分级

心功能状态可根据老年人的临床表现分为 4 级。

Ⅰ级：老年人患有心脏病，但日常活动量不受限制，一般活动不引起疲乏、心悸、呼吸困难或心绞痛。

Ⅱ级：心脏病老年人的体力活动受到轻度的限制，休息时无自觉症状，但平时一般活动下可出现疲乏、心悸和呼吸困难或心绞痛。

Ⅲ级：心脏病老年人体力活动明显受限，小于平时一般活动下可出现疲乏、心悸、呼吸困难或心绞痛。

Ⅳ级：心脏病老年人不能从事任何体力活动，休息状态也出现心衰的症状，体力活动后加重。

三、辅助检查

1. 常规实验室检查

有助于为心力衰竭诊断与鉴别诊断提供依据，指导治疗。

（1）血常规　贫血为心力衰竭加重因素，白细胞计数增加及核左移提示感染，为心力衰竭常见诱因。

（2）尿常规及肾功能　有助于与肾脏疾病所致的呼吸困难和肾病性水肿的鉴别。

（3）水电解质紊乱及酸碱平衡的检测　低钾、低钠血症及代谢性酸中毒等是难治性心力衰竭的诱因。

（4）肝功能　有助于与门脉性肝硬化所致的非心源性水肿的鉴别。

2. 心电图检查

心力衰竭本身无特异性心电图变化，但有助于心脏基本病变的诊断，如提示心房、心室肥大，心肌劳损、心肌缺血，从而有助于各类心脏病的诊断，确定心肌梗死的部位，对心律失常做出正确诊断，为治疗提供依据。

3. 超声心动图

采用 M 型、二维或彩色超声技术测定左室收缩功能和舒张功能及心脏结构，并推算出左室容量及心搏量（SV）和射血分数（EF）。

4. X 射线检查

左心衰竭端 X 射线表现为心脏扩大，心影增大的程度取决于原发的心血管疾病，并根据房室增大的特点，可作为诊断左心衰竭原发疾病的辅助依据。肺淤血的程度可判断左心衰竭的严重程度。

四、治疗

1. 病因治疗

这包括基本疾病的治疗，心肌梗死、心肌炎、高血压、先天性心脏病、甲状腺功能亢进、心包积液等应进行积极治疗。注意肺心病心衰的重点是抗感染和改善通气换气功能，而洋地黄的作用有限。

2. 老年急性心力衰竭的治疗

（1）治疗目标　控制基础病因和诱因；缓解各种严重症状；稳定血流动力学状态和水电解质平衡；保护重要脏器功能；降低死亡危险，改善近期和远期预后。

（2）药物治疗

① 镇静剂。吗啡 1～2mg 静脉缓慢注射。伴有二氧化碳潴留者不宜应用；伴明显和持续低血压、休克、意识障碍、COPD 等患者禁用。可用哌替啶肌内注射。

② 利尿剂。通过排钠、排水减轻心脏的容量负荷，对缓解淤血症状、减轻水肿有十分显著的效果。首选呋塞米静脉注射，效果不佳时应加用氢氯噻嗪、螺内酯口服。

③ 支气管解痉剂。感染喘息明显者可用氨茶碱静脉推注，也可应用二羟丙茶碱静脉滴注。

④ 血管活性药物。通过降低心脏前后负荷，以缓解心功能不全，主要有硝酸异山梨酯、硝普钠、乌拉地尔等。

⑤ 正性肌力药物。增强心肌收缩力，改善心脏功能。常用洋地黄类如西地兰缓慢静脉注射及多巴胺、米力农等。

（3）非药物治疗　老年重症急性心力衰竭患者比率较高，需要非药物治疗的患者多于年轻患者。根据患者病情可选用主动脉内球囊反搏、机械通气（无创呼吸机辅助通气、气管插管和人工机械通气）、血液净化治疗等。

3. 老年慢性心力衰竭的治疗

（1）治疗目标　首先是提高生活质量，减少心力衰竭恶化的发生频率和延长寿命；其次是提高患者的运动耐量，增强情绪适应能力，降低心力衰竭治疗的医疗资源和护理费用。

（2）一般治疗

① 去除诱发因素　如及时预防和控制呼吸道感染、心律失常，特别是快速房颤、电解质紊乱和酸碱失衡、贫血、肾功能损害、药物不当等引起心力衰竭恶化的诱因。

② 检测体重　每日测定体重对早期发现液体潴留非常重要。体重突然增加 2kg 以上应考虑患者已有水钠潴留（隐性水肿），需加大利尿剂剂量。

③ 调整生活方式　包括限钠、限水、适当休息与心理安慰。

（3）药物治疗

① 血管紧张素转化酶抑制剂（ACEI）和血管紧张素 Ⅱ 受体阻滞剂（ARB）。其作用是抑制肾素-血管紧张素系统，改善心肌重塑。从小剂量开始应用，至慢性期长期维持终身用药。主要有贝那普利、培哚普利、缬沙坦、氯沙坦等。双侧肾动脉狭窄、高血钾、低血压、

血肌酐水平明显升高者不宜应用。

② β受体阻滞剂。病情稳定老年人均适用，可明显提高运动耐量，降低死亡率。心力衰竭情况稳定，已无体液潴留后从小剂量开始，逐渐增加剂量，适量长期维持。主要有美托洛尔、比索洛尔、卡维地洛等。禁忌证为支气管痉挛性疾病、心动过缓、Ⅰ度或Ⅱ度以上房室传导阻滞。

③ 利尿剂。利尿剂是唯一能充分控制心力衰竭患者液体潴留的药物，是标准治疗中必不可少的组成部分，也是其他治疗心力衰竭药物取得成功的关键因素之一。袢利尿剂（呋塞米）作为首选，噻嗪类（氢氯噻嗪）仅适用于轻度液体潴留，伴高血压和肾功能正常的心力衰竭患者。

④ 醛固酮受体拮抗剂。适用于中重度心力衰竭，心功能Ⅲ或Ⅳ级患者，急性心肌梗死（AMI）后并发心力衰竭，且LVEF＜40％的患者亦可应用。

⑤ 地高辛。适用于已应用ACEI/ARB、β受体阻滞剂和利尿剂治疗，而仍有持续症状的患者；慢性心功能不全伴有快速心室率的房颤患者，如再并用β受体阻滞剂则对运动时心室率增快的控制更为有效；不推荐应用心功能Ⅰ级患者。

地高辛不能用于窦房传导阻滞、二度或高度房室阻滞患者，除非已安装永久性起搏器；与能抑制窦房结或房室结功能的药物（如胺碘酮、β受体阻滞剂）合用时必须谨慎。

⑥ 钙通道阻滞剂（CCB）。由于缺乏CCB治疗心力衰竭有效的证据，此类药物不宜常规应用。心力衰竭并发高血压或心绞痛而需要应用CCB时，可选择氨氯地平或非洛地平。

⑦ 抗凝药物和抗血小板药物。心力衰竭伴有明确的动脉粥样硬化疾病、糖尿病和脑卒中而有二级预防适应证的患者必须应用阿司匹林；心力衰竭伴房颤的患者应长期应用华法林抗凝治疗；有抗凝治疗并发症高风险但又必须抗凝的心力衰竭患者，可考虑抗血小板治疗。

（4）非药物治疗

① 心脏再同步化治疗（CRT）和心脏再同步化治疗除颤器（CRT-D）。经过3～6月，仍持续有症状，预期生存大于1年，状态良好者。

② 埋藏式心律转复除颤器（ICD）。参考发生心脏性猝死的危险分层，以及患者的整体状况和预后。对于中度心力衰竭患者，符合适应证，预防性植入ICD是必要的。重度心力衰竭患者的预期存活时间和生活质量不高，不推荐植入ICD。符合CRT适应证同时又是猝死的高危人群，尤其是心肌梗死后或缺血性心肌病的心功能不全患者，有条件的应植入CRT-D。

五、预防措施

1. 积极治疗原发病

控制好血压、血糖、血脂，积极治疗原发病。如肺源性心脏病心衰重点预防上呼吸道感染，吸氧改善通气。戒烟，注意保暖，适量运动，有计划地锻炼呼吸功能。

2. 避免诱因，做好保健

（1）预防感染　上呼吸道感染是诱发心衰的常见病因，老年人应特别注意预防受凉感冒，长期卧床的老年人要做好皮肤护理，防止坠积性肺炎、压疮。平时要做好口腔护理，女性老年人要预防泌尿系统感染。

（2）劳逸结合　适当休息可降低新陈代谢，减轻心脏负担，要建立有规律的生活制度，作息要有规律，保证充足的睡眠时间。每天做一些轻度的体力活动和体育锻炼可增强体质，提高抗病能力。平时防止急躁和发怒，消除有害的精神刺激，避免过度劳累的体力劳动。

（3）合理饮食　宜低热量、低盐、清淡、易消化、不胀气的饮食，每日少食多餐，不宜过饱，保证足量的蛋白质及钾的摄入。适当多食粗纤维食物以利通便，并应禁烟酒及刺激性食物。

（4）积极预防水电解质和酸碱平衡紊乱　严格限制输入量，量出为入，液体滴速要慢，一般小于 30 滴/min。老年人因食欲不振或进食少，易发生低血钾、低血钠。根据水肿的程度适量限制水钠的摄入。

（5）病情观察　除严密观察生命体征外，因老年人易发生心律失常，还要经常询问老年人的自觉症状，有无咳嗽、劳力性呼吸困难、夜间阵发性呼吸困难、食欲减退、腹胀、水肿和尿量减少等症状并定期进行血、尿及生化检查。

六、照护保健

1. 生活护理

保持环境安静，温湿度适宜，减少不必要的刺激。饮食以清淡易消化为主，避免辛辣刺激性食物，少量多餐，伴有低蛋白血症的可静脉补充白蛋白。限制食盐的摄入，每天应小于5g。应保持大便通畅，防止诱发心力衰竭或使心力衰竭加重。通常可给轻泻剂，如硫酸镁；如果需要灌肠，可给予小量灌肠。老年人不习惯在床上使用便盆时，可允许使用床边便椅。注意休息，避免劳累，协助生活护理，促进身心的恢复。

2. 基础护理

（1）病情监测

监测血压、呼吸、血氧饱和度、心率、心电图，检查电解质、血气分析等，记24h液体出入量，观察呼吸频率和深度、意识、精神状态、皮肤颜色及温度、肺部湿啰音的变化。

（2）对症护理

① 吸氧的护理。对有缺氧表现或伴有肺炎、急性心肌梗死等所致的心力衰竭应给予氧气吸入治疗。吸氧流量为 2～4L/min，可改善老年人的缺氧状况。

② 难治性终末期心力衰竭老年人的护理。根据老年人情况，遵医嘱随时使用利尿剂，甚至使用抗焦虑药、催眠药物等，尽力减轻老年人的呼吸困难和临终前的痛苦。

③ 用药护理。严密观察药物的疗效和不良反应。观察用药过程中及用药后的心率、血压、脉搏、呼吸、意识变化，观察疗效和药物不良反应，及时发现用药而引起的心律失常。

A. 洋地黄药物。胃肠道反应有厌食、恶心、呕吐、腹痛和腹泻等，常为中毒先兆。其次为各类心律失常，尤其是室性期前收缩，多见二联律或三联律，其他如心房颤动，房室传导阻滞等，神经系统反应可有头痛、头晕、疲倦、失眠、谵妄等，还可见视觉障碍，如黄视、绿视、视物模糊等。

B. 利尿剂。遵医嘱正确使用利尿剂，注意药物不良反应的观察和预防。如袢利尿剂和噻嗪类利尿剂最主要的不良反应是低钾血症，从而诱发心律失常或洋地黄中毒。故应监测血钾及观察有无乏力、腹胀、肠鸣音减弱等低钾血症的表现，同时多补充含钾丰富的食物，如鲜橙汁、香蕉、枣、马铃薯、菠菜、花菜等，必要时遵医嘱补充钾盐；噻嗪类的其他不良反应有胃部不适、呕吐、腹泻、高血糖、高尿酸血症等；螺内酯的不良反应有嗜睡、运动失调、男性乳房发育、面部多毛等，肾功能不全及高钾血症者禁用。

C. β受体阻滞剂。主要不良反应有负性肌力作用、心动过缓和心脏传导阻滞、低血压等，应监测心率和血压，当心率低于 50 次/min 时，暂停给药。

D. 血管紧张素转化酶抑制剂。主要不良反应包括咳嗽、低血压和头晕、肾损害、高钾血症、血管和神经性水肿等。在用药期间监测血压，避免体位的突然改变，监测血钾的水平和肾功能。若老年人出现不能耐受的咳嗽或血管神经性水肿应停止用药。

3. 康复护理

心力衰竭康复训练可提高心脏的功能水平，改善或延缓疾病的自然进程，提高运动耐量和生活质量，降低老年人的住院率和病死率。康复的内容包括有监测的运动训练、医学评估、心理和营养咨询、教育及危险因素的控制等方面的综合医疗，其中监测的运动训练是心脏康复的重要组成部分。必须严格按照心功能分级进行运动训练。按照病情的变化可将康复的内容分为三期：住院期、门诊期、长期恢复期。

（1）住院期　即心脏病老年人住院期间的康复预防。老年人入院病情稳定后即可康复介入，包括早期的床上运动，床边坐起，辅助下站立步行、呼吸训练等，鼓励老年人独立完成日常生活活动。

（2）门诊期（出院后一年）　制订好个体化的心力衰竭康复方案。疗程一般为 3～6 个月，进一步可持续至 9～12 个月。老年人在出院前即完成综合评估，制订好个体化的心力衰竭康复方案。病情较轻的老年人建议在家进行康复训练，定期随访、评估、改进康复方案。

（3）长期家庭恢复期（终身）　院外长期康复期，即社区或家庭预防康复。此时老年人安全性已经建立，鼓励老年人长期坚持心力衰竭康复方案，尤其是运动康复。运动训练应是一项终身"治疗"，在停止训练 2～3 周后，训练效果便会逐渐丧失。

4. 心理护理

鼓励老年人主动表达自己内心的感受，老年人焦虑情绪多来自对生活质量的担心，应予以充分理解并指导老年人保持乐观、平和的心态，正确对待自己的病情。告诉家属对老年人要积极配合和支持，并创造一个良好的身心休养环境，生活中避免对其施加压力，当老年人出现紧张、焦虑或烦躁等不良情绪时，应予以理解并设法进行疏导。

七、健康指导

（1）疾病知识教育　向老年人及家属介绍心力衰竭的相关知识，如发病原因、临床表现、诱因、治疗和护理措施及预后，使老年人及家属对疾病有正确认识，积极配合治疗，控制疾病发展。指导老年人积极治疗各种心脏病，避免呼吸道感染等各种诱发因素。

（2）疾病的预防　强调控制血压、血糖、血脂，积极治疗原发病。避免可导致增加心力衰竭危险的行为，如吸烟、饮酒，注意避免各种诱发因素，如感染，尤其是呼吸道感染，过度劳累、情绪激动、输液过快过多等。强调低钠饮食对控制心力衰竭病情的重要性。指导老年人及家属依据心功能状态制订活动目标和计划，维持心脏功能。建议老年人进行有利于提高心脏储备力的活动，如平地散步、打太极拳等。

（3）病情的自我监测　教会老年人及家属观察判断病情，以及时发现病情变化。每周测量体重，如体重增加，即使无水肿也应警惕心力衰竭。每日检查踝部有无水肿。若出现活动后气短或食欲减退、夜尿增多等，常提示心力衰竭复发。夜间平卧位出现气短、咳嗽，表明心力衰竭严重，应立即就医。教会老年人自测脉搏，当脉搏在 60 次/min 以下时暂停服用 β 受体阻滞剂和地高辛，当发现体重或症状有变化时应及时就诊。定期随诊，根据病情及时调整药物剂量，及早发现病情变化，防止病情进展。

📖 案例讨论

患者，男性，68岁。

主诉：反复胸闷、心悸15余年，加重伴呼吸困难3天。

现病史：患者于15年前劳累后出现胸闷、心悸、气短，伴心前区疼痛。经心电图等检查，确诊为"冠心病、心绞痛"，经活血化瘀、改善心肌供血等治疗后好转。每遇受凉、劳累或情绪激动即出现胸闷、气短、心悸等症状。近2年逐渐出现呼吸困难，经常住院治疗（具体不详）。3天前因受凉又出现上述症状加重，伴咳嗽、咳痰、端坐呼吸，不能平卧。

既往史：有高血压病史20年，最高血压达180/100mmHg。否认药物过敏史。吸烟20余年，20支/d，饮酒少量。

体格检查：T 36.5℃，P 92次/min，R 24次/min，BP 160/100mmHg。

神志清楚，发育正常，精神不振，双肺呼吸音粗，双肺可闻及干、湿性啰音，心界向左下扩大，心率92次/min，律齐，心尖部可闻及吹风样舒张期杂音，腹软，无压痛及反跳痛，肝脾未及，两下肢可见凹陷性水肿。

心电图检查：窦性心律，$V_1 \sim V_6$导联ST-T改变。

问题：

① 该患者目前的主要问题是什么？如何评估及护理？

② 给该患者制订完善的照护计划。

③ 对该患者及家属做健康教育。

讨论要点

第八节　心脏性猝死预防与心脏骤停抢救

心脏骤停指心脏射血功能突然终止。心脏骤停发生后，由于脑血流的突然中断，10s左右老年人即可出现意识丧失。如能及时救治，老年人可以存活，否则将导致生物学死亡，自发逆转者少见。心脏骤停常为心脏性猝死的直接原因。

心脏性猝死指急性症状发作后1h内发生的以意识骤然丧失为特征，由心脏原因引起的生物学死亡。心脏骤停与心脏性猝死的区别在于前者通过紧急治疗有逆转的可能性，而后者是生物学功能不可逆转的停止。

一、发病原因

绝大多数心脏性猝死发生在有器质性心脏病者，其中以冠心病最常见，尤其是心肌梗死。心肌梗死后左室射血分数降低是心脏性猝死的主要预测因素；频发性与复杂性室性期前收缩亦可预示心肌梗死存活者发生猝死的危险。各种心肌病引起的心脏性猝死占5%～15%，是冠心病易患年龄前（<35岁）心脏性猝死的主要原因。

心脏性猝死主要为致命性快速心律失常所致，如室扑、室颤和室速；其次为严重缓慢心律失常和心室停顿，较少见的是无脉性电活动。非心律失常性心脏性猝死所占比例较少，常由心脏破裂、心脏流入和流出道的急性阻塞、急性心脏压塞等所致。

二、临床表现

心脏性猝死的临床经过可分为前驱期、终末事件期、心脏骤停、生物学死亡4个时期。

不同老年人各期表现有明显差异。

（1）前驱期 在猝死前数天至数月，有些老年人可出现胸痛、气促、疲乏、心悸等非特异性症状，亦可无前驱表现。

（2）终末事件期 在心血管状态出现急剧变化到心脏骤停发生前的时间，自瞬间到持续1h不等。典型表现有严重胸痛、急性呼吸困难、突发心悸或晕厥等。

（3）心脏骤停 是临床死亡的标志，临床表现为：意识突然丧失或伴有短阵抽搐；呼吸断续，喘息，随后呼吸停止；皮肤苍白或明显发绀，瞳孔散大，大小便失禁；颈、股动脉搏动消失；心音消失。

（4）生物学死亡 从心脏骤停至发生生物学死亡时间的长短取决于原发病的性质以及心脏骤停至复苏开始的时间。心脏骤停发生后，大部分老年人将在4~6min内开始发生不可逆脑损害，随后经数分钟过渡到生物学死亡。

三、心脏骤停的抢救

心脏骤停的生存率很低，在5%~60%之间。抢救成功的关键是快速识别和启动急救系统，尽早进行心肺复苏和电复律治疗。

1. 识别心脏骤停

当发现无反应或突然倒地的老年人时，首先观察其对刺激的反应，如轻拍肩部并呼叫"你怎么样啦"，判断呼吸运动、大动脉有无搏动。突发意识丧失，无呼吸或无正常呼吸（即仅有喘息），视为心脏骤停，应呼救和立即开始心肺复苏。

2. 呼救

高声呼救，请求他人帮助。在不延缓实施心肺复苏的同时，应设法呼叫急救电话，启动急救系统。

3. 初级心肺复苏

初级心肺复苏即基础生命支持，主要措施包括胸外按压、开通气道、人工呼吸、除颤，前三者被简称为"CAB"三部曲。首先应保持正确的体位，老年人仰卧在坚固的平面上，施救者在老年人的一侧进行，提倡同步分工合作的复苏方法。

（1）胸外按压（C） 是建立人工循环的主要方法。成人在开放气道前先进行胸外按压。胸外按压通过增加胸腔内压和直接按压心脏产生一定的血流，配合人工呼吸可为心脏和脑等重要器官提供一定的含氧血液，为进一步复苏创造条件。胸外按压的正确部位是胸骨中下1/3交界处。将一只手的掌根部放在胸骨的下半部，另一手掌重叠放在这只手背上，手掌根部横轴与胸骨长轴确保方向一致，手指无论是伸展还是交叉在一起，都不要接触胸壁。按压时肘关节伸直，依靠肩部和背部的力量垂直向下按压，成人使胸骨下压至少5cm，随后突然松弛，按压和放松的时间大致相等。放松时双手不要离开胸壁，按压频率至少100次/min。胸外按压过程中应尽量减少中断直至自主循环恢复或复苏终止，中断尽量不超过10s，除非特殊操作，如建立人工气道除颤时。胸外按压的并发症主要有肋骨骨折、心包积血或心脏压塞、气胸、血胸、肺挫伤等，应遵循正确的操作方法，尽量避免发生。

（2）开放气道（A） 保持呼吸道通畅是成功复苏的重要一步。采用仰头抬颏法开放气道，手置于老年人前额加压使老年人头后仰，另一手的示指、中指抬起下颏，使下颏尖耳垂的连线与地面呈垂直，以畅通气道。迅速清除老年人口中异物和呕吐物，必要时使用吸引器，取下活动性义齿。

（3）人工呼吸（B）　开放气道后，在确保气道通畅的同时，立即开始人工通气，气管内插管是建立人工通气的最好方法。当时间或条件不允许时，常采用口对口呼吸。术者一手的拇指、示指捏住老年人鼻孔，吸一口气，用口唇把老年人的口全部罩住，然后缓慢吹气，给予足够的潮气量产生可见的胸廓抬起，每次吹气应时续1s以上。每30次胸外按压连续给予2次通气。但口对口呼吸是临时性抢救措施，应争取尽快气管内插管，以人工气囊挤压或人工呼吸机进行辅助呼吸与给氧，纠正低氧血症。

（4）除颤　室颤是心脏骤停常见和可以治疗的初始心律。迅速除颤是首选的治疗方法，对于室颤的老年人，在倒下的3～5min内立即施行心肺复苏和除颤，存活率最高。体外自动除颤仪除颤可作为基础生命支持的一部分应尽早进行。

（5）复苏成功的指标

① 大动脉（股、颈动脉）有搏动，血压维持在8kPa（60mmHg）以上。

② 口唇、面色、甲床等颜色由发绀转为红润。

③ 室颤波由细小变为粗大，甚至恢复窦性心律。

④ 瞳孔随之缩小，有时可有对光反应。

⑤ 呼吸逐渐恢复。

⑥ 昏迷变浅，出现反射或挣扎。

4. 高级心血管生命支持

高级心血管生命支持是以基础生命支持为基础，应用辅助设备、特殊技术等建立更有效的通气和血液循环。主要措施有气管插管与给氧、除颤、电复律与起搏和药物治疗。在复苏过程中必须持续监测心电图、血压、血氧饱和度等，必要时进行有创血流动力学监测，如动脉血气分析、动脉压、肺动脉压等。

（1）气管插管与给氧　若老年人自主呼吸没有恢复，应尽早行气管插管，以纠正低氧血症。院外老年人常用气囊维持通气，医院内老年人常用呼吸机，开始可给予100%浓度的氧气，然后根据血气分析结果进行调整。

（2）除颤、复律与起搏　迅速恢复有效的心律是复苏成功至关重要的一步。且心电监护显示为心室颤动或扑动，应立即除颤。对于单相波除颤，推荐电击能量360J，若无效可立即进行第2次和第3次除颤。此时应尽量改善通气和矫正血液生化指标的异常，以利重建稳定的心律。

（3）药物治疗　尽早开通静脉通道，给予急救药物。外周静脉通常选用肘正中静脉或颈外静脉，中心静脉可选用颈内静脉、锁骨下静脉和股静脉。遵医嘱给予血管升压药、抗心律失常药、纠正代谢性酸中毒的药、利尿药等。肾上腺素是心肺复苏的首选药物。严重低血压时可用去甲肾上腺素、多巴胺。

四、复苏后的照护措施

心肺复苏后的处理原则和措施包括维持有效的循环和呼吸功能，特别是脑灌注，预防再次心脏骤停，维持水、电解质和酸碱平衡，防治脑缺氧和脑水肿、急性肾衰竭和继发感染等。同时做好心理护理，减轻老年人恐惧，使其更好地配合治疗。脑复苏是心肺复苏最后成功的关键。

（1）降温　复苏后的高代谢状态或其他原因引起的体温增高可导致脑组织氧供需关系明显失衡，从而加重脑损伤。应密切观察体温变化，积极采取降温退热措施。自主循环恢复后几分钟至几小时将体温降至32～34℃为宜，持续12～24h。

（2）脱水　可选用渗透性利尿剂 20％甘露醇或 25％山梨醇快速静滴，以减轻脑水肿；亦可联合静注呋塞米、25％白蛋白或地塞米松，有助于避免或减轻渗透性利尿导致的"反跳现象"。

（3）防治抽搐　应用冬眠药物，如双氢麦角碱、异丙嗪稀释后静滴或地西泮静注。

（4）高压氧治疗　通过增加血氧含量及弥散，提高脑组织氧分压，改善脑缺氧，降低颅内压，有条件者应尽早应用。

（5）促进早期的脑血流灌注　如抗凝以疏通微循环，钙通道阻滞剂解除脑血管痉挛。

五、　健康指导

（1）疾病相关知识教育　心脏骤停复苏成功的老年人，及时评估左心室功能非常重要。和左心室功能正常者相比，左心室功能减退的老年人心脏骤停复发的可能性大，对抗心律失常药物的反应差，死亡率较高。

（2）疾病预防和监测　急性心肌梗死早期的原发性室颤，经及时除颤，急性下壁心肌梗死并发的缓慢性心律失常或心室停搏所致的心脏骤停，预后良好；急性广泛前壁心肌梗死并发房室或室内阻滞引起的心脏骤停多预后不良。继发于急性大面积心肌梗死及血流动力学异常的心脏骤停，死亡率较高，心肺复苏不易成功，即使复苏成功，亦难以维持稳定的血流动力学状态。

 案例讨论

患者，男性，62 岁。

讨论要点

患者有高血压病史 20 年，未规律治疗，最高血压达 180/100mmHg。心绞痛病史 5 年，医师多次劝说住院治疗患者均拒绝。发病当天下午剧烈劳动约 4h，晚餐后约 1h，家人发现其歪倒在沙发上，呼之不应，面色发绀，口吐白沫，立即拨打 120，120 医师到达后发现患者呼吸、心跳停止，立即给予心肺复苏、心三联、呼吸三联抢救，并送往医院，抢救 30min 无效，临床死亡。

问题：

① 该老人猝死的原因是什么？依据是什么？

② 面对心脏骤停患者，如何急救？

PPT 课件

（高静）

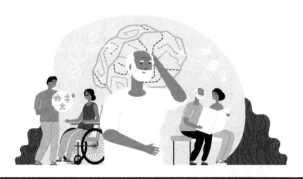

第三章
消化系统常见疾病的预防与照护

 知识目标

1. 了解老年人消化系统常见病的发病原因、治疗要点。
2. 熟悉老年人消化系统常见病的临床表现。
3. 掌握老年人消化系统常见病的预防与照护保健知识。

能力目标

1. 能够对老年人的病情进行准确评估。
2. 能够对消化系统疾病的老年人制订合理的照护计划。
3. 能够根据病情选择合理的照护技术并正确实施。
4. 能够对老年人消化系统常见病进行健康教育，正确指导老年人用药及康复训练。

思政与职业素养目标

1. 具有关爱、尊重患消化系统疾病老年人的职业素养和团队协作精神。
2. 能够细心、耐心地指导老年人预防消化系统疾病，并为老年人实施饮食及排泄照护。

第一节　概　述

老年人患消化系统疾病的死亡率大大低于其他系统的疾病。但老年人群中胆囊炎、消化道肿瘤的发病率上升。此外，营养不良、缺乏正确的服药知识、情绪低落、活动减少等因素均影响老年人消化系统的健康，甚至在无器质性疾病的情况下会出现消化不良、呃逆（俗称打嗝）、便秘、腹泻、恶心、呕吐、厌食、胃肠道胀气、体重增加与减轻的症状或现象。下面就消化系统的结构和功能分述如下。

一、口腔

1. 牙齿及牙周组织

随年龄增长，牙齿咬合面的釉质和牙本质逐渐磨损，牙龈萎缩使牙根暴露，牙釉质变薄、发黄，使釉质下牙本质神经末梢外露，对冷、热、酸、甜、咸、苦、辣等刺激过敏，易引起酸痛；牙髓的暴露可致疼痛。牙髓血管内膜变厚，管腔变窄，牙髓血供减少，使牙齿容易折裂。牙槽骨萎缩，牙齿部分或全部脱落，牙列变松，食物残渣易残留，使龋齿、牙龈炎发病率上升，而牙齿的脱落加速牙槽骨萎缩。

2. 唾液腺

老年人的唾液腺分泌减少，尤其是处于病理状态或使用某些药物更使唾液分泌减少，影响了口腔的自洁作用和对淀粉的消化功能；黏膜萎缩易于角化，易导致口干和说话不畅。

3. 口腔黏膜

上皮萎缩、表面过度角化而增厚，失去对有害物质刺激，如过冷、过烫、酸、咸等食物、药物等的对抗，易引起慢性炎症，严重时可引起口腔黏膜疼痛，产生溃疡。

其他如味觉的改变。味觉改变易产生口腔干燥症、口腔溃疡、口腔黏膜白斑病等。

二、胃肠道

老年人的胃肠蠕动减慢，过去认为是老化导致的结果。近年来的研究证实这些变化是胃肠外疾病（如糖尿病及与年龄有关的神经、血管病变）导致的结果。多数与年龄有关的胃肠动力变化是由于自主神经变化引起。由于胃肠蠕动变慢，使食物排空延缓，消化管的扩张及对胆碱能药物的刺激反应性降低，使老年人进食减少，因平滑肌退化、弹性降低，导致胃肠道张力低下，容易造成胃肠扩张、内脏下垂和憩室形成，进一步影响胃肠功能，极易引起消化系统疾病的发生。

多数老年人胃肠道腺体绒毛萎缩变性使胃酸、胃蛋白酶、胰淀粉酶、胰脂肪酶等的分泌量减少，活性亦降低，因此老年人的消化、吸收功能低下。老年人还因动脉硬化性血管阻塞性病变而影响消化器官的供血，进一步导致消化器官功能的降低，影响维生素 A、维生素 D、维生素 B_{12}、糖、脂肪、叶酸、胡萝卜素、铁、钙的吸收。

胃肠道黏膜变薄，因免疫功能下降，使胃肠道黏膜上皮化生、恶变发生率上升。胃酸的分泌减少，对随食物进入胃内的细菌杀灭作用亦减退，胃黏膜上皮细胞分泌黏液减少，使胃黏膜容易受到机械损伤、自身消化、细菌侵袭伤害。小肠因血管硬化，血供减少，使有效吸收面积减少，造成营养不良。大肠黏液分泌减少，对水分的吸收功能减弱，易产生便秘。心、脑、肺等疾病都可影响胃肠功能，出现不同程度的胃肠道症状，有的还并发应激性消化性溃疡或胃肠黏膜弥漫性出血。因老年人服药机会多，品种杂，治疗措施多，易引起医源性消化道黏膜损伤。

三、肝脏

老年人肝脏明显缩小，肝细胞数量减少，纤维组织增多，肝血流速度也随增龄而下降，50 岁后，每年下降 0.3%～1.5%，同时细胞组织学改变明显，尤其细胞核的变化更为显著。肝脏合成蛋白质功能下降，虽然血清总蛋白无异常，但白蛋白有下降趋势。肝细胞内各种酶的活性降低，对内、外毒素的解毒功能降低，易引起药物不良反应造成肝损伤，对胆汁的分泌、排泄功能也减弱。由于肝功能的减退，可出现胆汁淤滞或药物性肝炎等，还可直接或间接导致全身各脏器受损。

第二节 老年功能性消化不良的预防与照护

功能性消化不良（functional dyspepsia，FD）是指一组源自上腹部、持续存在或反复发生的症候群，主要包括上腹部疼痛或烧灼感、上腹胀闷或早饱感或餐后饱胀、食欲不振、嗳气、恶心或呕吐等症状，但上消化道内镜、肝胆胰影像学和生化检查均未见明显异常。前述检查有明显异常者称为器质性消化不良（organic dyspepsia，OD）。老年人是 FD 高危高发人群，发达国家消化不良发病率为 15%～41%，亚洲不同地区发病率为 8%～23%，我国报道的发病率为 18%～35%。

一、发病原因

1. 遗传因素

研究发现功能性消化不良有家族聚积性。在双胞胎中，其中一人有功能性消化不良，另一人的患病概率较其他人要大。

2. 胃肠运动障碍

该项包括胃排空延迟、胃十二指肠运动协调失常等。

3. 胃酸分泌异常

该症状被认为与胃酸分泌过多有关。

4. 内脏感觉过敏

研究发现 FD 患者胃的感觉容量明显低于正常人。内脏感觉过敏可能与外周感受器、传入神经、中枢整合等水平的异常有关。

5. 胃底对食物的容受性舒张功能下降

研究证明，部分 FD 患者进食后胃底舒张容积明显低于正常人，这一改变最常见于有早饱症状的患者。此外，精神-心理因素，如焦虑和抑郁，饮食因素、幽门螺杆菌感染和胃肠激素等也可能参与 FD 的发病机制。

二、临床表现

FD 表现为慢性消化不良，病程持续或反复。

1. 主要症状

（1）餐后饱胀不适 餐后食物较长时间存留于胃中，出现胃胀而不适的感觉。

（2）早饱感 进食较平素量少的食物后即感觉胃饱胀不适，以致不能完成正常进餐。

（3）上腹痛 上腹部主观疼痛和不适的感觉，部位于上腹中央剑突下 1～2cm 致脐上方的范围。

（4）上腹烧灼感 上腹部灼热不适的主观感觉。

（5）上腹胀气、过度嗳气、恶心。

根据主要症状特点可将 FD 分为两个亚型，即餐后不适综合征（postprandial distress

syndrome，PDS）和上腹痛综合征（epigastric pain syndrome，EPS）。临床上两个亚型常有重叠，有时可能难以区分，但分型对选择治疗将有一定帮助。

餐后不适综合征（PDS）必须满足以下至少一项：①餐后饱胀不适（严重到足以影响日常活动）；②早饱感（严重到足以影响日常活动），症状发作至少每周 3 天。

上腹痛综合征（EPS）必须满足以下至少一项：①上腹痛（严重到足以影响日常活动）；②上腹部烧灼感（严重到足以影响日常活动），症状发作至少每周 1 天。

2. 老年功能性消化不良的特点

（1）老年人胃运动功能减退、胃电活动减弱、节律紊乱，导致胃排空延迟。胃动力减退可能是老年人 FD 高发的重要因素之一。

（2）胃肠道对化学性刺激或机械性扩张的阈值降低更显著。

（3）绝大多数老年人（慢性萎缩性胃体胃炎和严重的幽门螺杆菌感染除外）仍有良好的泌酸能力，甚至代偿性增加。

（4）幽门螺杆菌感染率高。

（5）唾液腺、胃底腺、胰腺的消化酶分泌功能随增龄而减退。

（6）精神心理、环境因素等参与度高。

三、诊断要点

FD 的诊断标准（罗马Ⅳ），符合以下标准中的一项或多项：①餐后饱胀不适；②早饱感；③上腹痛；④上腹部烧灼感。

没有能解释上述症状的结构性疾病的证据（包括胃镜检查等），诊断前症状出现至少 6 个月，近 3 个月符合以上标准。

四、治疗

FD 的治疗目的在于迅速缓解症状，提高患者的生活质量，去除诱因，恢复正常生理功能，预防复发。FD 的治疗应依据其病理生理学异常选择个体化的治疗方案。

1. 非药物治疗

帮助患者认识、理解病情，指导其改善生活方式、调整饮食结构和习惯，去除可能与症状发生有关的发病因素，提高患者应对症状的能力。避免刺激性食物和药物，避免辛辣、肥腻、冷硬食物及咖啡、吸烟、酒和非甾体抗炎药。对早饱、餐后腹胀明显者，建议少食多餐。

2. 药物治疗

功能性消化不良患者的治疗主要是对症治疗，用药要个体化。

（1）抑制胃酸分泌药　一般用于以上腹痛为主要症状的患者，可选择性地用 H_2 受体拮抗剂或质子泵抑制剂。

（2）促胃肠动力药　一般适用于上腹胀、早饱、嗳气为主要症状的患者。选择性地服用多潘立酮、伊托必利等。

（3）根除幽门螺杆菌药物治疗　对小部分有幽门螺杆菌感染的 FD 患者可能有效，对于症状严重者可试用。

（4）抗抑郁药　上述治疗疗效欠佳而伴随精神症状明显者可试用，常用的有三环类抗抑郁药；选择性抑制 5-羟色胺再摄取剂，氟哌噻吨美利曲辛片等，宜从小剂量开始，注意药物的不良反应。建议在专科医师指导下服用。

（5）其他　可用黏膜保护剂，如氢氧化铝凝胶、铋剂、硫糖铝等。

五、预防措施

（1）进餐时应保持轻松的心情，不要匆促进食，也不要囫囵吞食，更不要站着或边走边食。

（2）不要泡饭或和水进食，饭前或饭后不要马上大量饮用液体。

（3）进餐时不要讨论问题或争吵。这些讨论应留到饭后一小时之后进行。

（4）不要在进餐时饮酒，进餐后不要马上吸烟。

（5）不要穿着束紧腰部的衣裤就餐。

（6）进餐应定时。

（7）避免大吃大喝，尤其是辛辣和富含脂肪的饮食。

（8）有条件可在两餐之间喝一杯牛奶，避免胃酸过多。

可见，对于功能性消化不良患者来说，进餐时的食物以及环境都对病情有着很大的影响，因此，这样的患者就要在这方面多加注意，特别是对于食物的选择，很多人发生消化不良的症状，就是因为食物选择不对引起的。

六、照护保健

1. 饮食照护

功能性消化不良对饮食要求比较严格，其重要性有时甚至胜过药物治疗，特别是老年人，合理的饮食调养常可收到事半功倍之效。一般来说，本病应以清淡、易消化、富有营养的食物为主，不主张刻意进补，因老年久病，脾胃必然虚弱，虽虚却不受补，一味进补，势必碍胃滞脾，使脾胃功能更加不足，病情进一步加重。因此要劝导患者改变不良的饮食习惯，杜绝有碍疾病治疗的饮食嗜好，坚持围绕疾病调整饮食，制订食谱。要使患者明确哪些是对本病有利的饮食，哪些是对本病有害的饮食，即使是有利的饮食，也应告之适可而止，不要多餐。

2. 用药照护

功能性消化不良属多病因的复杂性疾病，临床治疗方法多样，加之老年患者多伴有其他系统的疾病，用药往往非常繁杂，脾胃是受药的主要场所，稍有不慎，就可能使其雪上加霜。因此，务必告诫患者谨慎用药；对胃肠功能有损害但又必须使用的药物，一定要求其饭后服用，以减少对胃黏膜的不良刺激。用中药治疗时可在煎剂中加入姜、枣等物，以暖胃护脾，并应浓煎，少量多次服用，以减轻胃肠负担。服药期间，严禁进食辛辣、海腥、油炸之物。另要做好长期服药的准备，按时足量用药。

3. 运动指导

加强腹式呼吸和腹肌锻炼，使膈肌和腹肌活动增加，对内脏起到按摩和被动牵拉运动的作用，从而促进胃肠蠕动和消化腺的分泌，改善腹胀、嗳气症状。要求患者做到每天晨起、饭前（后）半小时、入睡前2h在绿色植物多的道路上匀速行走，活动量以不感到劳累为宜，这对因生理因素导致消化不良的患者十分有益。对长期便秘、腹胀的患者指导其晨起空腹饮1杯250mL的温水后，跪坐在床上双手以顺时针和逆时针方向以打圈的方式按摩腹部各50次，鼓励患者多做一些平常感兴趣的事，老年人可打太极拳，中年人可慢跑，女性患者可以练习木兰剑。

4. 心理照护

尽可能让患者保持心情舒畅，无所顾虑。指导患者面临症状时，把注意力引向外部世界。让患者懂得相关的医学知识，通过权威性劝说和解释干预患者的心理活动，使患者改变错误的认识。可采用放松疗法，即采用暗示和鼓励的方法，通过自身意识的调整，放松全身的骨骼、肌肉和腺体活动，进而使腹部产生温热感，减轻症状。

七、健康指导

（1）疾病知识指导　对患者介绍 FD 的病因及其与器质性消化不良的区别，介绍胃镜检查是排除器质性消化不良的一种方法，可消除患者的顾虑，起到治疗效果。

（2）饮食指导　注意饮食卫生，避免偏食、挑食、饥饱失度或过量进食冷饮、冷食，避免高脂饮食和辛辣刺激性食物，避免服用非甾体抗炎药。

（3）用药指导　指导患者需严格遵医嘱服用药物，不要擅自停药、更改药物，介绍服药时间、注意事项和可能出现的不良反应，以消除其顾虑。

（4）心理调适指导　让患者对自身的心理和身体两方面进行锻炼，增强其对各种生活事件的应激能力；改造自身在适应环境的健康行为，以减少负性情绪，打断病理过程中的不良循环。FD 患者大多具有疑病素质，常为自身的健康状况担忧。患病后，把注意力转向自己，感觉敏锐。可在患者认知疗法的基础上，采用"森田疗法"，针对患者的不同境况下的心理状态，帮助患者摆脱疾病的困扰，使之顺其自然，不以为病。给予患者安慰和疏导，引导其阅读一些娱乐方面的书籍，听一些古典音乐，观看一些令人愉快的电视节目等，调动其积极情绪，使其主动调节不良情绪，正确对待人生中的挫折，解除心理负担，缓解焦虑，进而使良好的情绪状态与治疗效果同步发展，促进康复。

📖 案例讨论

患者，女，67 岁。

主诉：反复上腹烧灼感伴饱胀不适 2 年。

现病史：患者 2 年前无明显诱因出现上腹烧灼感及饱胀不适，烧灼感餐后明显，近 3 个月平均每周 2 次，伴嗳气，无反酸、恶心、呕吐及早饱，无上腹部疼痛及胀气，无黑便、贫血、消瘦及吞咽困难。行奥美拉唑、铝碳酸镁片及中药（具体不详）治疗无明显好转。发病以来，精神睡眠可，大小便如常，体力体重无明显改变。既往有剖宫产手术史，患者 45 岁绝经。

讨论要点

既往史：无。

查体：腹部无阳性体征。

辅助检查：血常规及生化未见明显异常，肝胆胰脾超声显示未见明显异常，胃镜检查显示上消化道黏膜大致正常。

问题：

① 导致患者上腹烧灼感及饱胀可能原因是什么？

② 该患者目前的照护计划应是什么？

③ 对该患者及家属进行健康教育的重点是什么？

第三节　消化性溃疡的预防与照护

消化性溃疡系指发生在胃肠道黏膜的慢性溃疡，主要包括十二指肠溃疡（duodenal ulcer，DU）及胃溃疡（gastric ulcer，GU）。由于溃疡的形成与胃酸和胃蛋白酶的消化作用有关而得名。本病属慢性溃疡，多为单发。胃溃疡多发生于胃小弯，胃窦部与胃体也可见。一般老年人多为胃溃疡。十二指肠溃疡主要发生在壶腹部，球部以下的溃疡称为球后溃疡，一般青年人多见。典型的胃十二指肠溃疡可深达黏膜肌层。若溃疡向深层侵蚀，可引起出血或穿孔。幽门处较大溃疡愈合后形成瘢痕可导致胃出口狭窄。

一、发病原因

胃十二指肠溃疡是多因素综合作用的结果，其中幽门螺杆菌感染是消化性溃疡的主要病因。消化性溃疡的最终形成是由于胃酸和胃蛋白酶的消化作用所致，因此，胃酸分泌过多，可使胃十二指肠黏膜发生自身消化。另外传统的非甾体抗炎药如阿司匹林、吲哚美辛可引起消化溃疡。其他包括遗传、吸烟、心理压力、饮食不规律、暴饮暴食或过多食用粗糙、过酸、过冷、辛辣等刺激性食物等也可使溃疡发作或加重。

二、临床表现

1. 主要症状

上腹痛是消化性溃疡的主要症状。但部分患者可症状轻或无症状，而以出血、穿孔等并发症为首发症状。患者自觉上腹疼痛或不适，性质为钝痛、灼痛、胀痛或饥饿样不适感，一般较轻，能够忍受，持续性剧烈腹痛提示溃疡穿孔。腹痛与进餐之间有明显的相关性，DU的疼痛常在两餐之间发生，持续不减直至下餐进食或服用抗酸剂后缓解，即"饥饿痛"。GU的疼痛多在餐后1h内出现，经1～2h后逐渐缓解，即"餐后痛"。DU可发生夜间疼痛，GU夜间疼痛少见。

其他可有泛酸、嗳气、流涎、恶心、呕吐等胃肠道症状。此外还可有自主神经功能失调表现，如失眠、多汗等。

2. 消化性溃疡的特点

（1）慢性过程　病史可达数年至数十年。

（2）周期性发作　发作与自发缓解相交替，发作常有季节性，多在秋冬或冬春之交发病，可因精神情绪不良或过劳而诱发。

（3）发作时上腹痛呈节律性，与进食有关。

（4）部分患者无上述典型疼痛，而仅为无规律性的上腹隐痛或不适。有无典型疼痛者均可伴有泛酸、嗳气、上腹胀、恶心、呕吐等症状。

（5）体征　溃疡活动时上腹部可有局限性压痛，缓解期无明显体征。

三、诊断要点

消化性溃疡的诊断要点主要是病史、临床表现、内镜下检查及钡餐检查。消化性溃疡为消化内科的一种常见疾病。其诊断主要依靠以下几点。

（1）病史　患者既往有长期的吸烟、饮酒史，进食辛辣刺激饮食。

（2）临床表现　患者有一个节律性的腹痛，胃溃疡时主要是进食痛，十二指肠溃疡时主要是饥饿痛。

（3）内镜下表现　消化性溃疡在内镜下表现主要为黏膜多发充血、水肿，可以看到圆形的单个或多个的溃疡面，表面附有白苔或者是黄苔，对于消化性溃疡一定要取活检检查，明确是良性溃疡还是恶性溃疡。

（4）钡餐检查　在钡餐下可以看到典型的龛影。

四、治疗

1. 非药物治疗

包括生活规律、进餐定时、劳逸结合、避免过劳和精神紧张。避免辛辣、过咸饮食及浓茶、咖啡等，慎用非甾体抗炎药。

2. 药物治疗

包括根除幽门螺杆菌，应用抑制胃酸分泌和保护胃黏膜的药物。

3. 手术治疗

经过严格内科治疗不愈的顽固性溃疡，胃溃疡疑似恶变者或有严重并发症内科治疗不能奏效者可手术治疗。

4. 中医治疗

针灸治疗、推拿治疗、药膳疗法等。

五、预防措施

（1）生活规律　不宜过度疲劳，合理安排工作、生活，生活起居有规律；加强体育锻炼，如慢跑、打太极拳等以增强体质，减少本病的发生。戒除不良生活习惯，如吸烟，饮烈性酒，进食辛辣食物、浓茶、咖啡等。

（2）饮食规律　平素饮食宜定时、定量、细嚼慢咽，而且要进食有度，不要过饱过饥。细嚼慢咽，其作用不光是使食物得到充分的咀嚼，而且通过咀嚼过程，增加唾液分泌，使唾液中的淀粉酶充分发挥作用，中和胃酸，而且有提高胃黏膜屏障作用的效果。所以食物无论做得是否稀软，只要能做到细嚼慢咽便是良好的习惯。而稀粥类的软性食物往往容易不加咀嚼，直接吞咽，反倒不利于消化和利用唾液中的淀粉酶。

（3）保持乐观情绪　精神因素在本病的发病过程中起重要作用，所以应避免过度的精神紧张、压抑、忧虑、怨恨等精神刺激，性格宜开朗。

（4）禁服各种诱发溃疡的药物　如非甾体类消炎药、阿司匹林、皮质激素类固醇、利血平等药物。

六、照护保健

1. 生活照护

（1）居室环境维护　居室环境好坏，影响着人的情绪、睡眠和休息，因此，与溃疡病的发生有一定关系。为利于溃疡病的愈合，减少复发，居室环境应清净幽雅、空气流通、阳光充足。

（2）积极体育锻炼　选择合适的锻炼方法，如打太极拳、舞剑、做体操、慢走等，增加机体抵抗力。

（3）合理饮食　选择营养丰富、清淡、易消化、高维生素的食物。避免食用对胃黏膜有较强机械性刺激的生、冷、硬及含粗纤维的蔬菜、水果，如生姜、生蒜、生萝卜等；避免用刺激胃酸分泌增加的食品，如某些粗粮、红薯、马铃薯等；避免食用刺激胃酸作用增强的饮料和调味品，如浓咖啡、浓茶、辣椒、酸醋、浓味香料等。食物不宜过酸、过甜、过咸。烹调方法以蒸、煮、炖等为主，各种食物应切细、煮软。

2. 医学照护

（1）休息与活动　病情较重的活动性溃疡患者应卧床休息。鼓励病情较轻的患者适当活动，根据病情严格掌握活动量，注意劳逸结合，以不感到劳累和诱发疼痛为原则，餐后避免剧烈活动。

（2）疼痛护理　按照疼痛规律采用缓解疼痛的方法。如 DU 表现为空腹痛或夜间痛，指导患者准备苏打饼干等抑酸性食物，在疼痛前进食，或服用抑制胃酸分泌药物以防疼痛发生，也可采用局部热敷或针灸止痛等。指导常发生午夜痛的老年人遵医嘱夜间加服 1 次抑酸剂，以保证夜间睡眠。

（3）用药护理　老年消化性溃疡并发症多，常需同时服用多种药物，应注意将服用时间错开。

（4）并发症的护理

① 穿孔　一旦发生穿孔，应立即禁食、胃肠减压，应用抗生素预防感染。孔较小者可自愈，病情严重者应严密观察腹痛情况，同时做好外科手术前准备。

② 幽门梗阻　幽门梗阻时，应进行胃肠减压，给予胃肠外营养。严格记录 24h 出入量，测定血清钾、钠、氯和血气分析，积极纠正水、电解质失衡和低蛋白血症。

③ 出血　嘱患者卧床休息，安慰其保持镇静。禁食，胃肠减压，遵医嘱给冰盐水洗胃。建立静脉通道，遵医嘱给予止血药物，必要时输血。观察并记录呕吐物、排泄物的量、颜色和性质。严密观察患者生命体征、尿量、神志等。

④ 癌变　长期不愈的胃溃疡可发生癌变，如疼痛持久且失去原有节律，明显消瘦，大便隐血试验持续阳性者，应警惕是否有癌变的可能，需进一步做胃镜和 X 射线钡餐检查并定期随访。

3. 心理照护

紧张、焦虑的心理可以增加胃酸的分泌，导致溃疡发生或反复发作，而溃疡的反复发作又使患者产生焦虑、忧郁的心理反应，使病情加重。多与老人交谈、接触，解释、安慰，帮助其解除顾虑，增加老人信心。指导患者采用放松技术，保持良好心态。积极争取家庭和社会的支持，帮助其缓解焦虑、急躁情绪。

七、健康指导

（1）疾病知识指导　进行消化性溃疡相关知识的讲解，包括病因、临床表现、诱发因素、预防保健措施等，增加老年人预防消化性溃疡的意识及掌握自我护理的方法，一旦出现呕血、黑便、大量呕吐发酵性宿食、腹痛等及时就诊。

（2）生活指导　合理安排休息时间，保证充足睡眠。选择合适的锻炼方式，提高机体抵抗力，注意劳逸结合。戒除烟酒。

（3）药物指导　按正确方法服药，遵医嘱用药，不得擅自停药或减量，教会患者观察药物疗效及不良反应。慎用或勿用可能导致溃疡发生和复发的药物，积极治疗幽门螺杆菌感染。部分患者维持治疗时间可长达 1～2 年，甚至更长时间，嘱患者坚持服药。

（4）饮食指导　给予易消化的饮食，进食多加咀嚼勿过急。指导老人忌食辛辣刺激食物，避免服用对胃黏膜有刺激的药物等。

（5）定期复查　及时发现有无癌变的可能。

📖 案例讨论

患者，男，68 岁。

主诉：间断上腹痛 5 年，加重 1 周。

现病史：患者自 5 年前开始间断出现上腹胀痛，空腹时明显，进食后可自行缓解，有时夜间痛醒，无放射痛，有嗳气和泛酸，常因进食不当或生气诱发，每年冬春季节易发病，曾看过中医好转，未系统检查过。1 周前因吃凉白薯后再犯，腹痛较前重，但部位和规律同前，自服中药后无明显减轻来诊。发病以来无恶心、呕吐和呕血，饮食好，二便正常，无便血和黑便，体重无明显变化。

既往史：无。

讨论要点

查体：体格检查省略。专科检查：T 36.8℃；P 78 次/min；R 18 次/min；BP 120/80mmHg，心肺（－），腹平软，上腹中有压痛，无肌紧张和反跳痛，全腹未触及包块，肝脾肋下未触及，墨菲征（－），移动性浊音（－），肠鸣音 4 次/min，双下肢不肿。

问题：

① 导致该患者腹部疼痛的可能原因是什么？

② 该患者目前的照护计划应是什么？

③ 对该患者及家属进行健康教育的重点是什么？

第四节　老年胃食管反流病的预防与照护

胃食管反流病（gastroesophageal reflux disease，GERD）是一种慢性消化系统疾病，胃酸（也可能含胆汁）反流到食管，刺激食管壁，引起的一系列症状和体征。根据有无组织学改变分为两类。①反流性食管炎：食管有炎症组织学改变，由于胃食管反流引起的食管黏膜损伤，发病机制主要为食管抗反流机制减弱，包括反流屏障，食管对反流物的清除及黏膜对反流物攻击的抵抗力。②症状性反流：客观方法证实有反流，但未见组织学改变，发生原因有食管裂孔疝、胃酸分泌增多、胃排空延迟及消化功能紊乱等。

老年人因膈肌、韧带松弛，食管裂孔疝的发生率较高，所以 GERD 的发生率明显升高，在西方国家亦很常见，人群中 7%～15% 有胃食管反流症状，发病率随年龄增长而增加。

一、发病原因

（1）食管下括约肌功能降低。

（2）胃及十二指肠功能障碍致使胃排空受阻，反流物质量增加。

（3）食管黏膜的屏障功能破坏，廓清能力降低。

二、临床表现

1. 主要症状

GERD 临床表现多样，轻重不一，有些症状较典型，有些症状则容易混淆，无特征性，从而忽略了对本病的诊治。多数呈慢性复发过程。其表现为如下。

（1）烧心和泛酸　是 GERD 最常见的症状。胃内容物在无恶心和不用力的情况下涌入口腔统称为反胃，反流物中偶含少量食物，多呈酸性或带苦味，此时称为泛酸。泛酸常伴有烧心。烧心指胸骨后烧灼感或不适，常由胸骨下段向上伸延。常在餐后 1h 出现，尤其在饱餐后。平卧、弯腰俯拾姿势或用力屏气时加重，可于熟睡时扰醒。

（2）咽下疼痛与咽下困难　炎症加重或并发食管溃疡时，可出现咽下疼痛，多在摄入酸性或过烫食物时发生。部分患者有咽下困难，呈间歇性，进食固体或液体食物均可发生，每发生在开始进餐时，呈胸骨后梗塞感，可能是由于食管痉挛或功能紊乱所致。少部分患者发生食管狭窄时则呈持续性咽下困难，进行性加重，对干食尤为明显。

（3）胸骨后痛　常有位于胸骨后的烧灼样不适或疼痛，严重时可为剧烈刺痛，可向剑突下、肩胛区、颈部、耳部及臂部放散，酷似心绞痛。多数患者由烧心发展而来，但仍有部分胃食管反流病患者无烧心、泛酸等典型症状，尤应注意鉴别。

（4）其他　有的患者表现为咽部不适，有堵塞感，但无真正的吞咽困难，称为癔症球，是由于酸反流引起上食管括约肌压力升高的缘故。重症反流性食管炎因反流物吸入，可导致慢性咽炎、声带炎嘶哑、哮喘发作或吸入性肺炎。

2. 老年胃食管反流病的特点

（1）老年人 GERD 症状多样　老年人由于自身生理特点，出现胃灼热、泛酸等典型症状者较中青年明显减少，上腹部不适、体重减轻等不典型症状增加，同时老年人 GERD 患者其在内镜病变以及病理改变两方面最为常见。老年患者较非老年患者更容易出现较严重的 GERD 和食管损伤症状。老年人 GERD 除了烧心以外，更容易伴发胃食管的反流症状和呼吸道症状，与非老年患者相比，伴发食管裂孔疝的比率较高。老年人 GERD 食管症状不典型，但食管外症状，如哮喘、慢性咳嗽、反流性咽喉炎、牙龈炎、特发性肺纤维化、非心源性胸痛等亦较中青年患者多见。老年人 GERD 患者易出现食管外症状的机制比较复杂，食管-支气管反射、近端反流、微量误吸、神经反射等可能是其主要机制。因此对于老年人出现以上不典型食管症状及食管外症状，如反复发作的哮喘、慢性咳嗽、反流性咽喉炎、牙龈炎等时应考虑 GERD 的可能。

（2）老年人 GERD 易漏诊误诊　老年 GERD 患者临床反流症状较轻，食管外症状相对较多，多数患者常合并患有心肺疾病，导致 GERD 的食管外表现难以有效鉴别，从而漏诊误诊。老年人多有高血压、糖尿病、动脉粥样硬化等冠心病高危因素，部分老年人患 GERD 以胸痛为主要症状，有时仅有胸痛症状，与冠心病所致心绞痛难以鉴别。最新研究表明，GERD 发生胸痛的比例为 25%～37.6%，患者可能不伴随典型的反流和烧心症状。GERD 所致胸痛原因可能与胃酸刺激与食管痛觉相关的迷走神经，通过内脏迷走神经反射引起冠状动脉痉挛收缩，及食管和心脏感觉神经纤维在胸壁、皮肤上的投射定位互相重叠有关。因此，对于以胸痛为主诉的老年人，应用硝酸酯类药物无效或心脏冠脉造影阴性时应考虑到GERD。

老年人食管廓清能力下降，食管对酸敏感性下降，加上胃肠功能下降，胃排空延长，使胃酸长时间与食管黏膜接触，食管-支气管反射及近端反流和微量误吸的机会增加，反流物吸入气道刺激气管黏膜常引起咳嗽、气喘等呼吸道症状，由于近 8.5% 的 GERD 患者伴有呼吸道症状，加之部分患者突出症状为咽喉不适、咳嗽、气喘等呼吸道症状，无明显消化道症状，患者往往就诊于呼吸内科，临床医师也很难把咳嗽、气喘同消化道疾病联系起来，导致本病被长期误诊为慢性咽喉炎、慢性支气管炎、支气管哮喘等呼吸科疾病。

（3）老年人 GERD 常伴心理障碍　老年 GERD 患者普遍存在抑郁和焦虑情绪，不良情绪的程度与胃食管反流症状的严重程度正相关。研究表明老年人患 GERD 的时间越长其生活质量越差，GERD 对老年患者的影响较其他疾病如心力衰竭、糖尿病更为严重。故对于老年 GERD 患者，在临床诊治过程中，在改善躯体症状的同时也应该关注患者的心理健康状况。

三、诊断要点

老年人 GERD 的临床症状以胸骨后疼痛最多，疼痛部位亦有在剑突下或上腹部，可放射至肩背、下颌，向左臂放射较多，亦称食管源性胸痛，在老年人中很易与心绞痛混淆。食管和心脏的感觉神经纤维在体壁和皮肤上投射的部分相重叠，如食管为颈 6～颈 10，心脏为胸 1～胸 4，因此二者难于从疼痛定位相鉴别。此两种病均为老年人的常见病，故若 GERD 以胸痛为主要表现，应与心源性、非心源性胸痛的各种病相鉴别。

本病的胸骨后疼痛常发生在餐后，与体位有关，服制酸药可使症状缓解或消失，而心源性胸痛如心绞痛则否，后者常发生在运动时，休息片刻可缓解。同时心绞痛做心电图和运动试验可有阳性发现，而食管滴酸试验阴性，须注意伴碱反流的反流性食管炎，食管滴酸试验也为阴性，应结合内镜、钡餐等检查。一般情况下，应在排除外心源性胸痛后，再进行有关食管性胸痛的检查。

本病有咽下困难者，主要须和食管癌、食管贲门失弛缓症相鉴别。对有咽下疼痛，同时内镜显示有食管炎的患者，应与感染性食管炎（如真菌性食管炎）、药物性食管炎等相鉴别。

以哮喘为主要表现者，应考虑到反流物进入呼吸道，引起支气管平滑肌痉挛，应和支气管哮喘相鉴别，尤其是由于对哮喘者常采用氨茶碱等药物治疗，因其可降低食管下括约肌压力而加重胃食管反流，故尤应加以重视。

此外，临床上还应与其他原因的食管炎、消化性溃疡、各种原因的消化不良、胆道疾病以及食管动力性疾病等相鉴别。

四、治疗

胃食管反流病的治疗总目标是去除病因，控制症状，预防复发和避免并发症。

1. 一般治疗

生活方式的改变有助于胃食管反流病症状的控制，但是单纯生活方式的改变，无法治愈胃食管反流病。改变生活方式包括：严格控制体重，戒烟，戒酒，规律饮食，抬高床头，避免睡前进食，避免食可能诱发反流症状的食物（如咖啡、巧克力、辛辣或酸性食物、脂肪含量高的食物等）。

2. 药物治疗

（1）抑制胃酸治疗

① 组胺 H_2 受体拮抗剂。作用于胃酸分泌的其中一个步骤，抑酸效果不及质子泵抑制

剂，常用的药物包括雷尼替丁、法莫替丁、西咪替丁等。

② 质子泵抑制剂。具有较强的抑制胃酸分泌的作用，常见药物包括艾司奥美拉唑、奥美拉唑、兰索拉唑、雷贝拉唑、泮妥拉唑及艾普拉唑等。

（2）促动力治疗　为非胃食管反流病的主要治疗，部分患者合并胃排空障碍，胃的容受性受损，此时可加用促动力药物，如多潘立酮、莫沙必利、伊托必利及西尼必利等作为抑酸药物的补充。

（3）黏膜保护剂　仅用于症状轻、间歇发作的患者临时缓解症状，这类药物包括铝碳酸镁、海藻酸钠及硫糖铝等。

（4）抗焦虑抑郁药　部分患者合并不同程度的焦虑或抑郁，表现为紧张、睡眠障碍等，可在常规药物上加用抗焦虑抑郁药物。

3. 手术治疗

若患者确诊胃食管反流病，抑酸药物治疗有效但不愿意长期服药，或者合并食管裂孔疝导致症状反复可考虑行手术治疗。老年人因年龄大、伴发病多、耐受差，使得老年 GERD 患者抗反流手术潜在风险升高，易发生相关术后并发症，故应严格掌握手术适应证。

4. 中医治疗

胃食管反流病的中医病理机制为胃失和，中医治疗在促进肠胃蠕动、肠胃排空、止呕、止痛方面效果良好，可在正规医院的中医师指导下接受治疗。

5. 精神心理治疗

老年 GERD 患者普遍存在抑郁、焦虑等不良情绪，且情绪的不良程度与 GERD 症状的严重程度相关，因此心理治疗是该病治疗不可忽略的一部分。在老年 GERD 的治疗中，通过心理干预和药物的联合能显著减轻病症和提高生活质量。心理干预（包括疏导、鼓励、同情、解释、安慰、支持等正性刺激）有助于患者改变不良生活方式、消除恐惧心理，帮助患者达到生理、心理和情绪的统一，使药物治疗作用持续存在，使老年 GERD 患者在停药以后长期缓解。

五、预防措施

GERD 具有如下特点：①病程长，症状隐匿，不典型阶段较长，易被忽视；②发病率随年龄增长而增加，老年人患病率增高；③具慢性复发倾向，经久不愈。其反复发作最终易导致食管溃疡、食管狭窄、巴雷特食管等严重并发症，威胁人类健康，尤其是影响老年人的生活质量，因此有必要进行积极预防并采取相应的干预措施。

1. 胃食管反流病的三级预防

（1）一级预防（病因预防）　任何导致食管抗反流机制下降和影响食管黏膜防御功能的病因都应尽量避免。①控制饮食，少食多餐，餐后勿立即仰卧，以减少反流；减少咖啡、巧克力、酒及脂性食物的摄入，以避免降低食管下括约肌压力；戒烟。②睡眠时床头抬高 15～20cm，加速胃排空。③减轻腹内压力：如减肥，女人勿穿紧身内衣，治疗老年人便秘等。④老年人患相关疾病服用硝酸甘油制剂或钙通道阻滞药可加重反流，应予避免。

（2）二级预防（早期诊断、早期治疗）　本病在食管组织受损害之前钡餐或内镜检查可无异常发现，或仅有非特异性改变而难以确诊。食管内 pH 监测受条件限制，不能普及开展。但是依据细致问诊，所得到的胃灼热、胃反流典型症状，以及喉头异物感、癔症球、吐酸水、胸痛、阵发性咳嗽、哮喘等，进行鉴别诊断分析，大致可作出拟诊。如投予抗酸药物能缓解症状，则大多可确定诊断。内科医师要加强对胃食管反流症状的认识，正确应用分析各项辅助检查，以期在门诊能早期发现，做到早期诊断，早期治疗。

（3）三级预防（正确诊断、适当地治疗和康复）　胃食管反流病诊断确立后都应采取综合治疗措施，正确指导，系统治疗。本病易复发，故应在疗程结束后继续维持治疗，合理用药。

2. 危险因素及干预措施

本病老年人发病率高，而老年人有其生理特点，即老年人贲门松弛，食管下括约肌张力低，易发生反流；食管黏膜修复功能差，唾液分泌少；继发于食管裂孔疝者较多，以及老年病用药复杂，且用药时间长，某些药物对食管下端括约肌（LES）功能和食管黏膜有影响等。更应在生活习惯及用药方面给予正确指导，同时对食管裂孔疝、便秘等给予及早治疗。

3. 社区干预

本病较普遍，根据目前我国社会特点，人口构成中老年人比例加大，老年人多数散居在家，多数老年人对医学及健康知识不十分了解，所以，社区医疗服务很重要，目的在于通过健康咨询、卫生宣教，给老年人以正确的指导，包括对本病的认识、生活起居、饮食习惯及伴有相关疾病用药方面的指导，以及对本病患者合理用药及疗程监督等。

六、照护保健

1. 生活照护

（1）饮食护理　为减轻老人与进餐有关的不适，保证营养物质的摄入，需要从以下几方面进行护理。

① 进餐方式。协助老人采取高坐卧位，给予充分的时间，并告诉老人进食速度要慢，注意力要集中，每次进少量食物，且在一口咽下后再给另一口。应以少量多餐取代多量的三餐制。

② 饮食要求。常规给予低脂肪饮食，出现吞咽困难给予半流质或流质饮食，必要时禁食。为防止呛咳，食物的加工宜软而烂，可将食物加工成糊状或肉泥、菜泥、果泥等。另外，应根据个体的饮食习惯，注意食物的色、香、味、形等感观性状，刺激食欲，食物的搭配宜多样化，主副食合理，粗细兼顾。

③ 饮食禁忌。胃容量增加能促进胃反流，因此应避免进食过饱。高酸性食物可损伤食管黏膜，应限制柑橘汁、西红柿汁等酸性食品。刺激性食品可引起胃酸分泌增加，应减少酒、茶、咖啡、糖等的摄入。

（2）休息与活动　餐后散步或采取直立位，睡眠时可将头侧床垫垫高 15～20cm，这对平卧反流是行之有效的方法，将枕头垫在背部以抬高胸部，这样借助重力作用，促进睡眠时食管的排空和饱餐后胃的排空。避免睡前饱食和右侧卧位，避免反复弯腰及抬举动作。

2. 基础护理

（1）胃灼热、泛酸的护理

① 指导患者调整饮食结构，戒烟酒，鼓励肥胖患者减肥。

② 改变不良睡姿，如避免将两上臂上举或枕于头下，因为这样可引起膈肌抬高，胃内

压力增加，从而使胃液反流而上。

③ 穿着宽松舒适衣物。

④ 加强口腔护理，反流后及时漱口，防止口腔溃疡发生。

（2）用药护理　在用药过程中要注意观察药物的疗效，同时注意药物的副作用，如服用西沙必利时注意观察有无腹泻及严重心律失常的发生；甲氧氯普胺（胃复安）可出现焦虑、震颤和动作迟缓等反应，应避免应用；对于多潘立酮，由于可引起心电图上 QTC 间歇延长等安全性问题，不推荐使用；服用硫糖铝时应警惕老年人便秘的发生。避免应用降低食管下括约肌压力的药物，如抗胆碱能药、肾上腺能抑制剂、地西泮、前列腺素 E 等。对合并心血管疾病的老人应适当避免服用硝酸甘油制剂及钙拮抗剂，合并支气管哮喘则应尽量避免应用茶碱及多巴胺受体激动药，以免加重反流。慎用损伤黏膜的药物，如阿司匹林、非激素类抗炎药等。提醒老人服药时须保持直立位，适当饮水，以防止因服药所致的食管炎及其并发症。

3. 心理护理

耐心细致地向老人解释引起胃部不适的原因，教会老人及照护者减轻胃部不适的方法和技巧，减轻其恐惧心理。与家人协商，为老人创造参加各种集体活动的机会，如家庭娱乐、朋友聚会等，增加老人的归属感。

七、健康指导

（1）健康教育　根据患者的文化程度、接受能力和知识需求，对疾病相关知识选择不同的教育内容。告知老人胃食管反流病的原因、主要的临床表现及并发症、实验室检查结果及意义，使老人明确自己的疾病类型及严重程度。

（2）生活指导　改变生活方式及饮食习惯是保证治疗效果的关键。指导老人休息、运动、饮食等各方面的注意事项，避免一切增加腹压的因素，如腰带不要束得过紧，注意防止便秘，肥胖者要采用合适的方法减轻体重等。

（3）用药指导　指导老人掌握促胃肠动力药、抑酸药的种类、剂量、用法及用药过程中的注意事项。

📖 案例讨论

患者：男，76 岁。

主诉：餐后烧心、泛酸、反食 10 余年，加重 1 周。

现病史：患者 10 年前开始出现餐后烧心、泛酸、反食，且有间歇性吞咽困难，尤其在进食固体食物时吞咽困难明显，曾行上消化道造影提示慢性胃炎，口服胃药治疗有效，后症状反复发作，间断服用多潘立酮、法莫替丁、奥美拉唑等。近日上述症状加重，伴有咳嗽、气喘。患者因餐后不适而恐惧进食，形体消瘦，神情焦虑。

既往史：无

检查：X 射线钡餐检查有食管裂孔疝的表现。

问题：

① 导致该患者腹部疼痛的可能原因是什么？

② 该患者目前的照护计划应是什么？

③ 对该患者及家属进行健康教育的重点是什么？

讨论要点

第五节　病毒性肝炎的预防与照护

病毒性肝炎是由多种肝炎病毒引起的常见传染病，具有传染性强、传播途径复杂、流行面广泛、发病率较高等特点。临床上主要表现为乏力、食欲减退、恶心、呕吐、肝肿大及肝功能损害，部分患者可有黄疸和发热。有些患者出现荨麻疹、关节痛或上呼吸道症状。

一、发病原因

病毒性肝炎包含有五种，分别简称甲肝、乙肝、丙肝、丁肝以及戊肝，这五种肝炎同时也是传染性肝炎，就是说具有一定的传染性，这五种类型肝炎由于疾病不同，所以引起疾病的病因也是不同的。例如，甲肝是由于机体感染了甲肝病毒所引起的一类传染性疾病，而乙肝、丙肝和戊肝，分别是由于感染了乙肝病毒和丙肝病毒及戊肝病毒，所起的一类传染性肝病，但是丁肝则是由丁型肝炎病毒与乙型肝炎病毒等嗜肝 DNA 病毒共同引起的传染病。

二、临床表现

1. 主要症状

病毒性肝炎按病程和病情演变情况可分为以下几种。

（1）急性肝炎

① 急性黄疸性肝炎。起病较急，有畏寒、发热、乏力、厌食、厌油、恶心、呕吐等症状，约 1 周后尿色深黄，继而巩膜及皮肤出现黄疸，肝脾均可肿大，肝区触叩痛明显，约经 2～3 周后黄疸逐渐消退，精神、食欲好转，肝肿大逐渐消退，病程约 1～2 个月。

② 急性无黄疸性肝炎。起病缓慢，一般症状较轻，大多不发热，整个病程中始终无黄疸出现，其他症状和体征与急性黄疸性肝炎相似，但发病率高，约占急性肝炎总人数的 70%～90%。

（2）慢性肝炎

① 慢性迁延性肝炎。由急性肝炎迁延而至，病程达半年以上而病情未明显好转，仍有食欲减退、胁痛、乏力、肝肿大、肝区痛等。

② 慢性活动性肝炎。病程超过 1 年，症状和体征及肝功能检查均有明显异常，主要症状为乏力、纳差、腹胀、肝区痛等，且有肝病面容、肝掌、蜘蛛痣、黄疸、肝质较硬、脾肿大等体征，治疗后有的患者可恢复或稳定，有的则不断恶化，发展为坏死性肝硬化。

（3）重症肝炎

① 急性重症。骤起高热，来势凶险，黄疸出现后迅速加深，肝脏缩小，伴有明显肝臭，肝功能显著减退，常有出血或出血倾向、腹水、下肢浮肿、蛋白尿、管型尿等，并可出现烦躁不安、谵妄、狂躁等精神症状，随后进入肝昏迷状态，抢救不及时可导致死亡。

② 亚急性重症。发病初期类似肝炎，经 2～3 周后病情不见减轻，反而逐渐加重，常有乏力、厌食，严重的腹胀，尿少，重度黄疸，明显的出血倾向和腹水，晚期可出现中枢神经系统症状，亦可发生昏迷，多于发病后 2～12 周死亡，一部分患者可发展为坏死后肝硬化。

2. 病毒性肝炎的特点

病毒性肝炎的发病对于年龄、季节的规律性如下。

（1）甲型肝炎　一般高发于儿童，一年四季均可发病，但以秋冬及早春季节发病率高。

（2）乙型肝炎　发病率男多女少，40 岁以后发病率有所下降，一年四季均可发病，多属散发。

（3）丙型肝炎　一般高发于能经常接触血液或血制品者，发病无季节性，属散发。

（4）丁型肝炎　只有在乙型肝炎的基础上才可以发病，因此只有得乙肝的人才有可能得丁肝，丁肝发病无季节性，属散发。

（5）戊型肝炎　一般发生于青壮年，男性高于女性，流行性戊型肝炎多发于雨季或洪水后，散发性戊肝多发于秋冬季节。

三、诊断要点

（1）症状、体征　鉴别各型病毒性肝炎的症状、体征。

（2）肝功能　急性肝炎患者血清谷丙转氨酶持续增高，血清胆红素增高；慢性肝炎患者肝功能反复或持续异常。重症肝炎肝功能严重损害。淤胆型肝炎直接胆红素偏高可持续数月或 1 年。

（3）血清免疫学检查　肝炎特异性抗原抗体可诊断和区别各型肝炎。

（4）肝穿刺病理检查　对各型肝炎的诊断有很大的价值。

四、治疗

一般采取综合疗法，绝大多数肝炎患者都可恢复健康，治疗原则以适当休息、合理营养为主，适当辅以药物，避免饮酒、过度劳累和使用对肝脏有损害的药物。

1. 药物治疗

（1）抗病毒治疗　慢性病毒性肝炎需要抗病毒治疗。比如重组 DNA 白细胞干扰素、拉米夫定等。

（2）免疫调节剂　常用的有胸腺素 α_1、胸腺素、免疫核糖核酸等。

（3）护肝药物　比如促肝细胞生长素等。

2. 其他治疗

中医治疗对改善症状及肝功能有较好疗效，如茵陈、栀子、丹参等。

五、预防措施

应采取以切断传播途径为重点的综合性预防措施。

甲型、戊型肝炎按消化道疾病的隔离措施，如加强水源管理，保护水源，提高环境卫生水平，加强食品卫生监督，注意食品卫生，养成良好的卫生习惯等，目前还有甲肝疫苗可用于预防甲肝。

乙型肝炎及丙型肝炎按血液传播性疾病来预防，如严格筛选献血员，推行安全注射，医务人员接触患者血液及体液时应戴手套，对静脉吸毒者进行心理咨询和安全教育，劝其戒毒。不共用剃须刀及牙具等，理发用具、穿刺和文身等用具应严格消毒及性接触时使用安全套。

此外现已有乙肝疫苗，可预防乙肝个体间的传染。

六、照护保健

1. 日常护理

（1）注意观察患者有无神志、行为、性格改变等肝昏迷前驱症状，若出现异常及时就医。

（2）慢性肝炎患者应注意，若牙龈出血，应做好口腔清洁，使用软毛牙刷，鼻衄时可用无菌棉球或肾上腺素棉球填塞。

（3）肝功能好转时，可逐步开始活动，以不疲劳为原则。慢性期或迁延不愈者，可根据病情卧床休息或适当活动。

（4）卧床休息，保证充足睡眠，保持病室空气清新，通风良好。

（5）做好患者心理疏导，消除其思想负担，树立其战胜疾病的信心。

（6）肝炎活动期需进行隔离。

2. 饮食调理

（1）多吃清淡可口的食物和新鲜蔬菜、水果，忌辛辣刺激食物、高脂食物、加工食品、生冷饮食。

（2）戒酒，酒精的90％要在肝脏内代谢，酒精可以使肝细胞的正常酶系统受到干扰破坏，所以直接损害肝细胞，使肝细胞坏死，所以病毒性肝炎患者需戒酒。

（3）忌高铜饮食，肝功能不全时不能很好地调节体内铜的平衡，而铜易于在肝脏内积聚。

3. 其他注意

病毒性肝炎患者需避免与他人共用餐具、洗漱用品等，以免传染他人。

七、健康指导

（1）饮食　急性肝炎患者给予清淡流质或半流质饮食，进食少者可由静脉补水及维生素，维持身体的各项需要。饮食改善后，适当增加热量及蛋白质，鼓励多吃水果和蔬菜，不食不洁食物，不食高糖和高脂肪食物，防止并发糖尿病及脂肪肝。

（2）活动　各型肝炎在活动期均要注意休息，症状减轻则动静结合。发病期以卧床休息为主，恢复期可以从事轻工作，适当进行体育锻炼，以无疲乏感为度，临床治疗三年内均应避免剧烈体育活动及粗重体力劳动。

（3）复查时间及指征　病毒性肝炎特别是慢性肝炎出现病程反复，应坚持复诊，一般肝功能正常后三个月内每半个月进行肝功能复查，三个月后每月复查一次，半年后每年两次，如出现下列情况及时就诊：乏力、纳差、恶心、呕吐、尿黄、皮肤巩膜黄染、腹部不适等。

📖 案例讨论

患者，女，61岁。

主诉：乏力、厌油伴皮肤巩膜黄染、小便黄，半月。

现病史：患者半月前无明显诱因情况下，出现乏力，厌油性食物，轻度恶心、未吐，并出现皮肤巩膜黄染、小便黄。曾在当地医院治疗，效果不明显，现来我院就诊，门诊拟为"黄疸原因待查"收治入院，病程中无发热、咳嗽、大便正常。

既往史：患者半年前因外伤出血，于当地医院接受输血治疗。

查体：生命体征正常，皮肤巩膜黄染明显，上腹部、剑突下压痛（＋），肝区叩击痛（＋），肝脏未触及。余未见明显异常。

实验室检查：血常规白细胞 $0.9 \times 10^9/L$，中性粒细胞 65%，淋巴细胞 30%；肝功能检查 TBil 335umol/L，ALT 358 U/L；肝炎病毒标志物检查 HBsAg（＋）、HBeAg（＋）、抗-HBc-IgM（＋）。

问题：

① 导致患者皮肤巩膜黄染的可能原因是什么？

② 该患者目前的照护计划应是什么？

③ 对该患者及家属进行健康教育的重点是什么？

讨论要点

第六节　非酒精性脂肪性肝病的预防和照护

非酒精性脂肪性肝病（non-alcoholic fatty liver disease，NAFLD）是一种与胰岛素抵抗和遗传易感性密切相关的代谢应激性肝损害，其病理学改变与酒精性肝病（alcoholic liver disease，ALD）相似，但患者无过量饮酒史，疾病谱包括非酒精性单纯性脂肪肝、非酒精性脂肪性肝炎和与之相关的肝硬化、肝细胞癌。本病在西方国家成人发病率为 $10\%\sim24\%$，肥胖人群的发病率可高达 $57\%\sim74\%$。在我国近年发病率呈上升趋势，明显超过病毒性肝炎及酒精性肝病的发病率，成为常见的慢性肝病之一。男女患病率基本相同，以 40～50 岁最多见。

一、发病原因

NAFLD 最常见的易感因素是肥胖、2 型糖尿病及高脂血症。本病的发病机制复杂，因其病因不同而存在差异，目前被广泛接受的是"两次打击"学说。初次打击是胰岛素抵抗引起良性的肝细胞内脂质沉积；肝细胞内脂质尤其是甘油三酯沉积是形成 NAFLD 的先决条件。第二次打击是疾病进展的关键，主要是氧化应激和脂质过氧化，使脂肪变性的肝细胞发生炎症、坏死，持续存在的脂肪性肝炎诱发肝细胞外基质的生成，形成脂肪性肝纤维化和脂肪性肝硬化。

二、临床表现

1. 主要症状

NAFLD 起病隐匿，发病缓慢。

（1）症状　NAFLD 常无症状。少数患者可有乏力、右上腹轻度不适、肝区隐痛或上腹胀痛等非特异症状。严重脂肪性肝炎可有食欲减退、恶心、呕吐等。发展至肝硬化失代偿期则其临床表现与其他原因所致的肝硬化相似。

（2）体征　严重脂肪性肝炎可出现黄疸，部分患者可有肝大。

2. 非酒精性脂肪性肝病的特点

（1）肝大、血清转氨酶升高，组织学改变类似酒精性肝炎但患者无嗜酒史。

（2）多数患者（$48\%\sim100\%$）没有症状，最常见的体征是肝脏肿大，慢性肝病的特征罕见。

（3）发病机制尚不了解，脂质过氧化和氧化应激可能是其原因。

（4）尚无确实有效的治疗方法，但是建议肥胖患者减肥。

三、诊断要点

（1）临床诊断　长期转氨酶轻度升高；无明显饮酒或酗酒史，并经家人或保健医师证实；无症状或有非特异性症状；没有慢性肝病的特征。

（2）实验室检查　血清转氨酶比正常上限高 2～3 倍，其余肝功能检查正常或接近正常。

（3）组织学检查　类似于酒精性肝炎。

四、治疗

治疗主要针对不同的病因和危险因素，包括病因治疗、饮食控制、运动疗法和药物治疗。提倡中等量的有氧运动，饮食控制，控制体重在正常范围，合并高脂血症的患者可采用降血脂治疗，选择一些对肝细胞损害比较小的降血脂药，如贝特类、他汀类或普罗布考类药。目前临床用于治疗本病的药物疗效不肯定。维生素 E 具抗氧化作用，可减轻氧化应激反应，有建议可常规用于脂肪性肝炎治疗。

五、预防措施

（1）合理膳食　每日三餐膳食要调配合理，做到粗细搭配营养平衡，足量的蛋白质能减少脂肪肝的发生。

（2）运动指导　每天坚持体育锻炼，可视自己体质选择适宜的运动项目，如慢跑，打乒乓球、羽毛球等。要从小运动量开始循序渐进逐步达到适当的运动量，以加强体内脂肪的消耗。

（3）慎用药物　任何药物进入体内都要经过肝脏解毒。所以平时不要动不动就吃药。对出现有症状的脂肪肝患者，在选用药物时更要慎重，谨防药物的毒副作用，特别是对肝脏有损害的药物绝对不能用，避免进一步加重肝脏的损害。

（4）控制能量摄入　能量供给不宜过高。从事轻度活动，体重在正常范围内的脂肪肝患者每日每公斤应供给 126～147kJ(30～35kcal)，以防止体重增加和避免加重脂肪堆积。对于肥胖或超重者，宜控制或减轻体重，争取达到理想或适宜体重。

（5）心情调整　心情要开朗，不暴怒，少气恼，注意劳逸结合等也是相当重要的。

六、照护保健

1. 日常护理

（1）适当运动，加强体内脂肪消耗，增强体质。

（2）保持心情舒畅，避免急躁、发怒等。

（3）遵医嘱，按时按量用药，定期复查。

2. 饮食调理

规律饮食，均衡营养，给予高蛋白、低脂、低盐饮食，多摄入新鲜蔬菜和水果，忌肥甘厚味、辛辣刺激性食物，忌饮酒。

七、健康指导

（1）疾病预防指导　让健康人群了解 NAFLD 的病因，建立健康的生活方式，改变各种不良的生活习惯、行为习惯。

（2）疾病知识指导　教育患者保持良好的心理状态，注意情绪的调节和稳定，鼓励患者随时就相关问题咨询医护人员。让患者了解本病治疗的长期性和艰巨性，增强其治疗信心，使之持之以恒，提高治疗的依从性。

（3）饮食指导　指导患者建立合理的饮食结构及习惯，去掉不良的饮食习惯，戒除烟酒。实行有规律的一日三餐。无规律的饮食方式，如不吃早餐，或三餐饥饱不均，会扰乱机体的营养代谢。避免过量摄食，避免吃零食、夜食，以免引发体内脂肪过度蓄积。此外，进食过快不易发生饱腹感，常使能量摄入过度。适宜的饮食可改善胰岛素抵抗，促进脂质代谢和转运，对脂肪肝的防治尤为重要。

（4）运动指导　运动应以自身耐力为基础，循序渐进，保持安全心率（中等强度体力活动时心率为 100～120 次/min，低强度活动时则为 80～100 次/min）及持之以恒的个体化运动方案，采用中、低强度的有氧运动，如慢跑、游泳、快速步行等。睡前进行床上伸展、抬腿运动，可改善睡眠质量。每天运动 1～2h 优于每周 2～3 次剧烈运动。

📖 **案例讨论**

患者，男，61 岁。

主诉：乏力、右上腹不适 9 年，加重 1 月。

现病史：患者自 9 年前开始间断出现乏力、右上腹轻度不适、肝区隐痛，近 1 月出现食欲减退、恶心、呕吐等症状。曾诊断为非酒精性脂肪肝，未特别治疗。平素喜高热量饮食，不爱运动。

既往史：无吸烟及饮酒史，无药物过敏史。

家族史：父母均有肥胖症。

查体：体检肝大。专科检查：T 36.9℃；P 82 次/min；R 18 次/min；BP 145/90mmHg，神清，皮肤湿润，巩膜轻度黄染，辅助检查提示血清转氨酶升高。

讨论要点

问题：

① 导致患者乏力、右上腹不适的可能原因是什么？

② 该患者目前的照护计划应是什么？

③ 对该患者及家属进行健康教育的重点是什么？

第七节　胆石症的预防与照护

胆石症，是胆管或胆囊产生结石而引起剧烈的腹痛、黄疸、发烧等症状之疾病。在胆道系统中，胆汁的某些成分（胆色素、胆固醇、黏液物质及钙等）可以在各种因素作用下析出、凝集而形成结石。按胆石的成分可分为胆固醇结石、胆色素结石和混合性结石三种。根据胆石发生的部位，可以分为胆囊结石、肝内胆管结石和肝外胆管结石。

一、发病原因

胆石的成因十分复杂，是多因素综合作用的结果，主要有以下几个因素。

（1）代谢异常　如某些代谢原因造成胆盐、卵磷脂减少，或胆固醇量增加，胆固醇便沉淀析出，形成较大结石。老年人血内胆固醇含量明显增高，故老年人易患此病。

（2）胆道感染　细菌感染除引起胆囊炎外，其菌落、脱落上皮细胞等可成为结石的核心，胆囊内炎性渗出物的蛋白成分，可成为结石的支架。

（3）其他　如胆汁的淤滞、胆汁 pH 过低、维生素 A 缺乏等，也都是结石形成的原因之一。

二、临床表现

1. 主要症状

一般而言，胆石发生在胆道的部位不同，其症状也不完全相同。现按胆囊结石、肝外胆管结石及肝内胆管结石分别描述其临床表现。

（1）胆囊结石　大多数胆囊结石患者在早期通常无明显临床表现，于查体或行上腹部其他手术而被发现。部分单发或多发的胆囊结石，在胆囊内自由存在，不易发生嵌顿，很少产生症状，被称为无症状胆囊结石。胆囊内的小结石可嵌顿于胆囊颈部，引起右上腹阵发性绞痛，尤其在进食油腻饮食后胆囊收缩，或睡眠时由于体位改变，可以使症状加剧，多伴有恶心、呕吐。当胆石嵌于胆囊颈部时，造成急性梗阻，导致胆囊内压力增高，胆汁不能通过胆囊颈和胆囊管排出，从而引起胆绞痛。如果胆囊结石嵌顿持续不缓解，胆囊会继续增大，甚至会合并感染，从而进展为急性胆囊炎。

（2）肝外胆管结石　肝外胆管结石平时可无症状，当结石阻塞胆管并继发感染时，其典型的临床表现为查科三联征，即腹痛、寒战高热和黄疸。腹痛多为剑突下及右上腹部绞痛，呈阵发性或为持续性疼痛阵发性加剧，可向右肩背部放射，重者可伴有冷汗、面色苍白、恶心与呕吐等症状。约 75％的患者在胆绞痛后出现寒战、高热，体温高者可达 40℃。约 70％的胆总管结石患者，在上腹绞痛、寒战高热后的 12～24h 即可出现黄疸，常伴有皮肤瘙痒，尿呈浓茶色，粪便色泽变淡或呈现陶土色，多数患者黄疸多呈间歇性和波动性。体检时剑突下和右上腹部可有深压痛。感染严重可有腹膜刺激征象，并可出现肝区叩痛。胆囊可肿大并可被触及，有触痛。

（3）肝内胆管结石　肝内胆管结石的临床表现很不典型。在病程间歇期，可无症状，或仅表现为上腹轻度不适。但在急性期，则可出现急性化脓性胆管炎的症状，或不同程度的查科三联征，多数可能是合并的肝外胆管结石所造成。在无合并肝外胆管结石的患者，当一侧或一叶的肝内胆管结石造成半肝或某一肝段的肝内胆管梗阻，并继发感染时，可出现畏寒、发热等全身感染症状，甚至在出现精神症状和休克等急性重症胆管炎的表现时，患者仍有明显的腹痛和黄疸。体检可扪及肝脏不对称性肿大，少数可有肝区叩击痛，常易误诊为肝脓肿或肝炎。这种周期性的间歇发作是肝内胆管结石的特征性临床表现。

2. 老年胆石症的特点

（1）胆囊穿孔多发　胆囊穿孔约占老年胆石症急诊病例的 13％。首先是由于老年人对痛觉反应的迟钝，临床早期症状、体征不典型，导致就诊时间晚，容易延误治疗；其次，老年人免疫功能低下，应激能力下降，病情进展快；再次，老年人胆囊肌张力减弱，排石功能差，结石易于嵌顿壶腹或胆囊管，胆囊内压增加，继发感染形成化脓性胆囊炎，再加上胆囊壁小动脉硬化供血不足，导致胆囊坏死穿孔，继发胆汁腹膜炎，伴脓毒症休克。

（2）易发生肝急性坏死　胆总管结石嵌顿梗阻后，肝脏每天平均分泌约 800mL 的胆汁不能顺达小肠，造成胆道内压增加，致肝细胞功能受损，继发感染形成化脓性胆管炎、胆管积脓，其至肝急性坏死。典型的临床表现为腹疼、黄疸、高烧。肝脏血运丰富，毒素吸收多，脓毒症休克死亡率高达 26%～30%。

三、诊断要点

（1）体征　右上腹压痛及叩击痛，有时可扪及肿大的胆囊，或连及肩背部，疼痛发作同时伴有恶心、呕吐、发热、寒战、黄疸等。墨菲征阳性。

（2）实验室检查　急性期实验室检查显示胆红素、肝功能、血常规及血清酶学可出现异常，慢性间歇期实验室检查变化不明显。

（3）B 型超声、CT 或 MRI　可显示肝内或肝外胆管、胆囊有无扩张、扩大和有无结石。

（4）腹部 X 射线照片　胆囊区有时可见不透光的结石，或胆囊（管）造影（口服法或静脉注射法）或 ERCP 可衬透出透光的结石阴影。

四、治疗

胆石症治疗的关键是排出或取出结石，解除梗阻，去除感染病灶，预防胆石复发。

1. 手术治疗

症状严重以及结石堵塞胆道的话以手术治疗为主。

（1）胆囊结石首选的治疗方法是胆囊切除术，可开腹手术，也可进行腹腔镜胆囊切除术，该术式为微创手术，具有创伤小、恢复快、瘢痕小等优点，已得到迅速普及。

（2）肝外胆管结石可根据病情采用胆总管切开取石加 T 管引流术、胆肠吻合术（如胆总管空肠 Roux-en-Y 吻合术）。

（3）肝内胆管结石手术治疗的关键在于解除狭窄，可采用肝内胆管切开取石、胆肠吻合术，对病变严重的肝（叶）段予以切除。

2. 非手术治疗

不完全性梗阻或症状较轻者可采用非手术治疗，包括解痉止痛、消炎利胆。腹痛时可使用阿托品、哌替啶等解痉药物；感染时应常规使用抗生素；伴有黄疸时，皮肤瘙痒严重时，外搽炉甘石洗剂或应用抗组胺药物（如苯海拉明）。

3. 中医治疗

针刺及中药治疗。

4. 其他特殊疗法

特殊疗法包括溶石、排石、体外冲击波碎石和内镜取石等。

五、预防措施

（1）讲究卫生　防止肠道蛔虫感染，对已感染者应积极治疗。

（2）饮食有节　在日常生活中，合理调整膳食结构，切忌过饱，荤素菜搭配，粗细粮混吃，少吃高胆固醇食物，多吃含维生素丰富的蔬菜水果。

（3）坚持锻炼　规律而持久的体育锻炼，不但能增强身体抵抗力和减肥防胖，还能增进内脏器官的功能，膈肌和腹肌运动对胆囊起一种按摩作用，防止胆汁淤滞。

（4）定期体检　每年应定期体检，包括做肝胆 B 超检查，便于早期发现，早期治疗。

六、照护保健

1. 生活照护

（1）环境　保持室内干净整洁，温湿度适宜，环境安静。

（2）饮食　多吃清淡、低脂、高糖、高维生素、易消化饮食，忌油腻食物，肝功能正常者给予富含蛋白质饮食；病情严重者予以禁食、胃肠减压，以减轻腹胀和腹痛，注意静脉补液或完全胃肠外营养支持。

（3）休息　急性发作时应卧床休息，协助患者采取舒适体位，指导其有节律地深呼吸，达到放松和减轻疼痛的效果，改善睡眠。

2. 医学照护

（1）病情观察　对于患胆石症的老年人，观察腹痛情况、生命体征、是否有黄疸及黄疸程度的变化等，以判断病情并拟定治疗及康复方案。

（2）用药护理　遵医嘱准确用药，注意服药的时间、方法，同时注意观察药物的疗效和不良反应。使用外用药时，注意涂擦力度不可过大，防止擦伤皮肤。

（3）手术护理　术前常规准备，积极改善患者营养状况。术后注意观察生命体征、黄疸消退情况、腹部体征及腹腔引流液的量、颜色、性状，及时发现有无胆瘘、胆道出血、感染等并发症的发生。术后持续胃肠减压，保持胃管通畅，妥善固定，观察引流液的颜色、量及性状，排气后可拔除胃管。此外，尚需特别加强 T 管引流的护理。同时给予全身的营养支持。

3. 心理照护

关心患者，积极与患者沟通，使其稳定情绪，减轻焦虑，增强对疼痛的耐受性。讲解有关胆石症的相关知识和手术效果，使之树立信心，主动接受术前检查，积极配合手术治疗。

七、健康指导

（1）疾病知识指导　向患者及家属介绍有关胆道疾病的相关知识，如疾病的病因、临床表现、疾病的预防措施等，增加预防胆石症的意识，如讲究卫生、饮食有节、低胆固醇饮食等。

（2）T 形管出院指导　告知 T 形管出院的患者出院后的注意事项，妥善固定引流管，按时更换引流袋，注意观察引流液的颜色、量和性质。同时还要注意穿宽松柔软的衣服，避免局部不适；注意休息，避免剧烈活动导致脱管；宜采用淋浴，用塑料薄膜保护置管处，以防感染；T 管口周围皮肤涂氧化锌保护，管口处敷料每日更换 1 次；发现异常或不适随时就诊。

（3）饮食指导　胆道手术后患者应注意养成良好的饮食习惯，以清淡、低脂、适量蛋白、高维生素（尤其是脂溶性维生素）、易消化食物为宜，少量多餐多饮水，忌暴饮暴食。注意饮食卫生，限制动物内脏、蛋黄、咸鸭蛋、松花蛋、鱼子、蟹黄等含胆固醇高的食物。

（4）生活指导　起居要有规律，不要过度劳累，心情要舒畅。

（5）药物指导　指导患者严格遵医嘱服用利胆药物。

（6）定期复查　指导患者进行自我病情监测，如出现腹痛、发热、黄疸时应及早到医院就诊。

案例讨论

患者，女，61岁。

主诉：上腹部不适近2年，加重1周。

现病史：近两年来，开始自觉上腹部隐隐作痛，胃部饱胀，饮食不佳，由于尚能忍受故未求医，后渐至腹胀加重，呃逆频发，饭后上腹部饱胀加重，遂开始求医治疗，治疗方案不详。近一周来，上述症状加重，前来就诊。

既往史：无。

查体：体格检查省略。专科检查：T 36.6℃；P 76次/min；R 19次/min；BP 130/80mmHg，皮肤黏膜轻度黄染，右上腹轻度压痛（＋），墨菲征（＋）。相关检查：肝胆超声检查提示胆囊结石。

问题：

① 导致该患者上腹部疼痛的可能原因是什么？

② 该患者目前的照护计划应是什么？

③ 对该患者及家属进行健康教育的重点是什么？

讨论要点

PPT课件

（赵久华）

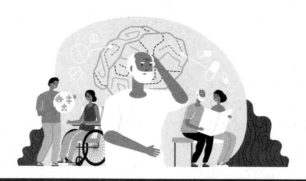

第四章
泌尿系统常见疾病的预防与照护

知识目标

1. 了解老年人泌尿系统常见病的发病原因、治疗原则。
2. 熟悉老年人泌尿系统常见病的临床表现、并发症。
3. 掌握老年人泌尿系统常见病的预防与照护保健知识。

能力目标

1. 能够对老年人的病情进行准确评估。
2. 能够对患有泌尿系统疾病的老年人制订合理的照护计划。
3. 能够根据病情选择合理的照护技术并正确实施。
4. 能够对老年人进行泌尿系统常见病的健康教育，正确指导老年人用药及康复训练。

思政与职业素养目标

1. 具有吃苦耐劳的职业精神，认可老年照护职业的社会价值。
2. 能倾听老年人的需求，重视老年人的排泄照护及保健。

第一节 概 述

泌尿系统由肾脏、输尿管、膀胱与尿道及有关的血管神经组成。泌尿系统的主要功能是生成与排出尿液。

一、老年人泌尿系统的生理变化

1. 肾脏的改变

肾脏的退行性改变在老年人泌尿系统变化中最为突出。自中年起，全身的动脉开始硬化，肾小球中的小动脉也不例外。肾小球血管硬化是老年人肾功能减弱和一些肾脏疾病的根本原因。以能反映肾脏功能的几项主要指标为例：肾血浆流量（RPF）到 80 岁时只有年轻时的 50%；肾小球滤过率（GFR）从 30 岁左右起开始呈增龄性下降；肌酐清除率也是从 30 岁起逐年下降，到 70 岁时下降至正常的一半。同时，肾小管的再吸收能力也有所下降。当然，这些变化还涉及更复杂的因素。例如，肾脏中具有收缩血管作用的血管紧张素Ⅱ增加，能使血管舒张的前列环素水平降低，两者共同作用的结果，使肾脏的动脉持续处于收缩状态，因而会影响对肾脏的供血和功能。

随着年龄的增长，肾脏的退行性变化逐渐加剧，肾脏发生萎缩，重量减轻，导致肾脏功能减退。老年人的肾脏对感染、血压的变化等应激的代偿能力降低，发生急性肾衰竭的危险性增加。对废物，特别是一些药物代谢产物的清除能力减弱，这是老年人容易发生药物性肾损伤的主要原因，也是一再强调老年人用药应谨慎的生理学根据。另一方面，一些本应再吸收的营养物质，如蛋白质和葡萄糖等随尿排出。

2. 输尿管的改变

（1）输尿管的分段　输尿管先位于腹部，后进入盆腔，最后斜穿膀胱壁开口于膀胱，因此，临床上常将输尿管分为腹段、盆段和膀胱段。

（2）输尿管的三个生理性狭窄　第一个狭窄在肾盂与输尿管移行处，第二个狭窄在跨过髂血管处，第三个狭窄在穿膀胱壁处。这些狭窄是输尿管结石容易滞留的部位。

老年人的输尿管肌肉张力减弱，容易引起逆行性感染。

3. 膀胱的改变

膀胱是一个囊状肌性器官，有暂时储存尿液的功能。老年人的膀胱肌层变薄，纤维组织增生，膀胱容量减少。

4. 尿道的改变

60 岁以上老年人的尿道易纤维化、括约肌萎缩，使尿的流速变慢，排尿无力、不畅，导致残余尿液和尿失禁。

5. 前列腺的改变

40 岁以后，男性前列腺出现不同程度的增生。前列腺增生主要发生在内层，腺体间质也可有轻度增生；增生以结缔组织和平滑肌为主；增生的组织向外扩张，压迫外层的腺体使之变薄，整个腺体增大。在早期，增生的前列腺挤压膀胱颈，使排尿受阻，可有部分尿液残留在膀胱中，此时膀胱为克服阻力而加强收缩，使逼尿肌代偿性增厚。老年人因睾丸萎缩导致性激素分泌紊乱，出现前列腺良性增大，引起尿路梗阻，也影响膀胱排空。

二、泌尿系统疾病常见临床表现

泌尿系统疾病主要临床表现　排尿改变、尿液异常、腰痛等，但亦继发高血压、水肿、贫血等。

（1）尿液异常　尿液的异常改变，常见的有细菌尿、脓尿、血尿、蛋白尿、管型尿等。

（2）排尿异常　常见的排尿异常是尿频、尿急、尿痛、尿失禁和尿潴留等。慢性肾盂肾炎引起的慢性肾功能衰竭的早期可有多尿，后期可出现少尿或无尿。

（3）腰痛　肾脏及肾周围疾病是腰痛的常见原因之一。肾及肾周围炎症（如肾脓肿、肾周围炎、肾周围脓肿、急性肾盂肾炎等）常引起腰部持续剧烈胀痛，而慢性肾盂肾炎引起的腰痛常为酸痛。

第二节　老年人泌尿系统感染的预防与照护

尿路感染（urinary tract infection，UTI）是指各种病原微生物在尿路中生长、繁殖而引起的尿路感染性疾病。本病以女性多见。老年男性因急性前列腺炎、良性前列腺增生、前列腺肥大等，使泌尿系统感染发生率增加；老年男性和女性发生率高达 10％，但多为无症状性细菌尿。

一、发病原因

1. 致病菌

本病多为细菌直接引起的尿路炎症，最常见致病菌为大肠埃希菌（革兰阴性杆菌），约占尿路感染的 80％～90％，其次为变形杆菌、克雷伯菌；5％～10％尿路感染由革兰阳性菌引起。

2. 感染途径

（1）上行感染　病原菌经由尿道上行至膀胱、输尿管、肾盂引起感染。正常情况下，前尿道和尿道口周围定居着少量细菌，如链球菌、乳酸菌、葡萄球菌和类白喉杆菌等，但不致病；性生活、尿路梗阻、医源性操作、生殖器感染等，易导致上行感染。

（2）血行感染　指病原菌通过血运到达肾脏和尿路引起的感染，此种感染途径少见，不足 3％，多见于慢性疾病或免疫抑制剂治疗者，常见病原菌为金黄色葡萄球菌、沙门菌属等。

3. 易感因素

（1）尿路梗阻　任何使尿液流出不畅的因素，如结石、前列腺增生、狭窄、肿瘤等，均使尿液潴留导致细菌在局部大量繁殖引起感染。尿路梗阻合并感染可快速破坏肾组织。

（2）尿液反流　输尿管壁内段及膀胱开口处黏膜，形成阻止尿液从膀胱输尿管口反流至输尿管的屏障。当其功能或结构异常时，尿液从膀胱道流到输尿管，甚至肾盂，导致细菌在局部定植，发生感染。

（3）机体免疫力低下　长期使用免疫抑制剂、糖尿病、长期卧床、慢性消耗性疾病和艾滋病等。

（4）性别和性活动　女性尿道短而宽、距离肛门较近、开口于阴唇下方，是易发尿路感染的重要因素；性生活时，将尿道口周围的细菌挤压入膀胱引起尿路感染；前列腺增生导致的尿路梗阻，是中老年男性尿路感染的重要原因；包茎、包皮过长，是男性尿路感染的诱发因素。

（5）医源性因素　导尿或留置导尿管、膀胱镜和输尿管镜检查、逆行性尿路造影等，可致尿路黏膜损伤，将细菌带入尿路，易引发尿路感染。

4. 细菌致病力

细菌进入膀胱后，对尿道上皮细胞的吸附力是引起尿路感染的重要因素。

5. 机体防御功能

正常情况下，进入膀胱的细菌很快被清除。发生尿路感染除与细菌的数量有关外，还取决于机体的防御功能。主要包括：排尿的冲刷作用；尿道和膀胱黏膜的抗菌能力；尿中高浓度尿素、高渗透压和低 pH 等；前列腺分泌物中含有的抗菌成分；感染出现后，白细胞很快进入上皮组织和尿液中，起清除细菌的作用；输尿管和膀胱连接处的活瓣，具有防止尿液、细菌进入输尿管的功能。

二、临床表现

1. 膀胱炎和尿道炎

膀胱炎和尿道炎占尿路感染的 60% 以上。主要表现为尿频、尿急、尿痛、排尿不适、下腹部疼痛等，部分患者迅速出现排尿困难。尿液常混浊，有异味，约 30% 出现血尿。一般无全身感染症状，少数出现腰痛、发热，但体温不超过 38.0℃；如体温＞38.0℃，考虑上尿路感染。

2. 肾盂肾炎

（1）急性肾盂肾炎　起病急，发生于各年龄段，女性最多见。临床表现与感染程度有关。

① 全身症状。发热、寒战、头痛、全身酸痛、恶心、呕吐等，体温在 38.0℃ 以上，多为弛张热，或呈稽留热。部分患者出现革兰阴性杆菌败血症。

② 泌尿系症状。尿频、尿急、尿痛、排尿困难、下腹部疼痛、腰痛等。腰痛程度不一，多为钝痛或酸痛；部分患者下尿路症状不典型或缺如。

③ 体征。一侧或侧两肋脊角或输尿管点压痛和（或）肾区叩击痛。

④ 并发症。较少，但伴有糖尿病和（或）存在复杂因素且未及时合理治疗时可发生肾乳头坏死及肾周围脓肿。

（2）慢性肾盂肾炎　全身及泌尿系统局部表现均不典型，半数以上患者有急性肾盂肾炎病史。

3. 无症状细菌尿

指患者有细菌尿，而无尿路感染的症状，或仅有低热、易疲乏和腰痛。致病菌为大肠埃希菌，其发生率随年龄增长而增加。

三、辅助检查

1. 尿液检查

（1）尿常规检查　白细胞尿对尿路感染诊断意义较大。患者常有镜下血尿，极少数急性膀胱炎患者可见肉眼血尿，蛋白尿多为阴性或微量。

（2）尿细菌学检查　该项检查具有诊断意义。

① 涂片细菌检查。清洁中段尿沉渣涂片，初步确定致病菌，对及时选择有效抗生素有重要参考价值。

② 细菌培养。采用清洁中段尿、导尿及膀胱穿刺尿做细菌培养，其中膀胱穿刺尿培养结果最可靠。中段尿细菌定量培养 $\geq 10^5$/mL，如临床上无尿路感染症状，则要求做 2 次中段尿培养，细菌数均 $\geq 10^5$/mL，且为同一菌种，称为真性菌尿，确诊尿路感染；尿细菌定量培养 $10^4 \sim 10^5$/mL，为可疑阳性，需复查；$< 10^4$/mL，为污染尿。耻骨上膀胱穿刺尿细

菌定性培养有细菌生长，即为真性菌尿。

2. 血液检查

急性肾盂肾炎时，白细胞升高，中性粒细胞增多，核左移；红细胞沉降率增快。慢性肾盂肾炎肾功能受损时，GFR下降，血肌酐升高。

3. 影像学检查

B超、X射线腹平片、静脉肾盂造影（IVP）、排尿期膀胱输尿管反流造影、逆行肾盂造影等检查有助于了解尿路有无结石、梗阻、反流、畸形等致病因素。尿路感染急性期不宜做静脉肾盂造影，可做B超检查。

四、治疗

药物治疗原则如下。①选用肾毒性小、不良反应少、致病菌敏感的抗生素。无病原学结果前，首选对革兰阴性杆菌有效的抗生素，治疗3天症状无改善，按药敏结果调整用药。②抗生素在尿和肾内的浓度要高。③单一药物治疗失败、严重感染、混合感染、耐药菌株出现时，应联合用药。④对不同类型尿路感染给予不同的治疗时间。

1. 急性膀胱炎

（1）单剂量疗法　常用磺胺类、碳酸氢钠、氧氟沙星、阿莫西林等。

（2）短疗程疗法　氨基糖苷类、头孢类等抗生素，任选一种药物，连用3天。

2. 肾盂肾炎

首次发病者，致病菌80%为大肠埃希菌，在留取尿菌检查标本后，立即治疗。首选革兰阴性杆菌有效药物，72h显效者无须换药；否则应按药敏结果更改抗生素。

（1）病情较轻　口服药物治疗，疗程10~14天。常用药物有喹诺酮类（氧氟沙星、环丙沙星）、半合成青霉素类（阿莫西林）、头孢菌素类（头孢呋辛）等。治疗14天后，通常90%治愈。如尿菌仍阳性，应参考药敏试验，选用有效抗生素继续治疗4~6周。

（2）严重感染　全身中毒症状明显者需住院治疗，应静脉给药。常用药物有氨苄西林、头孢曲松钠、左氧氟沙星等，必要时联合用药。经过上述治疗好转者，于热退后继续用药3天再改口服抗生素，完成2周疗程。治疗72h无好转，按药敏结果更换抗生素，疗程不少于2周。仍持续发热者，注意肾盂肾炎并发症，如肾盂积脓、肾周脓肿、感染中毒症等。

（3）慢性肾盂肾炎　积极寻找并去除易感因素。急性发作时治疗同急性肾盂肾炎。

3. 无症状性菌尿

有下述情况者予以治疗：妊娠期无症状性菌尿；学龄前儿童；曾出现有症状感染者；肾移植、尿路梗阻及其他尿路有复杂情况者。根据药物敏感试验结果选择有效抗生素，短期用药，如治疗后复发，可选用长程低剂量抑菌疗法。

五、预防措施

（1）向患者及家属讲解本病的病因、预防等保健知识。

（2）泌尿系统检查时，严格无菌操作，防止损伤，预防感染。

（3）指导老年人保持良好的卫生习惯，学会正确清洁外阴的方法，避免污染尿道口，每日清洗外阴。平时多饮水、勤排尿（2~3h 1次）、不憋尿，多运动，劳逸结合。注意营养均衡，增强机体抵抗力。与性生活有关者，指导其性交后排尿；膀胱输尿管反流者，养成

"二次排尿"习惯，即每一次排尿后数分钟，再尿一次。

六、照护保健

1. 生活照护

（1）合理饮食　泌尿系统感染患者应增加饮水量，选择清淡饮食。合理的膳食原则是在限制总热量的前提下保持营养均衡。多食用蔬菜和水果，补充适量的蛋白质，避免过饱，少食多餐，戒烟酒及刺激性饮料。

（2）鼓励勤排尿。

（3）适当锻炼，提高机体免疫力。患者冬季外出锻炼注意保暖。

2. 基础护理

（1）病情观察　观察是否有寒战、高热、剧烈腰痛、腹痛、血尿以及严重肾绞痛，警惕肾乳头坏死和肾周围脓肿并发症。监测尿液检查、肾功能和肾区 CT、B 超检查结果。

（2）正确指导尿培养标本采集　向患者解释检查的意义和方法，为保证尿细菌定量培养结果的准确性，需注意以下几点。

① 应用抗菌药或停用抗菌药 5 日后，留取尿标本。

② 采集清晨第 1 次（尿液停留膀胱 6～8h 以上）清洁、新鲜中段尿液送检。

③ 留取尿液时严格无菌操作，充分清洁外阴、包皮，消毒尿道口，再留取中段尿液，并在 1h 内送检。

④ 尿标本中勿混入消毒药液，女患者留尿时避开经期，注意勿混入白带。

（3）用药护理　口服复方磺胺甲噁唑期间，要多饮水，同时服用碳酸氢钠，以增强药效，减少磺胺结晶形成；因可能引起胃肠道反应，宜饭后服。喹诺酮类可引起轻度消化道反应、皮肤瘙痒等，儿童及孕妇忌用。氨基糖苷类抗生素，如妥布霉素或庆大霉素，对肾和听神经有损害，可引起耳鸣、听力下降，甚至耳聋及变态反应，肾功能减退者不宜使用。

3. 心理护理

症状较轻者对疾病认识不足，或重视程度不够，遵医嘱行为差，应耐心地做好解释工作，提高其对疾病的重视程度。鼓励患者坚持治疗；症状明显者易产生紧张、焦虑情绪，应积极主动关心患者，分散患者对自身不适的注意力，排尿时保持环境安静，避让无关人员，不催促，减轻其焦虑，缓解尿路刺激征。鼓励家人理解、配合和支持患者，配合治疗和护理。

七、健康指导

（1）疾病知识指导　向患者及家属讲解本病的病因、预防、主要表现、治疗原则及可治愈性。使其理解多饮水、勤排尿以及注意会阴部、肛周皮肤清洁的重要性，确保其严格遵从。教会老年人识别尿路感染的临床表现，一旦发生尽快诊治。

（2）疾病预防指导　告知老年人保持规律生活，避免劳累，适当运动，增加机体抵抗力；多饮水、勤排尿是预防尿路感染最简便而有效的措施。每天摄入足够水分，以保证足够的尿量和排尿次数；注意个人卫生，尤其是女性，要注意会阴部及肛周皮肤的清洁。

（3）疾病监测指导　指导老年人按时、按量、按疗程服药，勿随意停药，并按医嘱定期随访。教会老年人识别尿路感染的临床表现，一旦发生尽快诊治。

（4）生活方式　指导老年人保持良好的卫生习惯，学会正确清洁外阴的方法，每日清洗外阴，并保持外阴清洁干燥。平时多饮水、勤排尿（2～3h 1 次）、不憋尿，多运动，劳逸结合。注意营养均衡，增强机体抵抗力。与性生活有关者，指导其性交后排尿；膀胱输尿管反流者，养成"二次排尿"习惯，即每次排尿后数分钟再排尿一次。

 案例讨论

患者，女，64 岁。

主诉：突发腰痛、发热，尿频、尿急、尿痛 2 天。

现病史：入院前 2 天劳累后突然出现腰痛、尿频、尿急、尿痛，伴发热，遂到医院就诊，门诊以"急性尿路感染"收入院。

讨论要点

查体：T 39℃、P 128 次/min、R 22 次/min、BP 120/80mmHg，神志清，精神差，心肺无异常，腹软，肋脊角压痛，肾区叩击痛。

辅助检查：尿常规中尿蛋白（＋），尿沉渣白细胞 60 个/HP，红细胞（＋），可见白细胞管型，尿培养菌落计数＞10^5/mL。

问题：

① 对该患者进行护理评估。

② 该患者目前的主要护理问题是什么？依据是什么？

③ 请列出对该患者进行健康教育的主要内容。

第三节　前列腺增生的预防与照护

良性前列腺增生（benign prostatic hyperplasia，BPH）简称前列腺增生，亦称前列腺肥大。病理学表现为细胞增生，而不是肥大，故命名为前列腺增生。良性前列腺增生是老年男性排尿困难原因中最常见的一种良性疾病。

一、发病原因

良性前列腺增生的病因尚未完全清楚。组织学上前列腺增生的发病率随年龄的增长而增加。前列腺间质细胞和腺上皮细胞的相互影响，各种生长因子的作用，随年龄增长而出现的睾酮、双氢睾酮及雌激素水平的改变和失去平衡是前列腺增生的重要因素。受寒、劳累、情绪改变、进食辛辣食物及酗酒等因素，常可使原因病情加重。

1. 机械性梗阻

增大的腺体使尿道弯曲、伸长、受压变窄，尿道阻力增加，成为引起排尿困难或梗阻的机械性因素。

2. 动力性梗阻

前列腺内尤其是围绕膀胱颈部的平滑肌内含有丰富的 α-肾上腺素受体。前列腺增生及α-肾上腺素受体兴奋，致尿道平滑肌收缩，膀胱颈部和后尿道阻力增大造成动力性梗阻。

二、临床表现

1. 尿频

尿频是最常见的早期症状，夜间较明显。早期因增生的前列腺充血刺激引起。随着梗阻的加重，残余尿量增多，膀胱有效容量减少，尿频更加明显。

2. 排尿困难

进行性排尿困难是前列腺增生最重要的症状，发展缓慢。轻度梗阻时排尿迟缓、断续、尿后滴沥；梗阻严重时排尿费力、射程缩短、尿线细而无力，终成滴沥状。

3. 尿潴留

随着膀胱残余尿量的增多，膀胱收缩无力，可导致尿潴留，并可出现充溢性尿失禁。前列腺增生的任何阶段，可因受凉、劳累、饮酒、久坐等使前列腺突然充血、水肿导致急性尿潴留。

4. 其他症状

前列腺增生时因局部充血可发生无痛性血尿。若并发感染或结石，有尿频、尿急、尿痛等膀胱刺激症状。长期排尿困难可引起腹股沟疝、痔与脱肛等。

三、辅助检查

1. 直肠指检

直肠指检是最简单而最重要的诊断方法之一。排尿后直肠指检，检查前列腺表面是否光滑，质地是否变硬，中央沟是否变浅、消失，可做出初步诊断。

2. B超检查

超声检查可以直接测定前列腺的大小、内部结构、凸入膀胱的程度，经直肠超声扫描更为精确。

3. 尿流率测定

可初步判断前列腺的梗阻程度。若最大尿流率<15mL/s，说明排尿不畅；若<10mL/s，则梗阻严重。

4. 血清前列腺特异性抗原（PSA）测定

可筛查前列腺癌或与前列腺癌相鉴别。

四、治疗

1. 非手术治疗

（1）观察随访　无明显症状或症状较轻者，一般无需治疗，但需密切随访。

（2）药物治疗　适用于刺激期和代偿早期的前列腺增生老年人，常用的药物有 α_1 受体阻滞剂（如特拉唑嗪、哌唑嗪及坦索罗辛等）和 5α 还原酶抑制剂（激素类），可改善排尿症状。

2. 手术治疗

前列腺增生梗阻严重、残余尿量较多、症状明显而药物治疗效果不好，身体状况能耐受手术者，应考虑手术治疗。

3. 其他疗法

尿道梗阻较重而又不能耐受手术者，临床上可根据老年人情况选用经尿道激光治疗、经尿道气囊高压扩张术、经尿道高温治疗、微波及射频治疗、前列腺尿道部支架网置入。

五、预防措施

（1）适当运动，避免久坐。选择适合老年人的运动如慢跑、游泳、打太极拳等，以促进机体新陈代谢和血液循环，改善前列腺局部的血液循环，减轻前列腺淤血，有利于保护睾丸功能，延缓睾丸功能衰退。

（2）多饮水、勤排尿，多摄入粗纤维食物，避免辛辣等刺激性食物，以防便秘。

（3）加强个人卫生，特别是会阴部的清洁卫生，预防各种感染。

（4）及时排尿，避免膀胱过度充盈。

六、照护保健

1. 生活照护

（1）嘱患者注意休息，避免受凉。

（2）给予高营养、易消化食物，并辅以粗纤维食品，忌饮酒及刺激性食物；多饮水、勤排尿，保持大便通畅。

（3）嘱患者戒烟，避免术后因咳嗽而增加腹压。

2. 基础护理

（1）引流尿液护理　急性尿潴留者应及时留置导尿管引流尿液。插尿管时，若普通导尿管不易插入，可选择尖端细而稍弯的前列腺导尿管。如无法插入导管，可行耻骨上膀胱穿刺或造瘘以引流尿液。同时做好留置导尿管或膀胱造瘘管的护理。

（2）用药护理　严格按照医嘱给予抗前列腺增生药物，注意观察药物的不良反应，对治疗效果不好者，应遵医嘱做好其他治疗准备。α_1 受体阻滞剂的不良反应主要有头晕、直立性低血压等，应在睡前服用，用药后卧床休息，预防跌倒。服药期间定时测量血压，并观察药物的不良反应。服药后如出现头晕、头痛、恶心等症状须及时告知医师。5α 还原酶抑制剂起效缓慢，在服药 4～6h 后才有明显效果，告知患者应坚持长期服药。

（3）术后康复护理

① 观察病情。密切观察患者意识、生命体征的变化。若发现生命体征改变、引流液颜色为鲜红色，应警惕术后出血，及时通知医师并协助护理。

② 休息和饮食护理。术后取平卧位；术后 6h 即可进流质饮食，1～2 日后可恢复正常饮食。应鼓励患者多饮水，以增加尿量，冲刷尿路。

③ 膀胱冲洗的护理。术后生理盐水持续冲洗膀胱 3～7 日，防止血凝块形成致尿管堵塞。

④ 膀胱痉挛的护理。膀胱痉挛引起阵发性剧痛、诱发出血。前列腺切除术后患者可能因逼尿肌功能不稳定、导管刺激、血块堵塞冲洗管等，发生膀胱痉挛。遵医嘱给予硝苯地平、丙胺太林、地西泮口服，或维拉帕米加入生理盐水内做膀胱冲洗等，均可消除膀胱痉挛，减轻疼痛。

⑤ 预防感染。遵医嘱使用抗菌药物，做好尿道口护理，观察有无畏寒、发热、附睾肿大及疼痛等感染征象。

⑥ 并发症护理。防止术后出血，发现有活动性出血，应及时协助处理；防止便秘，避免用力大便，禁止灌肠或肛管排气，以免刺激前列腺窝引起迟发性出血；指导患者进行腹肌、臀肌及肛门括约肌收缩练习，防止尿失禁。

⑦ 引流管护理。做好三腔气囊导尿管的护理，使其能起到压迫止血、引流尿液和施行膀胱冲洗的作用；保持各种引流管通畅，适时予以拔除。

3. 心理护理

前列腺增生是一种逐渐进行性加重的疾病。受排尿困难、尿潴留、并发尿路感染等影响，患者常烦躁、忧虑及失眠；或因年龄大，担心手术的危险等而产生恐惧，甚至不配合治疗。照护者应理解患者的痛苦，向患者介绍疾病的原因、治疗方法，稳定患者的情绪，使其积极配合治疗和护理，树立战胜疾病的信心。

七、健康指导

（1）生活指导

① 患者注意休息，摄取易消化、高营养食物，并辅以粗纤维食品，忌饮酒及食刺激性食物；多饮水，勤排尿，保持大便通畅。

② 前列腺切除术后 1~2 个月内避免久坐、提重物，避免剧烈活动，如跑步、骑自行车、性生活等，防止继发性出血。

（2）康复指导　对尿失禁的患者，应指导其有意识地进行肛门的舒缩运动，以尽快恢复尿道括约肌功能。

（3）自我观察病情指导　若尿线逐渐变细，甚至出现排尿困难者，应及时就医。附睾炎常在术后 1~4 周发生，若出院后出现阴囊肿大、疼痛、发热等症状应及时就医。

（4）定期复查　定期做尿流动力学、前列腺 B 超检查，复查尿流率及残余尿量。

案例讨论

患者，男，74 岁。

主诉：间歇性排尿不畅，夜尿增多 5 年，加重伴尿线变细，排尿费力 1 月。

现病史：患者于 5 年前无明显诱因出现排尿不畅，呈间歇性，夜尿增多，每晚 4~5 次。近 1 个月来上述症状加重，并出现尿线变细，排尿费力，呈点滴状，有尿意但尿不尽和下腹部胀痛，遂到医院急诊室就诊，门诊为"前列腺增生"收入院。

既往史：有高血压病史 20 年，平时口服硝苯地平缓释片等药物，血压控制可。吸烟 30 年，每天 20~30 支，饮酒 30 年，每天 3~4 两白酒。

查体：T 36.5℃，P 78 次/min，R 18 次/min，BP 160/80mmHg。

神志清楚，双肺呼吸音清，未闻及干、湿性啰音，心率 78 次/min，律齐，全腹软，无压痛及反跳痛，双下肢无红肿。

直肠指检：前列腺显著增大，中央沟变浅。

B 超：前列腺 5.5cm×4.3cm×4.0cm，残余尿量 60mL。

问题：

讨论要点

① 该患者目前可能存在的并发症有哪些？应如何观察？

② 请列出该患者的照护措施。

③ 请给该患者及其家属进行健康教育。

PPT 课件

（黄薇）

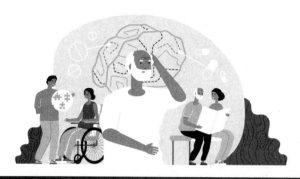

第五章

内分泌系统与代谢性疾病的预防与照护

第一节　概　述

内分泌系统是由内分泌腺，如垂体、甲状腺、甲状旁腺、肾上腺、性腺和胰腺，以及分布在心血管、胃肠、肾、脂肪组织、脑（尤其是下丘脑）具有内分泌功能的组织和细胞组成。内分泌系统和神经系统、免疫系统一起相互调控，使人体各个器官系统的活动能够协调一致，共同承担起机体的代谢、生长、生殖及衰老等生命现象。内分泌器官分泌的激素通过血液循环与靶器官的相应受体相结合，调节机体的新陈代谢，调控机体的身心发展与老化过程，维持人体内环境的稳定。内分泌与代谢系统的活动一旦发生失调，即意味着疾病或衰老的发生。

随着年龄的增长，老年人内分泌腺的结构及功能会发生相应的变化，主要表现有：激素分泌减少、激素的降解降低、靶器官对激素的反应性和（或）敏感性降低。当内分泌腺体功能的变化不能与机体的生理需要相适应时，即表现出相应组织或器官功能的病理状态。

一、下丘脑

下丘脑是人体最重要的神经内分泌组织，是接受人体内外信息的中枢。除肾上腺髓质及松果体等几个少数腺体外，其他几个内分泌腺的调节都是通过下丘脑垂体轴系实现的。随着年龄增长，下丘脑出现退行性变，表现为重量、血供的减少，结缔组织增加及细胞形态的改变。与此同时，老年人下丘脑内的促性腺释放激素（GnRH）活性下降，生长激素释放激素（GHRH）释放减少，垂体对外源性促甲状腺激素释放激素（TRH）刺激反应性下降。而促肾上腺皮质激素释放激素（CRH）的释放增多。

二、垂体

脑垂体包括腺垂体和神经垂体，腺垂体分泌促肾上腺皮质激素（ACTH）、生长激素（GH）、促甲状腺激素（TSH）、催乳素（PRL）、黄体生成素（LH）、卵泡刺激素（FSH）、促脂素（LPH），神经垂体储存抗利尿激素（ADH）以及催产素。

脑垂体随着年龄的增长，重量减轻，血供减少，而结缔组织增加，嫌色性及嗜碱性胞相对增多，嗜酸性细胞相对应减少，外形呈纤维性收缩和皱褶的改变，容易发生垂体腺瘤。随着年龄的增长，老年人垂体分泌激素水平也相应发生改变：老年人血中 ACTH 浓度、昼夜节律变化正常，但肾上腺皮质对 ACTH 的反应性下降；老年男性腺垂体 TSH 储备及应激能力降低；更年期女性 FSH、LH 明显上升，垂体中 FSH/LH 明显增高；GH 分泌量减少，晨间与夜间 GH 值无差异，表明与睡眠有关的昼夜分泌现象消失，老年人高浓度代谢产物如精氨酸刺激的 GH 分泌较中青年减少，GH 对机体生理学影响亦减弱；老年人血清 ADH 浓度下降，同时肾小管对 ADH 的敏感性降低，引起尿浓缩功能减退，从而出现老年人夜尿增多。

三、肾上腺

老年人肾上腺的结缔组织和色素增加，肾上腺皮质出现以纤维化为特征的退行性改变，因此肾上腺皮质腺瘤多见于老年人。老年人肾上腺皮质分泌的昼夜节律维持正常，可皮质醇分泌速率和排泄率均下降，因此老年人应付突发事件的应激能力下降；雄激素的分泌随年龄增长而直线下降，尿中 17-酮类固醇排出量减少；血浆硫酸脱氢表雄酮亦随年龄增长直线下降，部分老年人甚至完全消失；肾素和醛固酮随年龄增长而降低，因此老年人对低盐饮食和利尿剂反应降低；肾上腺髓质分泌的肾上腺素、去甲肾上腺素升高，因此老年人随年龄增长容易出现高血压。

四、甲状腺及甲状旁腺

老年人甲状腺及甲状旁腺随年龄增长而重量减低。滤泡间结缔组织增多，伴纤维化及炎性细胞浸润和结节形成，甲状腺滤泡缩小，滤泡内胶质染色异常。随年龄增长，合成的甲状腺素减少，同时外周组织降解甲状腺素的能力也下降，因此血中甲状腺素仍保持在正常水平；血清三碘甲腺原氨酸（T_3）和血清游离三碘甲腺原氨酸（FT_3）水平随增龄而降低；甲状腺素结合球蛋白（TBG）无增龄变化；老年人甲状腺摄[131]I率与中青年无明显差异；由于老年人相对缺乏钙，维持正常血清钙浓度的甲状旁腺激素（PTH）浓度随年龄增长而上升；老年人由于肾脏缩小，肾脏对 PTH 的反应性降低，PTH 介导的肾脏合成 1,25-二羟胆骨化醇功能受损，1α-羟化酶不能完全活化，血中 $1,25\text{-}(OH)_2D_3$ 减少，从而影响肠道对钙、磷的正常吸收；与年龄相关的甲状旁腺功能增强会降低肾小管对磷的重吸收，因此长期摄入不足、吸收功能损害及肾小管功能障碍可导致低磷血症。因此老年人容易发生矿物质代谢紊乱。

五、性腺

性腺随年龄的改变较为明显：男性睾丸萎缩变小、生精上皮及毛细血管减少，管腔硬化变窄，精囊腺及前列腺重量减轻。女性卵巢随年龄增长而体积缩小、重量减轻，最后缩小为结缔组织。生理功能方面，睾丸分泌的雄激素水平下降，与蛋白质结合的雄激素增加，具有生理活性的游离雄激素减少，从而出现性欲减退、阳痿等；随着卵巢的老化，卵泡对促性腺激素反应能力下降，卵泡发育不良，排卵周期减少，黄体功能不全，从而出现无排卵月经。当雌激素水平下降到不能刺激子宫内膜增生时，月经即终止。雌激素、孕激素分泌不足会造成下丘脑-垂体-卵巢间的平衡失调，引起自主神经功能紊乱、新陈代谢障碍、雌激素靶器官萎缩及相应器官功能的退行性变，最终出现躯体及精神症状，即为更年期综合征。

六、胰腺

胰腺的内分泌功能单位是散在的胰岛细胞群。随着年龄的增长，胰岛 α 细胞增多，胰岛 β 细胞减少；胰岛增生能力随增龄而下降。体内血糖水平也逐渐升高，糖耐量呈进行性减退，然而血浆胰岛素水平不仅没有下降，反而升高。原因如下：胰岛素抵抗、胰岛素未能充分利用，或胰岛细胞对葡萄糖的敏感性下降；老年人肥胖及对脂肪代谢能力降低，常伴高脂血症，血中游离脂肪酸含量增多，损害外周组织对糖的利用，并促进肝糖的产生；肌肉组织容量减少，糖原储存不足；老年人体力活动减少、基础代谢率下降，机体对糖的需要和利用减少；某些药物会影响胰岛素的代谢。因此，老年人更易患上糖尿病，大多属于 2 型糖尿病。

七、水-电解质代谢

水、电解质是人体内环境的重要组成部分，人体有很强的自我调节能力以维持其动态平衡，但正常老化可影响水和钠调节的能力。老年人肾小管老化，肾浓缩尿功能下降；肾小管对 ADH 的敏感性降低，ADH 分泌增加，血中 ADH 相对较多，使低钠血症的发生率增加；老年人血液中基础心房钠尿肽（ANP）水平增高；肾素和醛固酮水平下降；因此老年人口渴反应较迟钝。机体总钾的 $60\% \sim 75\%$ 存在于肌肉细胞中，随着老化进展，老年人肌肉组织减少，故体内钾总量减少，可交换钾量也相应减少；肾脏保钾功能受损，老年人中常见低钾血症，特别是急性疾病时，钾摄入减少、恶心、呕吐、应用噻嗪类及袢利尿剂时更易发生。但老年人肾脏功能减退，肾素-血管紧张素-醛固酮系统活性减弱，钾摄入过多又存在高钾血症的危险。

八、酸碱代谢

老年人各器官功能随增龄而减退，酸碱平衡调节系统也随之受损，可发生各种类型的酸碱平衡紊乱：老年人肺活量减少，对缺氧和高碳酸血症的反应减弱，容易出现呼吸性酸中毒；老年人各组织相对缺氧，疾病状态下非挥发性酸产生增多、肾功能下降导致酸性产物排出减少，易导致代谢性酸中毒；老年呼吸衰竭患者，二氧化碳潴留失代偿基础上合并严重缺氧，可在呼吸性酸中毒基础上合并代谢性酸中毒；老年人有效循环血量减少、长期使用利尿剂，可导致低钾低氯性碱中毒，出现神经肌肉兴奋亢进，严重时可出现手足搐搦；当老年人合并多种严重疾病时，各个缓冲系统及其代偿机制常同时发生障碍，容易发生混合性酸碱平衡紊乱，多器官功能衰竭，导致病死率增高。

九、物质代谢

老年人蛋白质分解增强而合成减弱，由于消化功能、肾功能减退及肝脏解毒排毒能力减弱，老年人通常不能耐受过多的蛋白质摄入，容易发生负氮平衡，表现为消瘦及恶性营养不良。具有特殊功能的蛋白质如免疫球蛋白、血红蛋白、转运蛋白、受体蛋白、各种酶等含量降低，白蛋白的转换率及合成率减低，蛋白解毒和适应代谢酶的诱导时间延长。老年人对糖类的代谢能力减弱，容易发生糖代谢异常，表现为葡萄糖耐量减低和糖尿病患病率增加。但饥饿时老年人脂肪动员减慢，易发生低血糖。

老年人体内脂肪组织增加，胆汁酸减少，酯酶活性降低，对脂肪的消化功能下降，老年人容易出现胆固醇、甘油三酯和低密度脂蛋白增高，高密度脂蛋白降低，从而引起不同程度的胰岛素抵抗及心脑血管疾病。

总之，随着人体的不断老化，人体内环境稳定机制及储备功能下降，抵抗力减弱，机体活动及适应能力下降，老年人内分泌与代谢系统亦发生相应的病理生理变化，构成了老年人内分泌代谢疾病的发病基础。

第二节　糖尿病的预防与照护

糖尿病（diabetes mellitus，DM）是一组由胰岛素分泌相对或绝对不足和（或）胰岛素作用缺陷所引起以慢性血葡萄糖（简称血糖）水平增高为主要特征的代谢异常综合征。长期碳水化合物、脂肪及蛋白质代谢紊乱引起多系统损害，导致多器官系统的慢性进行性病变、功能减退甚至衰竭；病情严重或应激状态下可发生急性代谢紊乱，如糖尿病酮症酸中毒（DKA）、高血糖高渗状态（HHS）等。老年人糖尿病是指 60 岁后发病，或青年、中年发病延续到老年的糖尿病患者。本病使患者生活质量降低，寿命缩短，病死率增高，因此要积极防治。

一、糖尿病分型及发病原因

1. 临床分型

糖尿病已成为一种世界范围的常见慢性病，随着时间推移，糖尿病分型在不断改进，2019 年 WHO 最新的临床分类法如下。

（1）1 型糖尿病　此型因免疫介导胰岛 β 细胞大量破坏，导致胰岛素绝对缺乏。该型常见于儿童和成年早期。特征性的症状较重，需要用胰岛素治疗。

（2）2 型糖尿病　此型占糖尿病患者总数的 90%～95%，不同程度的胰岛 β 细胞功能障碍和胰岛素抵抗是发病基础，患者体内可产生一定量的胰岛素，但数量不足或胰岛素不能有效发挥作用。该型以中老年发病为主，遗传性较强，患者通常超重或偏胖，特征性症状较轻，有部分患者体检发现血糖升高，大多数患者通过饮食调节或加用口服降糖药即能控制。

（3）混合型糖尿病　包括缓慢进展的免疫介导成人糖尿病和酮症倾向的 2 型糖尿病。缓慢进展的免疫介导成人糖尿病与成人中缓慢进展的 1 型糖尿病相似，代谢综合征更明显，有单一的谷氨酸脱羧酶自身抗体。有酮症倾向的 2 型糖尿病表现为酮症和胰岛素缺乏，但后者不必用胰岛素。

（4）其他类型的糖尿病　胰腺疾病：如胰腺炎、胰腺肿瘤等继发糖尿病。内分泌疾病：如甲状腺功能亢进、肢端肥大症、肾上腺皮质功能亢进等继发糖尿病。某些药品所致糖尿病：如利尿药、泼尼松、异丙嗪、苯妥英钠、吲哚美辛、异烟肼等可引起血糖升高。

（5）妊娠期首次发现高血糖　部分妇女在妊娠期会出现血糖值的异常，包括妊娠期糖尿病和妊娠期高血糖。分娩后如不能恢复正常水平，则为糖尿病。

2. 发病原因

糖尿病的病因及发病机制复杂，至今尚未完全阐明。目前公认糖尿病是多因素、多病因引起的综合征，是遗传、自身免疫及环境因素共同参与的结果。

（1）遗传因素　遗传因素在 2 型糖尿病的发病中比 1 型糖尿病占有更大的比重，研究发现，单卵双生子常可同时或先后发病；双亲中患有 2 型糖尿病，其子女患病的风险为 5% ～ 10%，提示遗传因素在糖尿病的发病中占重要地位。

（2）饮食习惯　饮食习惯与糖尿病的发病也有一定的关系。流行病学研究表明，肥胖、高热量饮食、体力活动减少等因素都会导致胰岛素分泌缺陷和胰岛素抵抗。

（3）感染等应激因素　各系统的感染性疾病、肺结核、心肌梗死、脑卒中、创伤、麻醉、外科手术，甚至精神创伤或长期精神紧张等应激因素，在糖尿病遗传因素的基础上，都可能成为糖尿病常见的诱发因素。

二、临床表现

1. 代谢紊乱症候群

由于胰岛素相对或绝对的不足，糖尿病患者摄入的葡萄糖不能完全利用，出现以高血糖为主要表现的一系列代谢紊乱症候群。典型表现为多尿、多饮、多食、消瘦，称"三多一少"。

（1）多尿　因胰岛素不足，大量葡萄糖无法代谢，通过尿液排出，形成渗透性利尿。排糖越多，尿量越多。每日尿量可达 3000 ～ 6000mL。

（2）多饮　由于多尿，水分丢失过多导致体内脱水，引起烦渴多饮，排尿越多越口渴，饮水也越多。

（3）多食　患者体内的葡萄糖不能完全被利用而从尿中排出，致使机体缺乏能量，感觉饥饿引起食欲亢进。

（4）消瘦　机体不能充分利用葡萄糖，脂肪、蛋白质被动员分解，消耗增多，患者逐渐消瘦、体重减轻。

（5）乏力　机体不能正常利用葡萄糖并有效地释放出能量，同时脂肪及蛋白质消耗增多，水、电解质代谢失衡，患者会出现全身乏力，精神萎靡等症状。

相当一部分老年糖尿病患者症状不明显，甚至毫无表现，一方面因为老年人肾糖阈升高，多尿不明显；另一方面老年人渴感随年龄增长而受损，多饮也不明显。因此这部分患者在常规体检或因其他疾病检查时才发现有糖尿病。有的老年人可因急性并发症而就诊。

2. 糖尿病慢性并发症

由于胰岛素还参与脂肪和蛋白质的代谢，以及水电解质的代谢。因此，除代谢紊乱症候群外，糖尿病患者还有可能出现一系列急性或慢性并发症。糖尿病慢性并发症可累及全身各系统和（或）器官，常表现出心脑、肾、眼、血管、神经、皮肤等病变的并发症。

（1）大血管并发症　大血管病变主要是大、中动脉粥样硬化，主要侵犯主动脉、冠状动脉、大动脉、肾动脉和肢体动脉等，从而引发冠心病、脑卒中、肾动脉硬化，肢体主要是下肢动脉硬化，严重供血不足可致肢端坏疽（糖尿病足）。

（2）微血管并发症

① 眼部病变。视网膜病变是糖尿病最常见的微血管并发症。病程超过 10 年的患者，半数以上出现不同程度的视网膜病变，是失明的主要原因。检眼镜检查发现早期表现为视网膜小静脉扩张和微血管瘤，随后可见视网膜出血、水肿、微血管渗出，后期则因玻璃体积血或视网膜剥离而失明。此外，糖尿病还可引起白内障、青光眼、虹膜睫状体病变等。

② 糖尿病肾病。肾小球毛细血管硬化是主要的糖尿病微血管病变。常见于糖尿病病史超过 10 年的患者，是 1 型糖尿病患者的首位死亡原因。在 2 型糖尿病中严重性仅次于心脑血管疾病。患者肾功能逐渐减退，最终发生肾衰竭。

③ 糖尿病神经病变。神经病变以周围神经病变最常见，常为对称性，多发性病变，下肢重于上肢。感觉神经最先受累，常见袜套或手套状的肢端感觉异常，如麻木、针刺、灼热或如踏棉花感，继之痛觉过敏，出现肢体的隐痛或烧灼样痛，夜间或寒冷季节加重。后期可有运动神经受累表现，如肌张力减弱、肌力减弱，甚至肌萎缩、瘫痪。神经系统检查早期腱反射亢进，后期减弱或消失，触觉和温度觉有不同程度降低。也可见自主神经功能的损害，且较早发生，影响胃肠、心血管、泌尿系统和性器官功能。如瞳孔改变（不规则缩小、光反射消失，调节反射存在）；胃肠功能障碍（胃轻瘫、腹泻、便秘等胃肠功能失调）；直立性低血压、尿潴留、尿失禁、阳痿等泌尿生殖系统功能障碍表现。

3. 糖尿病急性并发症

（1）感染　糖尿病患者蛋白质合成减弱，组织修复和抵抗力下降，常反复发生皮肤疖、痈等化脓性感染，甚至引起败血症或脓血症。足癣、体癣等真菌感染也较常见，女性患者常合并真菌性阴道炎。肺结核发病率高，进展快，并容易扩散。肾盂肾炎和膀胱炎为泌尿系最常见的感染，尤其多见于女性。

（2）低血糖　低血糖是老年糖尿病患者治疗过程中最严重的急性并发症之一。低血糖与口服降糖药有关，由于胰高血糖素降低，机体对低血糖的警觉性下降，患者不容易觉察自己出现了低血糖症状。随着年龄的增长，致命性低血糖的危险性呈指数性增加。

（3）酮症酸中毒　当患者处于应激状态或糖尿病病情加重时。大量脂肪分解代谢产生酮体（包括乙酰乙酸、β 羟丁酸、丙酮酸），当酮体超过外周组织所能利用的量时，血液中的酮体升高，尿中也出现酮体，这些酮体均为较强的有机酸，会大量消耗体内的储备碱。若代谢紊乱进一步加剧，血酮体浓度继续升高，当超过体内酸碱平衡调节能力时，便产生代谢性酸中毒。

引起糖尿病酮症酸中毒的诱因包括感染、胰岛素治疗中断或剂量不足、饮食不当、创伤、手术、妊娠和分娩等，常见于 1 型糖尿病。早期酮症阶段为原糖尿病"三多一少"症状加重，血糖 16.7～33.3mmol/L；进一步发展则出现头痛、嗜睡或烦躁，呼吸深快有烂苹果味（丙酮味）；进而表现为严重脱水，尿量减少、皮肤黏膜干燥、眼球下陷、脉细速、血压下降、四肢厥冷；最终各种反射迟钝或消失，进入昏迷，甚至死亡。

（4）非酮症高渗性昏迷　非酮症高渗性昏迷简称高渗性昏迷，多见于2型糖尿病老年患者，发病前多无糖尿病史或症状轻微。患者有严重高血糖，血糖大于33.3mmol/L，血浆渗透压增高而无显著的酮症酸中毒。表现为嗜睡、幻觉、定向障碍、抽搐、偏瘫，甚至昏迷。该病病情危重，病死率高。

4. 糖尿病足

因下肢末梢神经病变、血管病变导致供血不足、细菌感染等多种因素，引起足感觉异常、感染、溃疡或深层组织破坏等病变，称为糖尿病足。足部溃疡最常见，溃疡常较深，无痛，不易愈合，是糖尿病患者截肢、致残的主要原因。

三、辅助检查

口服葡萄糖耐量试验（OGTT）用于空腹血糖高出正常范围，但未达到诊断糖尿病标准者。WHO推荐成人口服75g无水葡萄糖，溶于250～300mL水中，5min内饮完，2h后测血糖。OGTT：2h PG≥11.1mmol/L（≥200mg/dL）为诊断糖尿病的主要指标之一。

（1）有典型的临床表现"三多一少"，随机血糖≥11.1mmol/L，经重复一次检查，证实无误者，可诊断为糖尿病。

（2）无论有或无典型症状，空腹血糖≥7.0mmol/L，经重复一次检查，证实无误者，可诊断为糖尿病。

（3）对于没有明显症状，空腹血糖或餐后随机血糖都未达到上述标准的可疑糖尿病患者应做葡萄糖耐量试验。

四、治疗

1. 饮食疗法

控制饮食是治疗糖尿病患者的基础疗法，应严格和长期做好饮食控制。饮食疗法的原则是在考虑减轻胰岛负担同时，保证机体正常生活和工作的需要，使体重恢复到标准体重范围。主要是指饮食摄入的总热量及其来源的分配比例。肥胖者饮食总热量要少些，消瘦者总热量可适当放宽些。

糖尿病的饮食控制是一个艰难而漫长的过程，需要通过理想体重的计算，设定总热量，糖类、蛋白质和脂肪应合理搭配，从而达到控制血糖的目的。糖尿病患者必须清醒地认识到饮食控制的重要性。

2. 运动疗法

运动疗法能够增强周围组织对胰岛素的敏感性，改善糖代谢，降低血糖；加速脂肪分解，减少脂肪堆积；增强心肺功能，加速机体代谢；增强体质和运动能力；提高精神耐受力，改善脑神经功能。

选择步行、慢跑、骑自行车、跳健身操、打太极拳、打球及家务劳动等有氧运动，对糖尿病患者较为适合，其中散步较安全，容易坚持，可作为首选方式。大多数轻型糖尿病，尤其是血糖在16.7mmol/L以下的肥胖者为首选适应证；1型糖尿病患者，病情控制稳定者也可与其他治疗同时应用。

运动前，尤其是老年人应做必要的医学检查，包括糖尿病有关检查及心、肺、肝、肾功能、眼底等检查；运动前先做准备运动，防止骨骼、肌肉及软组织损伤及意外；运动中做好防护，观察运动的反应，必要时监护心率、血压、心电图或在医师指导下进行。

3. 药物疗法

（1）口服降糖药　包括胰岛素促泌剂、双胍类、噻唑烷二酮类和 α 葡萄糖苷酶抑制剂。

① 磺脲类。作用机制是刺激胰岛 β 细胞分泌胰岛素，从而降低血糖；同时还有改善胰岛素敏感性的胰外效应。适用于 2 型糖尿病患者经饮食和运动疗法血糖控制不理想者。代表药物格列吡嗪、格列喹酮、格列美脲。副作用主要是低血糖，与剂量过大、饮食不配合或使用长效制剂等有关。其他副作用还有胃肠道反应、肝功能损害、白细胞减少、粒细胞缺乏、皮疹等。

② 双胍类。降血糖机制为促进肌肉等外周组织摄取葡萄糖，加速无氧糖酵解和抑制葡萄糖异生，延缓葡萄糖在胃肠的吸收，与磺脲类及胰岛素合用有协同作用。适用于症状轻、体型肥胖的 2 型糖尿病患者，也可与胰岛素联合应用于 1 型糖尿病患者。本类药物对正常血糖无降低作用，单独应用不会引起低血糖，代表药物为二甲双胍。

③ 噻唑烷二酮类。主要是通过激活过氧化物酶体增殖物激活受体 γ 起作用，称为胰岛素增敏剂，可明显减轻胰岛素抵抗，刺激外周组织的葡萄糖代谢，降低血糖。适用于肥胖、胰岛素抵抗明显的 2 型糖尿病患者。代表药物为罗格列酮、吡格列酮。

④ α 葡萄糖苷酶抑制剂。主要作用机制是延缓碳水化合物的吸收，从而降低餐后血糖。适用于空腹血糖正常或不太高。但餐后血糖明显升高的 1 型糖尿病和 2 型糖尿病患者。代表药物为阿卡波糖。

（2）胰岛素治疗　适用于 1 型糖尿病患者、经口服降糖药治疗未获得良好控制的 2 型糖尿病患者，以及各种急性并发症及应激状态的糖尿病患者。胰岛素治疗也应在一般治疗和饮食治疗的基础上进行。按胰岛素起效快慢和维持作用时间可分为短效、中效和长效三类。根据患者的具体病情选择胰岛素的种类及其搭配方案，并监测血糖，适时调整。

五、预防措施

（1）定期体检　糖尿病是老年人的常见病，但因为老年人肾糖阈升高，多尿不明显；老年人渴感随年龄增长而受损，多饮也不明显；饥饿常被认为是药物的副作用或是由胃肠疾病如消化性溃疡等所导致。因此，应加强老年人糖尿病知识的宣传，40 岁以上应定期体检，特别是家族中有糖尿病者，更应该提高警惕。

（2）坚持锻炼　老年人体力活动减少，碳水化合物摄入过多，则葡萄糖可转化变成脂肪储存起来，会导致肥胖。肥胖者脂肪组织等细胞膜上胰岛素受体数及亲和力下降，对胰岛素不敏感，从而使血糖利用减少，发生高血糖。运动能够增强外周组织对胰岛素的敏感性，改善糖代谢，降低血糖；加速脂肪分解，减少脂肪堆积；增强心肺功能，加速机体代谢；增强体质和运动能力；提高精神耐受力，改善脑神经功能。每日坚持锻炼，如散步、慢跑、打拳等运动，增加体力活动，可控制体重，并促进葡萄糖的利用，减少胰岛素需要量。

（3）注意饮食　老年人适宜低糖饮食，建议食物中含一定量的粗纤维，控制总热量及脂肪，限制高胆固醇类食物。根据老年人的体重及基础疾病状况，进行饮食结构和数量的调整，预防糖尿病的发生。

六、照护保健

1. 生活照护

（1）饮食护理　饮食疗法是糖尿病的基础治疗方法，应贯穿于糖尿病患者健康的全过程。照护人员应对患者及家属进行正确的饮食指导，以"在规定的热量范围内，达到营养平衡的饮食"为原则，以维持合理体重和营养状态，预防或推迟并发症的发生。

饮食治疗的关键在于控制总热量。提倡食用粗谷类和适量杂粮、绿叶蔬菜、豆类及含糖成分低的蔬菜水果等；限制酒及甜食，包括各种糖及糖制品、甜点心、含糖饮料等；忌油炸、油煎食物。每日摄取的蛋白质中，动物蛋白应占总量的 1/3，以保证必需氨基酸的供给。炒菜宜用植物油，每日摄取食盐应限制在 6g 以下，少食动物内脏、蟹黄等高胆固醇食物，以免加速心、肾血管并发症的产生。饮食中应增加纤维的含量，纤维素可促进肠蠕动，防止便秘，同时可延缓食物的消化吸收，降低餐后血糖峰值，每日饮食中纤维素的含量不宜低于 40g。以上的饮食治疗方案仅是推荐量，在照护过程中应观察患者并按实际效果作必要调整。如肥胖患者在治疗措施适当的前提下体重不下降，应进一步减少饮食总热量。又如体形消瘦的患者，如治疗中体重有所恢复，其饮食方案也应作适当调整，以避免体重继续增加。

糖尿病患者宜少食多餐，一日不少于 3 餐，一日 3 餐的食物可以按以下比例分配：1/5、2/5、2/5 或 1/3、1/3、1/3；最好一日 6 餐，即除 3 餐外，上午、下午及睡前进食（保证总量不变），安排间餐；强调规律进食；少吃或不吃零食；严格执行，长期坚持。

（2）运动护理　老年糖尿病患者应进行适度运动，应根据老年患者的身体状况、病情程度及有无并发症等制订运动方案。一般从短时间、小运动量开始，循序渐进。建议餐后 1～1.5h 进行运动，运动前或运动中可适量加餐（如 3～4 块苏打饼干或 1 个水果）。运动后监测血糖观察是否稳定。可随身携带糖果，以防低血糖发生。运动过程中如出现呼吸费力、头晕、大汗、胸前压迫感等现象应立即停止运动。提醒患者随身携带糖尿病信息卡，便于意外时准确急救。同时注意双足的保护，鞋袜要宽松柔软、合脚，每次运动前要仔细检查双足皮肤有无破损溃疡，鞋内有无异物，避免误伤双足。老年患者运动时，最好有陪同人员，以防意外，便于急救。

2. 基础护理

（1）病情观察和对症处理

① 定时监测血糖，随时掌握病情。糖尿病患者血糖测定十分重要。测量早、中、晚三餐前和三餐后 2h 及睡前的血糖，并正确记录。居家血糖监测一般建议患者购买血糖仪采用指血测定，测量指尖血糖的方法简单且易操作。定期测量血糖并做好记录，门诊随诊时交给医师作为治疗参考。无条件购买血糖仪的患者可定期门诊随诊。

② 观察代谢改变的症状、体征及处理方法。

A. 低血糖反应。对于药物治疗的糖尿病患者，如出现疲乏、饥饿、出汗、恶心、呕吐、脉速、面色苍白、手抖，甚至嗜睡、烦躁、唇舌麻木、视物模糊或复视、反应迟钝、行为改变，出现进行性躯体移动不协调或缓慢时，应警惕低血糖反应。应及时报告医师，并给患者口服含 15～20g 糖的食物，如糖水、果汁或其他易吸收的碳水化合物。每 15min 监测血糖 1 次，如治疗无效，再次口服糖。必要时给予静脉注射 50% 葡萄糖 20～60mL。

B. 高血糖反应。糖尿病患者如出现多饮、多食、多尿、恶心、呕吐、视物模糊或复视，严重者有头痛、腹痛、嗜睡、虚弱、皮肤潮红、呼吸深快、脉搏细数、体温升高，甚至出现丙酮味呼吸、低血压、进行性昏迷等症状，应警惕高血糖反应。该类患者如处于清醒状态，可以喝不含糖饮料，以降低高渗状态，并及时请示医师给予相应处理。

（2）糖尿病患者足部的护理　糖尿病足是一种常见并非常棘手的并发症，特别是老年患者伴有进行性动脉血管硬化症，导致肢端血运障碍及末梢神经功能障碍，容易发生足部溃疡或坏疽等。因此，应做好足部保健，预防小腿及足部的感染。可以每天温水泡脚、按摩以增加足部血液循环，剪趾甲时注意勿将趾甲剪得过深，预防甲沟炎的发生，如长老茧或鸡眼，要慎重处理，必要时请医师切除，不要私自用锐器抠挖。患者平时应穿合脚舒适的鞋袜，经常进行足部运动，以改善下肢血液循环。若发现疼痛，颜色和温度变化或有感染症状，应及时就医。

（3）定期复诊　每1～2个月定期复诊，带好病历及糖尿病记录表，以供医师参考，必要时调整治疗方案。每1～2年住院全面检查，并规律监测血糖，着重了解血脂水平、心、肾、神经功能和眼底情况，以尽早发现并发症，给予相应处理。嘱咐患者如有不适需及时就诊。

（4）用药照护

① 胰岛素促泌剂。均应在饭前服用，避免同时使用两种胰岛素促泌剂，因不能增加效果，反而导致副作用发生率增加。胰岛素促泌剂的主要不良反应是低血糖反应，特别是肝肾功能不全者和老年患者更容易发生，其他不良反应有胃肠道反应，偶有药物过敏，如皮肤瘙痒和皮疹。

② 双胍类药（二甲双胍）。宜餐中服用，双胍类药物主要副作用为食欲减退、恶心呕吐、口干、口苦等，偶有过敏反应。因双胍类药物会促进无氧糖酵解，从而产生乳酸，在肝、肾功能不全，休克或心力衰竭患者中可诱发乳酸性酸中毒，需要关注。

③ α-葡萄糖苷酶抑制剂（阿卡波糖）。饭前1min或吃第一口饭后服，单独使用不会引起低血糖反应，但需要注意，当与磺脲类药物或胰岛素合用发生低血糖时，进食淀粉类食物无法缓解低血糖反应，应直接服用糖水，严重者应立即静注50％葡萄糖注射液60～100mL。

④ 胰岛素。根据胰岛素作用起始时间、作用高峰和持续时间的不同，胰岛素可分为短（速）效、中效和长（慢）效三种类型。使用胰岛素时需注意以下几点。

A. 准确执行医嘱，做到制剂种类正确，剂量准确，按时注射。

B. 胰岛素多采用皮下注射方法，注射部位以皮肤松弛处为宜，一般在上臂三角肌、臀部、腹壁、大腿等处，患者自己注射以臀部或腹部比较方便；注射部位应经常替换以免形成局部硬结或皮下脂肪萎缩，影响药物吸收及疗效。

C. 原则上2周内不要在同一点上注射2次或以上；注射胰岛素的时间，普通胰岛素在餐前30min皮下注射，低精蛋白锌胰岛素或精蛋白锌胰岛素一般餐前1h注射。

D. 胰岛素储存的温度不可低于2℃，或大于30℃，避免剧烈晃动。

E. 胰岛素的主要不良反应为低血糖反应，主要与胰岛素使用剂量过大有关；其次是胰岛素过敏，主要表现为注射局部瘙痒、荨麻疹等，全身性皮疹少见，严重过敏反应（如血清病、过敏性休克）罕见。

F. 对过敏反应者，立即更换胰岛素制剂，同时使用抗组胺药、糖皮质激素等抗过敏治疗，严重者需停止或中断胰岛素治疗。

3. 心理护理

糖尿病患者的心理会根据病情变化出现不同的表现。早期患者会由于饮食的改变、需要长期服药或胰岛素注射而感到烦恼，甚至会认为家人是虐待自己。部分患者会对低血糖症状及各种合并症防治措施所致副作用产生恐惧心理，从而对生活失去信心，也有部分患者会认为血糖高没有不适感，认为糖尿病对生活没有任何影响，认为医师是夸大病情，因此不愿意改变饮食和服药。对于早期病患者，需要了解患者及家属的真实想法及心理，针对性进行健康宣教和心理安抚，及时将糖尿病的基本知识和预后告知患者和家属，使他们了解糖尿病虽不能根治，但可通过饮食控制、终身治疗、规律生活和适当体育锻炼而避免并发症的发生。和患者一起制订饮食方案及运动方案，指导患者进行血糖监测，提醒患者规律用药。让患者养成良好的生活节律。

在疾病防治过程中，要适时评估患者和家属对疾病的想法，对生活的信心；鼓励患者及家属讲出自己的感受，耐心听取患者提出的问题，关心和理解患者，强调饮食控制、规律运动和自我监测血糖的重要性；与患者及家属共同商讨饮食、运动计划，鼓励患者亲属和朋友多给予亲情和温暖，使患者获得感情上的支持；可以在老人院组建糖尿病病友会，让糖尿病患者现身说法，相互鼓励，从而增强战胜疾病的信心，使患者以良好的心理状态配合做好糖尿病的规律治疗。

七、健康指导

（1）疾病知识宣教　向糖尿病患者及家属宣传糖尿病病因、发病机制、临床表现、治疗和预防知识，使患者了解糖尿病发病的高危因素，明确糖尿病对身体的损害，并指导糖尿病的饮食调节和运动方案的制订。

（2）指导老年人预防疾病　对于血糖正常的老年人，也应该普及糖尿病知识，并告诫老年人需要清淡饮食，少食甜食，根据身体情况适量运动，定期体检。对患病老人要指导其饮食调节，使其掌握定期监测血糖、尿糖的重要性及测定技术，了解糖尿病控制良好的标准。掌握口服降糖药的使用方法及不良反应，注射胰岛素的方法及低血糖的反应判断和应对措施。了解饮食控制在病情控制、并发症防治中的重要作用，掌握饮食调节的具体要求和措施，指导患者自己计算食物能量，并长期坚持。指导患者掌握体育锻炼的具体方法及注意事项。让患者知道情绪、精神压力对疾病的影响，指导患者正确处理疾病所致的生活压力。

（3）自我监测血糖　让患者明确定时监测血糖的重要性，建议患者自行采购血糖仪，自己采集指尖血液监测空腹血糖及餐后血糖，每2～3个月到医院复查糖化血红蛋白，以了解病情控制情况，及时调整治疗方案。让患者及家属了解低血糖发生的症状，了解低血糖危害，明确低血糖急救措施。每1～2年定期全身检查，以便尽早发现并发症，并及时治疗。教导患者外出时随身携带糖尿病记录卡，以便紧急情况时及时抢救。

📖 案例讨论

李大爷，75岁。

主诉：多饮、多食、多尿，伴体重下降15年，加重伴心悸、乏力、多汗2h。

现病史：15年前无明显诱因出现多饮、多食、多尿，伴体重下降，在当地医院住院检查，空腹血糖9.8mmol/L，确诊为2型糖尿病，并进行10天的胰岛素强化治疗后，改口服二甲双胍、格列齐特等药物治疗。血糖控制良好。5年前逐渐出现手脚麻痹、蚁爬感，加用甲钴胺治疗后缓解。半年前逐渐出现视物模糊、双下肢麻痹，走路一段时间出现疼痛，需要休息后才能继续行走，自觉可忍受，未就医。入院前2h服药后觉得饭菜不合胃口，没怎么吃饭，出现心悸、头昏、乏力、多汗、饥饿感。遂来医院就诊，门诊以"糖尿病、低血糖"收入院。

既往史：否认高血压、冠心病、高血脂病史。抽烟10余年，发现糖尿病后已戒烟。无饮酒史，无药物过敏史。

查体：T 36.0℃，P 96次/min，R 20次/min，BP 135/86mmHg。

神志清楚，双手湿冷，双肺呼吸音清，未闻及干湿性啰音，心率96次/min，律齐，全腹软，无压痛，未触及包块，双下肢无水肿，感觉减退。

　　问题：

　　① 李大爷今天的不适感最大可能是发生了什么？如何确定和处理？

　　② 请为李大爷制订完善的照护计划。

　　③ 如何对李大爷及家属进行健康教育？

讨论要点

第三节　血脂异常的预防与照护

　　血脂异常是指血浆中脂质的量和质的异常。由于脂质为脂溶性物质，在血浆中必须与蛋白质结合为脂蛋白的形式存在，故血脂异常实际上表现为脂蛋白异常血症。

一、发病原因

　　（1）原发性血脂异常　大多数原发性血脂异常原因不明，病例呈散发性，目前认为是多基因性遗传与环境因素综合作用引起的。也有家族性的脂蛋白异常血症是由基因缺陷导致的，例如家族性高胆固醇血症是由于低密度脂蛋白（LDL）受体缺陷影响了 LDL 的分解代谢。

　　（2）继发性血脂异常　由全身系统性疾病，如糖尿病、肝病、甲状腺疾病、肾脏疾病、肥胖症、痛风等引起的继发性血脂异常。某些药物也会引起血脂的异常，如噻嗪类利尿药、β受体阻滞剂等，长期大量使用糖皮质激素可促进脂肪分解。

二、临床表现

1. 临床分型

　　根据血清总胆固醇、甘油三酯测定结果，高脂血症可以分为以下 3 种类型。

　　（1）高胆固醇血症　血清总胆固醇含量增高，超过 5.2mmol/L，而甘油三酯＜1.7mmol/L，即甘油三酯含量正常。

　　（2）高甘油三酯血症　血清甘油三酯含量增高，超过 1.7mmol/L，而总胆固醇＜5.2mmol/L，即总胆固醇含量正常。

　　（3）混合性高脂血症　总胆固醇超过 5.2mmol/L，甘油三酯超过 1.7mmol/L，即血清总胆固醇和甘油三酯含量均升高。

2. 临床特征

　　（1）血脂　测定空腹状态下 TC 和 TG 水平，以证实高脂血症的存在。TC 是血清所有脂蛋白中胆固醇的总和，而 TG 则是所有脂蛋白中甘油三酯的总和。两者均可随年龄增长而升高，女性略高于男性，目前认为 TC 的正常值为＜1.7mmol/L，而 TG 的正常值为＜5.2mmol/L，超过此范围则视为升高。

　　（2）脂蛋白　禁食 12～14h 后抽血，将血浆放置在 4℃环境下过夜，然后观察其分层现象及混浊度，初步评估血浆中脂蛋白的变化情况。TC 和 TG 值明显异常时，做脂蛋白电泳判断血脂异常的类型。

三、治疗

　　高脂血症的治疗目的是通过综合措施调节血脂，预防动脉粥样硬化的发生发展，降低冠状动脉粥样硬化性心脏病和心肌梗死的发病率和死亡率。

1. 改变不良生活方式

饮食调节是治疗血脂异常的基础，需长期坚持。根据患者血脂异常的程度、分型以及性别、年龄和劳动强度等制订食谱。要注意限制总热量，避免高胆固醇饮食，避免高饱和脂肪酸，多摄取不饱和脂肪酸食品，限制糖类等。对体重超重的老年人，应在医师指导下逐步减轻体重，以每月减重 1～2kg 为宜。降体重时的饮食原则是低脂肪、低糖、高蛋白饮食。戒烟，因为吸烟可使血管收缩，血液黏稠度增加。适当地运动，如散步、慢跑、游泳、练太极拳和气功等可以增强心肺功能，加快血液循环，有利于甘油三酯的运输和分解，从而降低血中的脂质。

2. 药物治疗

调脂药物主要是通过阻止脂质或胆酸从肠道的吸收，并促进排泄，或抑制体内脂质的合成或加速其降解代谢，增强脂质代谢中有关酶或受体的活性。常用的调脂药物有阿托伐他汀、辛伐他汀、非诺贝特、烟酸、脂必妥等。

平常可以适当补充维生素制剂，如金施尔康，它除了含有维生素 C 和烟酰胺外还含有丰富的抗氧化元素，如 β 胡萝卜素、硒、锌等，对于降低血脂有积极的预防和辅助治疗作用。

四、预防措施

（1）饮食调节　一般老年人每日摄入 1480kcal（1kcal＝4.186kJ）热量即可满足身体需要。饮食上提倡杂食，吃豆腐、豆浆等豆制品，有利于预防血脂异常。新鲜绿叶蔬菜、水果富含维生素 C，可以降低胆固醇，增强血管弹性，减轻或防止动脉粥样硬化。以"早吃好、午吃饱、晚吃少"为原则，晚餐宜清淡，不宜吃过于油腻和含糖过多的食品。

（2）保持心境平和　情绪也会影响血脂的代谢。紧张、抑郁、焦虑等情绪会导致大脑功能失调，中枢神经兴奋与抑制生理节律，使血液循环、心功能和脂质代谢发生障碍，从而引起血脂异常。

（3）适度锻炼　体育锻炼可提高大脑功能，增强机体抗病力；还可提高心、肺、胃肠及内分泌等器官的功能，促进机体的新陈代谢；运动还可增加血中高密度脂蛋白的含量，把动脉壁中的胆固醇转运到肝中进行代谢，使血中胆固醇降低。因此，建议老年人选择适合自己的体育锻炼项目，并持之以恒地进行锻炼。

五、照护保健

1. 生活照护

（1）饮食　饮食原则为限制热量和脂肪摄入，保持均衡营养。帮助患者制订饮食行为干预计划。避免高脂肪、高胆固醇饮食，建议低热量饮食，控制碳水化合物的摄入，防止多余的糖分转化为血脂。建议进食含丰富纤维素的食物，以减少胆固醇吸收。

（2）运动　运动可使高甘油三酯血症患者的血脂含量完全降至正常水平，还可提高高密度脂蛋白胆固醇（HDLC）的含量，改善心脏功能，防治冠心病。因此建议血脂异常的老年人积极锻炼身体，进行自行车、慢跑、游泳、打球、爬山等有氧运动，或参加适当的体力劳动。

（3）生活习惯　避免不良生活嗜好，戒烟忌酒，控制饮水。控制体重，避免肥胖。

2. 基础护理

（1）病情观察　定期复查血脂、肝功能，进行脑部及心脏重要血管的检查，以了解血管硬度，监测心脑血管疾病的临床表现。

（2）用药护理　对使用调节血脂药物者，应指导患者正确服用，并观察和处理药物不良反应。少数病例服用大剂量他汀类药物时可引起转氨酶升高、肌肉疼痛，严重者可引起横纹肌溶解、急性肾衰竭等，特别是与其他调节血脂药（如烟酸、氯贝丁酯类等）合用，应特别小心。因此，用药期间定期监测肝功能。贝特类药物不良反应一般较轻微，主要有恶心、腹胀、腹泻等胃肠道反应，有时有一过性血清转氨酶升高，肝、肾功能不全者忌用，此类药可加强抗凝药作用，合用时抗凝药剂量宜减少。烟酸类药物主要不良反应有面部潮红、瘙痒及胃肠道症状，偶见肝功能损害，建议患者饭后服用。

3. 心理疏导

鼓励老年人正视疾病，提高对高脂血症的认识，减少精神压力，保持心情愉快，坚持治疗。

六、健康指导

（1）疾病知识宣教　向患者及家属说明血脂异常对健康的危害，使患者了解血脂异常与心脑血管疾病，尤其是冠心病的密切关系，需要终身控制治疗。健康人群定期体检，有助于早期发现血脂异常者。

（2）指导老年人预防疾病　指导老人坚持长期的饮食调节，提倡低脂、低胆固醇的科学饮食，增加纤维素的摄入，限制总热量；运动锻炼，改善机体代谢功能，并配合医嘱进行适当的药物治疗，使血脂保持在合适的水平，以减少对心脑血管的损害。

（3）指导老年人进行自我病情监测　定期体检，监测血脂、肝功能和心脑血管的各项指标，及时发现问题，尽早干预和治疗。

📖 案例讨论

患者，女，68 岁。

主诉：反复头晕、头痛 10 年。

现病史：10 年前无明显诱因出现头晕、头痛，此后反复发作，无恶心、呕吐，遂到医院就诊，测血压 170/90mmHg，应用依那普利、硝苯地平缓释片降压治疗，血压控制尚可。近 2 年较前头晕加重，伴乏力，查血压无明显波动，体检发现血脂升高，未作处理。

既往史：有高血压史 10 年，否认糖尿病、冠心病病史，但喜吃动物内脏，饮食偏油腻。无吸烟、饮酒史，无药物过敏史。

入院查体：T 36.3℃，P 86 次/min，R 18 次/min，BP 135/85mmHg。

神志清楚，营养良好，腹型肥胖，双眼睑周围见散在黄色瘤，左眼睑周围 4 个，右眼睑周围 3 个，双肺呼吸音清，未闻及干、湿性啰音，心率 86 次/min，律齐，全腹软，无压痛，未触及包块，双下肢无水肿。

辅助检查：TC 9.5mmol/L，TG 4.2mmol/L。

问题：

① 该患者患高脂血症的原因可能是什么？

② 请给该患者制订完善的照护计划。

讨论要点

③ 请对该患者及其家人进行健康教育。

第四节　甲状腺功能亢进症的预防与照护

甲状腺功能亢进症简称甲亢，是多种病因引起甲状腺激素（TH）分泌过多而引起神经、循环、消化等系统兴奋性增高和代谢亢进为主要表现的临床综合征。毒性弥漫性甲状腺肿（格雷夫斯病）最常见，其次是结节性毒性甲状腺肿和甲状腺自主高功能腺瘤、垂体性甲亢等。这里主要介绍格雷夫斯病，格雷夫斯病一般起病隐匿，进展缓慢，逐渐出现甲状腺毒性症状，少数患者在精神刺激或感染等应激后急性起病。

一、发病原因

1. 遗传因素

部分患者有家族史，存在易感基因，在环境作用下易发生此病。

2. 环境因素

精神刺激、感染、创伤、过度劳累、含碘食物过多等常为本病的诱发因素，对本病的发生发展有着重要影响，但发病机制尚未阐明。

总之，本病的发病是在遗传基础上，环境刺激诱发自身免疫反应所致。

二、临床表现

1. 甲状腺激素分泌过多症候群

（1）高代谢综合征　甲状腺激素分泌过多，交感神经兴奋性增高，基础代谢率增高，产热增加，出现怕热多汗，尤以手部明显；由于组织中糖类、脂肪及蛋白质分解代谢加速，为补偿这些物质的消耗，出现食欲亢进，但仍不能代偿巨大的代谢，从而出现体重锐减、疲乏无力、工作效率减低等。

（2）中枢神经系统症状　中枢神经系统兴奋性增高，表现为情绪紧张、易激动、思想不集中、行动急躁、失眠不安等；个别患者可出现抑郁、躁狂等精神症状；由于神经肌肉兴奋性增高，体检可见伸舌或双手平伸手指分开出现细微震颤，膝反射亢进。

（3）心血管系统症状　由于机体代谢率亢进、耗氧量增高，轻者有胸闷、脉速；重者可心律失常、心脏扩大、心功能不全。部分患者为首发症状。心动过速是本病的特征之一，心率90～120次/min，一般为窦性，也可有阵发性心动过速、心房颤动，休息时心率仍快，与代谢率增高成正比；期前收缩是最常见的心律失常，少数可见阵发性或持久性心房颤动、心房扑动，个别可见房室传导阻滞。在心脏负荷过重的基础上，加上心肌变性，常出现心脏增大，严重病例则可出现心力衰竭。

（4）消化系统　由于本病患者体内分解代谢旺盛，患者多食善饥，胃肠蠕动增强，排便次数增多或腹泻。重者可有肝大、肝功能异常，偶有黄疸。

（5）肌肉骨骼系统　部分患者出现甲状腺毒性周期性瘫痪，多见于亚洲青年男性，剧烈运动、摄入高糖分食物、注射胰岛素可诱发。少数患者出现肌肉萎缩，肢体无力，行动困难，称甲状腺肌病。

（6）生殖系统　大量甲状腺激素会形成负反馈抑制垂体功能，促性腺激素受到抑制。

2. 甲状腺肿

部分患者因甲状腺肿大或发现颈项增粗而就诊。甲状腺呈弥漫性、对称性肿大，一般为轻度到中度肿大，质软，表面光滑，可随吞咽上下移动。由于肿大的甲状腺供血明显增多，血管扩张和血流加速，可在左右叶上下极触及震颤，听到杂音。

3. 眼征

25％～50％病例伴有轻重不一的突眼，但与甲状腺功能亢进的程度不呈平行关系。突眼一般双侧对称，也有一侧较为显著者。依据突眼发生机制可分为两种。

（1）良性突眼　良性突眼又称非浸润性突眼，较常见。这类病例由于在过多的甲状腺激素作用下交感神经兴奋导致上眼睑肌及额肌发生挛缩，出现眼部发胀、眼球突出，但用突眼计测量不超 18mm。病情控制后可减轻或自行恢复。

（2）恶性突眼　恶性突眼又称浸润性突眼，较少见，多见于男性。是由于眼球后脂肪组织结缔组织自身免疫性炎症导致结缔组织增加、淋巴细胞浸润和水肿导致的。眼球突出度一般超过 18mm，患者常有眼内异物感、畏光、流泪、胀痛、眼睑肿胀，眼外肌麻痹可导致复视，眼球膨出，结膜外翻充血水肿，眼睑闭合困难可致角膜炎或溃疡，严重者甚至失明。

三、辅助检查

（1）血清甲状腺素检查　血清游离三碘甲腺原氨酸（FT_3）和血清游离甲状腺素（FT_4）水平升高，是临床诊断甲亢的首选指标。血清总三碘甲腺原氨酸和总甲状腺素则受甲状腺素结合球蛋白量及结合力变化的影响。

（2）促甲状腺激素（TSH）是反映甲状腺功能最敏感的指标。

（3）促甲状腺激素释放激素（TRH）兴奋试验中，TSH 没有增高支持甲亢诊断。

（4）TSH 受体抗体（TRAb）及 TSH 受体刺激抗体（TSAb）检测阳性，是诊断格雷夫斯病的重要指标之一。

（5）甲状腺[131]I 摄取率试验，用于鉴别甲状腺毒症的病因，甲亢时[131]I 摄取率增高，摄取高峰提前。

（6）影像学检查：B 超、CT、MRI 等有助于检查及甲状腺病变的诊断。

四、治疗

需要综合分析患者年龄、性别、病情严重程度、病程长短、有无治疗史及患者意愿等因素选择适当的治疗方案。常用治疗方法有抗甲状腺药物、放射性碘[131]I 治疗及甲状腺次全切除术，其中抗甲状腺药物治疗在我国的应用最广泛。

1. 抗甲状腺药物治疗

抗甲状腺药物包括硫脲类、碘化物、锂盐等，其中硫脲类药物最为常用。适用于病情轻、年龄小、不以手术或放射碘治疗的患者。其中硫脲类有甲硫氧嘧啶（MTU）、丙基硫氧嘧啶（PTU），咪唑类有甲巯咪唑（他巴唑）、卡比马唑（甲亢平）。药物的主要作用是抑制甲状腺激素的合成，有轻度免疫调节作用。PTU 在外周组织中可减少 T_4 转化为 T_3。硫脲类药物最常见的副作用是药疹，最严重的副作用是粒细胞缺乏症。

2. 放射性[131]I 治疗

放射性[131]I 释放 β 射线破坏甲状腺组织，从而减少甲状腺激素的分泌，达到治疗目的，其有效率可达 90% 以上，是欧美国家的首选治疗方法。并发症主要是甲状腺功能减退。

3. 手术治疗

针对长期口服药无效的中、重度甲亢患者或结节性甲状腺肿伴甲亢或甲状腺巨大有压迫症状者，可考虑行甲状腺次全切除术，治愈率达 70% 以上。但可引起甲状腺功能减退、喉返神经损伤等并发症。

五、预防措施

（1）禁止摄入会引起患者精神兴奋的食物及饮料，如浓茶、咖啡等。减少食物中粗纤维的摄入，以减少排便次数。避免进食含碘丰富的食物，如各种海产品。

（2）环境安静，避免嘈杂。甲亢患者怕热多汗，应安排通风良好的环境，夏天使用空调，保持室温凉爽，房间色调和谐，避免强光刺激，避免其他患者精神刺激因素。

（3）加强自我保护，上衣领宜宽松，避免压迫甲状腺，严禁用手挤压刺激甲状腺以免甲状腺激素分泌过多。严格按医嘱服药，不可自行减量或停药，并观察药物的不良反应，以及时处理。

（4）鼓励患者保持身心愉快，形成和谐的人际关系和良好的社会支持系统。

六、照护保健

1. 生活照护

（1）饮食　患者机体处于高代谢状况，能量消耗大，应给予高热能、高蛋白、高维生素及矿物质丰富的饮食，以提供足够的能量和营养以纠正消耗，满足高代谢需要；可以增加奶类、蛋类、瘦肉类等优质蛋白以纠正体内的负氮平衡，多摄取新鲜蔬菜和水果；鼓励患者多喝水，以补充出汗、腹泻、呼吸加快等所丢失的水分；禁食刺激性食物及饮料，如辣椒、酒、咖啡、浓茶等，以免引起患者精神兴奋；避免吃含碘丰富的食物，如海鲜、海带、紫菜等；减少食物中粗纤维的摄入，以减少排便次数。

（2）休息　保持环境安静，通风良好，如需活动则需评估患者目前的活动量、活动和休息方式，与患者共同制订日常活动计划。如患者常有乏力、易疲劳等症状，则需要充分的休息，合理安排工作、学习与生活，避免劳累。活动以不感疲劳为度，适当增加休息时间，维持充足的睡眠，防止病情加重。

2. 基础护理

（1）病情观察

① 一般观察　观察患者体温、脉搏、血压、呼吸、心率等生命体征，以及体重变化、出汗与皮肤状况、大便次数及性状或脱水症状。计算每日饮水量、进食量、尿量等，计算液体出入量平衡情况。

② 特征观察　突眼症状情况及甲状腺肿大情况。突眼患者定期进行眼科角膜检查以防角膜溃疡造成失明。

③ 神经系统变化　观察患者精神状态和双手震颤情况，注意有无焦虑、烦躁、心悸等甲亢加重表现，必要时使用镇静剂。

（2）用药照护　药物治疗是我国最常用的治疗手段，但抗甲状腺药物需要四周才开始起效，需要与患者做好沟通，以免患者产生误解。指导患者正确用药使病情稳定，并提醒患者不可自行减药或停药，并密切观察药物的不良反应，及时处理。

　　抗甲状腺药物治疗常见不良反应是粒细胞减少，严重者可致粒细胞缺乏症，因此必须定期复查血常规。粒细胞减少多发生在用药后 2～3 个月内，如外周血白细胞低于 $1.5 \times 10^9/L$，应考虑停药，并给予促进白细胞生成药；如伴发热、咽痛、皮疹等症状应立即停药。其次，药疹也较常见，可用抗组胺药对症处理，不必停药；如皮疹严重则应立即停药，以免发生剥脱性皮炎。若发生中毒性肝炎、肝坏死、胆汁淤滞综合征、狼疮样综合征、精神病、味觉丧失等，应立即停药。

　　（3）突眼的照护　采用保护措施，预防眼睛受到刺激和伤害。指导患者外出戴墨镜，以防强光、灰尘和异物刺激。经常用眼药水湿润眼睛，避免过度干燥，睡前涂以抗生素眼膏，眼睑不能闭合者盖无菌纱布或眼罩，尽量防止角膜干燥。低盐饮食，可遵医嘱适量使用利尿剂，以减轻球后软组织水肿。当眼睛有异物感、刺痛或流泪时，勿用手直接揉眼睛。药物治疗过程中，部分患者会出现症状缓解但甲状腺反而增大或突眼加重的情况，应该报告医师以作处理。

　　（4）甲亢危象的预防与照护　甲亢患者易诱发甲亢危象。指导患者避免感染、严重精神刺激、创伤等诱发因素。坚持治疗，不自行停药。手术或放射性碘治疗前做好充分准备。观察神志、体温、呼吸、脉搏、血压变化。若原有甲亢症状加重，并出现发热（体温＞39℃）、严重乏力、烦躁、多汗、心悸、心率到 140 次/min 以上、食欲减退、恶心、呕吐、腹泻、脱水等症状，应警惕甲状腺危象发生，立即报告医师。保持环境安静，避免刺激；对体温过高者给予冰敷或乙醇擦浴以降低体温；对躁动不安者使用床栏保护患者安全；对严重呕吐、腹泻、大量出汗者要及时补充足够的液体，维持体液量的平衡；对昏迷者加强皮肤、口腔护理，定时翻身，防止压疮、肺炎的发生。

3. 心理疏导

　　甲亢患者出现精神紧张，情绪易激动，脾气急躁、易怒，甚至敏感多疑、躁狂等精神异常现象，会引起患者及家属的误解和不安，需要向患者及家属耐心解释病情，讲解甲亢的知识，让患者及家属了解患者出现的性格脾气变化的原因，通过治疗可以得到改善。由于情绪不稳定，患者在检查治疗和护理过程中出现不配合或不遵守医嘱、护嘱的行为，或在与其他人交往中出现社交障碍或孤立，需要理解患者的处境，鼓励患者表达内心的感受，积极参加社交活动。指导患者家属控制各种对患者造成不良刺激的信息，鼓励患者保持身心愉快，避免精神刺激或过度劳累，建立和谐的人际关系和良好的社会支持系统。

七、健康指导

　　（1）疾病预防知识宣教　对易患人群进行宣传教育，避免精神刺激、过度劳累，普及甲亢临床表现，出现可疑症状，应及时就诊。对突眼患者，指导眼睛的保护方法，外出戴深色眼镜，定时滴眼药水预防角膜损伤，少看电视书报以防视力疲劳。指导患者自我保护，上衣宜宽松，通免压迫甲状腺，严禁用手挤压甲状腺以免甲状腺激素分泌过多，加重病情。

　　（2）用药指导与病情监测　指导患者坚持遵医嘱按剂量、按疗程服药，不可随意减量或停药。服用抗甲状腺药物的开始 3 个月，遵医嘱复诊，每周检查血常规 1 次，每隔 1～2 个月测定甲状腺功能；每天清晨醒来静卧自测脉搏，定期测量体重，脉搏减慢、体重增加是治疗有效的标志。若出现高热、恶心、呕吐、不明原因腹泻、突眼加重等，则警惕甲状腺危象可能，及时就诊。

　　（3）生活保健知识指导　保证充足的营养摄入和合理的膳食结构。进食高热量、高蛋白、高脂肪、高维生素和钾、钙丰富的食物，限制高纤维食物，以避免胃肠道刺激，减少大便次数。避免进食含碘丰富的食物（如海鲜、海带、紫菜等）和刺激性食物。患病初期多休息，病情控制后适当运动，以提高身体素质，降低甲亢危象的发生风险。

📖 案例讨论

患者，女，56 岁。

主诉：心悸、多食易饥 1 年，加重伴怕热多汗、急躁易怒、乏力消瘦半年。

现病史：患者于 1 年前退休后，出现心慌、多食易饥，以为是退休后的反应，未予重视。半年前在心悸基础上，逐渐出现怕热多汗、急躁易怒、乏力消瘦等症状。发现脖子变大、突眼，遂到当地医院就诊，门诊以"甲状腺功能亢进症（甲亢）"收入院。服用他巴唑、普萘洛尔等药物治疗，症状有所缓解。

既往史：否认高血压、糖尿病、冠心病、高脂血症等病史。无吸烟饮酒史，无药物过敏史。

入院查体：T 36.6℃，P 92 次/min，R 18 次/min，BP 130/85mmHg。

神志清楚，身形消瘦，双眼轻度突出，左眼突出 20mm、右眼突出 21mm，甲状腺Ⅱ度肿大，质软，无压痛，未触及结节，可随吞咽活动，听诊可闻及血管杂音。双肺呼吸音清，未闻及干、湿性啰音，心率 92 次/min，律齐，全腹软，无压痛，未触及包块，双下肢无水肿，双手震颤（＋）。

讨论要点

问题：

① 该患者突眼的原因是什么？

② 请给该患者制订完善的照护计划。

③ 请对该患者及其家属进行健康教育。

第五节　痛风的预防与照护

痛风是嘌呤代谢紊乱和（或）血尿酸排泄障碍所致血尿酸升高引起组织损伤的一组代谢性疾病。临床以高尿酸血症、急性关节炎、痛风石、慢性关节炎、关节畸形、尿酸性尿路结石为特点，好发于中老年男性。

一、发病原因

痛风分为原发性和继发性两类，原发性痛风有家族遗传史，多为先天性嘌呤代谢异常所致，常与肥胖、原发性高血压、血脂异常、糖尿病、胰岛素抵抗等关系密切。继发性痛风继发于其他先天性代谢疾病，如糖原贮积症；或因骨髓或淋巴增生性疾病，如白血病等肿瘤化疗和放疗后，由于核酸分解增加导致尿酸生成增多；或继发于尿酸排泄减少的疾病，如慢性肾病；多种药物如噻嗪类利尿药，呋塞米、吡嗪酰胺、乙醇等均能抑制尿酸排泄。

临床上仅有部分高尿酸血症患者发展为痛风，10%～20% 的患者发生痛风。当血浆中尿酸浓度过高或处于酸性环境中时，尿酸可析出结晶，沉积在骨关节、肾脏和皮下组织，造成组织病理学改变，导致痛风性关节炎、痛风石。

二、临床表现

多见于 40 岁以上的男性，女性多在更年期后发病。常有家族遗传史。

1. 无症状期

仅有波动性或持续性高尿酸血症，从血尿酸增高至症状出现时间可长达数年甚至数十年，部分人终身无症状。但随年龄增长，患病率增加，并与高尿酸水平和持续时间有关。

2. 急性关节炎

春秋季多发，发病前多有饮酒、高蛋白饮食、脚扭伤等诱因，突发关节剧痛，午夜或清晨多见，数小时内受累关节出现红、肿、热、痛和功能障碍，单侧第一跖趾关节最常见，其次见于踝、膝、腕等关节。初次发病后常呈自限性，数日内可自行缓解，或经秋水仙碱治疗后迅速缓解，缓解后伴关节局部皮肤脱屑和瘙痒，为痛风特有表现。部分患者发作时尿酸处于正常水平。缓解期可达数月、数年乃至终身，但多数反复发作，甚至发展为慢性关节炎。

3. 痛风石

痛风石为尿酸盐结晶，常见于耳轮、跖趾、指间和掌指关节，常有多关节受累。痛风石大小不一，小如米粒，大如鸡蛋，初起质软，日久坚硬如石，严重时患处皮肤发亮、菲薄、破溃并有豆腐渣样白色物质排出，可致关节僵硬、畸形、破溃。

4. 痛风性肾病

痛风性肾病又称高尿酸性肾病，起病隐匿，呈慢性经过，随病情发展而出现肾功能障碍，临床可有蛋白尿、血尿、水肿，可逐渐出现高血压、氮质血症等肾功能不全表现。

$10\%\sim25\%$患者可出现尿酸性尿路结石，大多数为纯尿酸结石，特点为呈泥沙样，在 X 射线下不显影。结石较大者可引起肾积水、肾绞痛、血尿等病变。

三、辅助检查

（1）血尿酸检测，急性发作期男性血尿酸大于 $420\mu mol/L$、女性大于 $350\mu mol/L$，缓解期可正常。仅血尿酸增高而没有临床表现者称为高尿酸血症。

（2）急性发作期关节腔穿刺取滑囊液行旋光显微镜检查，可见白细胞内有双折光现象的针形尿酸盐结晶。

（3）痛风石活检可见尿酸盐结晶。

（4）X 射线检查，在受累关节可发现骨软骨缘邻近关节的骨质有不整齐或圆形之穿凿样透亮缺损区，为尿酸盐侵蚀骨质所致，早期可无异常发现。

四、治疗

目前无治疗原发性痛风的方法，主要是控制高尿酸血症，迅速终止急性关节炎发作，防治尿酸结石形成和肾功能损害。

1. 迅速终止急性关节炎发作

（1）控制、减少高嘌呤食物的摄入，戒酒，多饮水以利于尿酸的排泄；口服碳酸氢钠片促进尿酸结石的溶解，碱化尿液，利于尿酸；避免使用抑制尿酸排泄的药物，如呋塞米和噻嗪类利尿药。

（2）秋水仙碱对控制痛风急性发作疗效显著，是急性期的首选用药。可减少或终止白细胞和滑膜内皮细胞的趋化运动，有良好的抗炎、止痛作用。秋水仙碱的毒性较大，常见的不良反应为胃肠道反应、骨髓抑制、肝细胞损害、上行性麻痹、呼吸抑制。有时可出现尿少或血尿，甚至发生脂肪性肾病变，故骨髓抑制、白细胞减少、肝肾功能不全者及年老体弱者应禁用或慎用。

（3）非甾体类抗炎药通过抑制前列腺素等炎症介质合成而达到消炎镇痛作用，常用吲哚美辛、布洛芬等。

（4）糖皮质激素能迅速地缓解急性发作，但停药后容易出现反跳现象，因此只有在前两种药物无效或有禁忌证时才短期使用。

2. 慢性期的治疗

（1）排尿酸药　抑制近端肾小管对尿酸盐的重吸收，从而促进尿酸的排泄，常用丙磺舒、苯溴马隆等，肾功能良好者才能使用该类药物，结石、严重肾功能不全及磺胺过敏者禁用。

（2）抑制尿酸合成药　通过竞争抑制黄嘌呤氧化酶，使尿酸生成减少，适用于尿酸生成过多者或不适合使用促尿酸排泄药者。常用药物为别嘌呤醇。不良反应有表皮剥脱性皮炎、发热、胃肠道刺激、肝损害、骨髓抑制等。

（3）中医药治疗　痛风属于中医"痹证"范畴。采用清热凉血、除湿通络法，常用四妙散、当归拈痛汤、五味消毒饮加减。无症状期健脾化湿、补益肝肾，常用参苓白术散、五苓散、独活寄生汤加减。慢性迁延期活血化瘀、泄浊通络，常用桃红四物汤、防己黄芪汤、六味地黄汤加减。

五、预防措施

（1）定期体检　痛风是老年人的常见病，但老年人感觉迟钝，对痛风的认识有限，不清楚高尿酸血症和痛风的关系；同时对食物与高尿酸的联系认识不多，无法判断哪些食物应该选择、哪些食物应该避免。因此，应定期组织老年人进行健康体检。

（2）饮食调节　痛风患者往往伴有高脂血症，甚至糖尿病，因此应建议痛风老年人根据自身病情调整饮食。对有家族史、尿酸升高的老年人进行高尿酸血症和痛风的知识宣传，让老年人能自行识别高嘌呤食物，主动避免进食该类食物，选择低嘌呤碱性食物。

（3）休息与活动　选择干燥、通风、舒适的居住环境，预防潮湿，避免寒冷。痛风患者可以适当运动，运动可以增强体质，增强身体的防御能力，同时对于痛风发作的关节，逐渐增加活动度和活动量，可以缓解关节疼痛，功能锻炼能够防止关节挛缩和肌肉废用萎缩。需要注意的是，对于已经形成痛风石的关节，锻炼需要慎重，避免因为痛风石的破裂导致感染难以愈合。

六、照护保健

1. 生活保健

（1）限制高嘌呤食物　少吃动物内脏，如肝、肾、心等，少吃肉类及鱼虾蟹等海产品，少吃豆类、银耳、香菇、花生、芝麻等食物。蛋白质应控制在 1g/（kg·d），可给予牛奶、鸡蛋、蔬菜等低嘌呤食物。肉类可以先煮，去掉汤汁后再烹饪，这样可以降低肉的嘌呤含量。此外，胡椒、芥末、生姜、辣椒等调味品能诱发痛风的急性发作，应避免食用。

（2）增加碱性食物　碱性食物能碱化尿液，减少尿酸盐结晶沉积。碱性食物有牛奶、鸡蛋、马铃薯、水果等。同时增加饮水量，每日 2000mL 以上以促进尿酸排泄，建议饮用矿泉水，帮助碱化尿液。

（3）戒酒　因乳酸对尿酸的排泄有竞争性抑制作用，而饮酒使人体乳酸堆积，因此痛风老年人应戒酒，特别是高嘌呤饮料，如啤酒。

2. 基础护理

（1）病情观察　急性发作期的患者，观察疼痛关节的数量，疼痛的性质、时间，以及红、肿、热、痛程度和功能障碍，是否有痛风石形成等情况。观察患者生命体征，记录出入量。关节肿痛 24h 内给予冰敷或 25％硫酸镁湿敷，减少局部炎症渗出，消肿止痛；24h 后可用热敷，促进局部渗出物吸收。有痛风石需要谨慎护理，如有破溃注意清洁，避免感染。

（2）用药护理　指导患者按医嘱正确用药，观察药物的疗效及不良反应。秋水仙碱毒性较大，有恶心、呕吐、腹痛、腹泻等胃肠道反应，长期使用可引起骨髓抑制，应定期监测血常规。非甾体类抗炎药容易引起胃肠道刺激，应饭后服药，有活动性消化性溃疡者禁用。丙磺舒等排尿酸药物主要是胃肠道反应和皮疹等不良反应。别嘌呤醇除胃肠道反应外，还会引起肾功能的损害，老年人应定期检查肝、肾功能。

3. 心理护理

急性发作期患者关节突发红肿热痛及功能障碍，通常会有紧张焦虑等情绪反应。照护人员应该主动关心老年人关节疼痛的具体情况，并提出缓解疼痛的建议，如体位改变、冰敷等，让老年人感受到被重视、被关爱。同时告知老年人痛风急性发作前的表现，让老年人能认识到这是痛风疾病的反应，不至于想到更严重的疾病，徒增焦虑和烦恼。

慢性期老年人会经常担心痛风的急性发作，也会出现紧张焦虑的情绪反应。应做好该类老人的疾病健康知识宣教，告知痛风急性发作应如何预防，指导老年人戒酒，多喝水，告知如何选择低嘌呤碱性食物，从而增强老年人的自我控制感，缓解不安情绪。

七、健康指导

（1）疾病预防知识指导　向老年群体普及高尿酸血症和痛风的疾病知识，提高老年人对痛风的重视程度。提高患病老人对疾病病因、预防和治疗的认识，帮助患病老人调整饮食方案，按医嘱定时服药，进行自我药物反应的监测，用药后有不适及时联系照护人员或医护人员。同时，指导老年人积极控制糖尿病、高血脂、高血压等相关疾病。

（2）生活保健知识指导　指导患病老年人调节情绪，保持心境平和，维持正常生活。饮食方面强调戒酒，告知其低嘌呤碱性饮食对促进尿酸排泄和减少尿酸盐结晶的重要作用，必要时指导老年人制订饮食计划，并帮助其执行计划。超重老年人需要指导其锻炼计划的制订和实施，同时老年人出现意外容易受伤，应指导老年人在运动中保护自己，避免因运动而受伤。对于关节有痛风石的老年人，指导其如何保护痛风石，避免皮肤破损，如已发生皮肤破损情况，应及时消毒，避免感染，并及时送医。

📖 案例讨论

患者，男，62 岁。

主诉：突发右侧第一跖趾关节疼痛、红肿 10h。

现病史：患者于 10h 前进餐后出现右侧第一跖趾关节红肿，疼痛不能忍受，夜间无法入睡，遂到医院急诊室就诊，实验室检查血尿酸 530μmol/L，诊断为"痛风"收入院。

既往史：既往体检，否认高血压、糖尿病、冠心病、高脂血症等病史。吸烟 20 年，每天 20～30 支，饮酒 30 年，每天 2～3 两白酒。

　　查体：T 36.2℃，P 72 次/min，R 18 次/min，BP 130/82mmHg。

讨论要点

　　神志清楚，双肺呼吸音清，未闻及干、湿性啰音，心率 72 次/min，律齐，全腹软，无压痛，未触及包块，双下肢无红肿，右侧第一跖趾关节红肿、触痛明显。

　　问题：

　　① 该患者关节红肿的原因是什么？

　　② 请给该患者制订完善的照护计划。

　　③ 请给该患者及其家属进行健康教育。

PPT 课件

（黄玉莲）

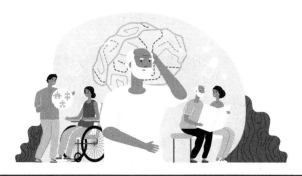

第六章
神经系统常见疾病的预防与照护

第一节　概　述

神经系统是人体最精细、结构和功能最复杂的系统，按照解剖结构分为中枢神经系统和周围神经系统。中枢神经系统包括脑和脊髓；周围神经系统由脑神经、脊神经和自主神经组成。

神经系统疾病是由于感染、肿瘤、血管病变、外伤、中毒、免疫障碍、变性、遗传、先天发育异常、营养缺陷、代谢障碍等导致的神经系统和骨骼肌的病变。

神经系统疾病的主要临床表现为运动、感觉、反射、自主神经以及高级神经活动功能障碍，其发病特点为起病急、病情重、症状广泛而复杂，是导致人类死亡和残疾的主要原因之一。

神经系统疾病的诊断包括定位诊断和定性诊断。定位诊断就是要确定神经损伤的部位，如脑、脊髓、周围神经等，并应判定病变为弥散性、局灶性、多灶性还是系统性。不仅需要熟悉神经系统各种疾病的症状和体征，而且需要掌握实验诊断的新技术，恰当地选择和运用先进的影像学技术如 CT、MRI、DSA、SPECT、PET 等，并综合分析判断，明确病变的部位。定性诊断则是需要根据病史特点、主要症状、体征及辅助检查所见，确定疾病的病因及性质如血管病变、感染、肿瘤、外伤、变性、中毒、遗传性疾病、自身免疫、先天发育异常等。

神经系统疾病的治疗分为三种情况：首先，对于可以完全治愈的疾病，如多数感染性疾病、营养缺乏性疾病、早期或症状较轻的脑血管病、特发性面神经麻痹等，应及时给予积极有效的治疗；其次，对于虽不能根治，但经过治疗可使症状完全得到控制或缓解的疾病，如多发性硬化、重症肌无力、特发性癫痫等，应尽早采取措施使之缓解，延缓进展；最后，对于少部分目前尚缺乏有效治疗方法的疾病，如神经系统变性疾病、遗传性疾病等，也应设法给予对症和支持治疗，并努力进行深入的研究，相信随着一代又一代人的艰苦努力，将来一定能找到有效的治疗方法。

第二节　急性脑血管病的预防与照护

脑血管疾病是脑血管病变引起脑功能障碍的一类疾病总称。它包括血管腔闭塞或狭窄、血管破裂、血管畸形、血管壁损伤或通透性发生改变等各种脑血管病变引发的局限性或弥漫性脑功能障碍，但不包括血流动力学异常等因素导致的全脑缺血或缺氧所引发的弥漫性脑功能障碍。

脑卒中为脑血管疾病的主要类型，指各种原因引起的脑血管疾病急性发作，造成脑供血动脉狭窄或闭塞，或非外伤性的脑实质出血，并引起相应的临床症状及体征，分缺血性卒中和出血性卒中。缺血性卒中又称脑梗死，包括脑血栓形成和脑栓塞，如果缺血性脑血管病的症候持续时间<24h，称为短暂性脑缺血发作（TIA 发作）；出血性卒中是因脑血管破裂出血所致，包括脑出血和蛛网膜下腔出血。

1. 流行病学

脑血管病具有发病率高、死亡率高、致残率高、复发率高的特点。目前脑血管病已成为我国居民死亡的第二位原因。根据 2017 年发表的 NESS-China 中国脑卒中流行病学调查研究，我国卒中发病率为 345.1/10 万人，死亡率为 159.2/10 万人，患病率为 1596.0/10 万人，每年新发病例约 110 万，存活者约 1100 万。脑血管病的发病率、患病率和死亡率随着年龄的增长而增高。随着我国人口老龄化的加剧，脑血管疾病造成的危害日趋严重。

我国脑血管病的发病率有北方高于南方、西部高于东部的特征，且发病有明显的季节性，寒冷季节发病率高，尤其是出血性卒中的季节性更为明显。

2. 脑卒中的危险因素

脑血管病的危险因素可分为不可干预性和可干预性两类。①不可干预性危险因素：包括年龄、性别、种族、家族史。②可干预性危险因素：包括高血压、糖尿病、心脏病特别是房颤、高血脂、高同型半胱氨酸血症、短暂性脑缺血发作（TIA）、无症状性颈动脉狭窄、口服避孕药、抗凝治疗、高尿酸血症、吸烟、肥胖（BMI≥28kg/m²）。

3. 脑卒中的预防措施

脑卒中的预防包括一级预防和二级预防。

（1）一级预防　指发病前的预防。对于有卒中倾向，尚无卒中病史的个体，通过早期改变不健康的生活方式，控制各种危险因素，达到避免脑血管病发生或延迟发生。

① 防治高血压　控制高血压是预防脑卒中的中心环节，降压一定要达标。a. 老年高血压患者血压应控制在150/90mmHg以下。b. 心脏病、糖尿病或肾病患者，血压应降至140/90mmHg以下。c. 糖尿病伴缺血性心脏病患者血压应控制在130/80mmHg以下。d. 老年人舒张压不要低于70mmHg，否则可能发生低灌注症状，如乏力、眩晕、嗜睡及短暂性脑缺血发作等。e. 单侧颈动脉狭窄＞70%，收缩压不要低于130mmHg，双侧颈动脉狭窄＞70%，收缩压不要低于140mmHg，否则有增加脑缺血的风险。f. 合理生活方式如限制食盐摄入量、低脂饮食、减轻体重、戒烟、限酒、适当运动等防治高血压。

② 防治糖尿病　高血糖是缺血性卒中发病的独立危险因素，控制血糖水平是预防脑卒中的重要措施。控制目标建议空腹血糖低于7.0mmol/L。

③ 防治血脂异常　防治措施应强调以控制饮食和体育锻炼为主，辅以他汀类药物治疗并定期复查血脂水平。

④ 防治心脏病　心房颤动、心脏瓣膜病、充血性心力衰竭等均为脑卒中的危险因素，其中以心房颤动最为重要，可引起栓塞性脑卒中。对于房颤、脑栓塞高危患者应抗凝治疗；对于中危患者，可用抗血小板治疗或抗凝治疗；对于低危患者，可不用抗栓治疗。

⑤ 颈动脉狭窄　颈动脉狭窄是缺血性脑卒中的重要危险因素，多由动脉粥样硬化引起。治疗方法包括药物（主要为阿司匹林、氯吡格雷和他汀类药物）和手术治疗（颈动脉内膜切除术和颈动脉狭窄支架植入术）。

⑥ 戒烟限酒　吸烟是脑卒中的独立危险因素。长期大量饮酒和急性酒精中毒是脑梗死的危险因素。应提倡戒烟，有饮酒习惯者适度饮酒。

⑦ 控制体重　肥胖者缺血性脑卒中的发病危险高于非肥胖者2.2倍，建议将体重指数控制在28kg/m²以内。

⑧ 防治高同型半胱氨酸　高同型半胱氨酸是脑卒中的独立危险因素，当同型半胱氨酸高于16umol/L时应给予干预。应用叶酸、维生素B₆、维生素B₁₂联合治疗。

（2）二级预防　针对有卒中病史的患者，通过寻找卒中事件发生的原因，对所有可干预的危险因素进行治疗，以降低再次发生的危险，减轻残疾程度。

① 预防病因　对于可干预的危险因素进行病因预防，包括一级预防中的所有措施。

② 抗血小板聚集　预防卒中常用抗血小板聚集药物如阿司匹林、氯吡格雷、双嘧达莫等。其中，联合应用阿司匹林与双嘧达莫，较单独应用一种药物更为有效，且不增加如出血之类的并发症。

③ 他汀类药物　颈动脉和椎动脉斑块脱落也是缺血性脑卒中的重要发病机制之一，对于颈动脉或椎动脉有斑块，特别是不稳定斑块的患者，可考虑给予他汀类药物治疗。常用阿托伐他汀、瑞舒伐他汀等。

④ 治疗TIA　反复发作TIA的患者发生完全性卒中的风险极大，应积极寻找病因并进行治疗。

⑤ 防治卒中后认知障碍　卒中后认知障碍及血管性痴呆发生率较高，卒中发生后早期

应用阿司匹林有助于防止痴呆的发生。

一、短暂性脑缺血发作的预防与照护

短暂性脑缺血发作（TIA）是指伴有局部症状的短暂性的脑循环障碍。发作突然，临床症状一般不超过1h，最长不超过24h，且无责任病灶的证据，易反复发作。

（一）病因与发病机制

（1）脑血流动力学异常　在脑动脉硬化或管腔狭窄的基础上，当发生低血压或血压波动时，导致病变血管的血流减少，出现一过性脑缺血症状；当血压回升，脑局部血流恢复正常，脑缺血症状消失，否则可发生脑分水岭区梗死。

（2）微栓塞　颈部和颅内大血管，尤其是动脉分叉处的粥样硬化斑块和其他部位的微栓子如心脏附壁血栓等，脱落后可随血流进入颅内，引起相应动脉闭塞而产生临床症状。当微栓子崩解或移向远端血管时，局部血流恢复，临床症状消失。

（3）脑血管狭窄、痉挛或受压　颅内外动脉因粥样硬化导致管腔狭窄，可引起一过性脑供血不足；供应脑部血流的动脉受压（如颈椎骨质增生）或受各种刺激发生痉挛，也可导致一过性脑缺血。

（二）临床表现

TIA好发于中老年人，男性多于女性，患者多伴有高血压、动脉粥样硬化、糖尿病或高脂血症等脑血管病危险因素。由于微栓塞导致的脑缺血范围很小，一般神经功能缺损的范围和严重程度比较有限。

（1）颈内动脉系统TIA　临床表现与受累血管分布有关。大脑中动脉供血区的TIA可出现缺血对侧肢体的单瘫、轻偏瘫、面瘫和舌瘫，可伴有偏身感觉障碍和对侧同向偏盲，优势半球受损常出现失语和失用，非优势半球受损可出现空间定向障碍。大脑前动脉供血区缺血可出现人格和情感障碍、对侧下肢无力等。颈内动脉的眼支供血区缺血可表现眼前灰暗感、云雾状或视物模糊，甚至为单眼一过性黑矇、失明。颈内动脉主干供血区缺血可表现为眼动脉交叉瘫［患侧单眼一过性黑矇、失明和（或）对侧偏瘫及感觉障碍］。

（2）椎-基底动脉系统TIA　最常见表现是眩晕、平衡障碍、眼球运动异常和复视。可有单侧或双侧面部、口周麻木，单独出现或伴有对侧肢体瘫痪、感觉障碍，呈现典型的脑干缺血综合征。如仅累及一侧大脑后动脉者可出现一过性偏盲。有的老年患者可出现一过性短暂性意识障碍。猝倒发作是后循环TIA的特殊表现，表现为突然四肢无力，跌倒在地，往往在极短时间内能自立自行。

（三）辅助检查

应进行急诊脑CT平扫或MRI检查以排除脑出血及其他可能存在的脑部病变。脑CT一般无明显异常，在发作期间弥散加权MRI和正电子反射体层成像（PET）可见片状缺血区。

初始检查内容：血常规、凝血功能、血糖、血脂、血电解质、肝肾功能、心电图、脑CT或MRI，无创性颅内、外血管病变检查（颈部血管超声、经颅多普勒超声、CTA或MRA）。

（四）治疗

短暂性脑缺血发作依病因和发病机制进行治疗。对于动脉源性 TIA，抗血小板治疗是基础，其中动脉-动脉栓塞引起的 TIA 应进行双联抗血小板聚集治疗，如阿司匹林加氯吡格雷，并用他汀类药，也可单用负荷量阿司匹林 300mg。低灌注性 TIA 应用抗血小板药和扩容治疗，根据血压情况调整抗高血压药物，必要时停药观察。对心源性 TIA 患者应进行抗凝治疗，如低分子肝素、华法林等。因颈动脉明显狭窄引起的 TIA，可考虑颈动脉支架成形术或颈内动脉内膜切除术。

（五）照护保健

（1）安全护理　发作时应卧床休息，枕头以 15°～20°为宜，以免影响头部血液供应。嘱患者仰头或头部转动时应缓慢且幅度不宜太大。频繁发作者避免体力劳动，沐浴和外出应有家人陪伴，以防发生跌倒和外伤。进行散步、慢跑、踩脚踏车等适当的体育运动，以改善心脏功能，增加脑部血流量，改善脑循环。

（2）用药护理　阿司匹林等抗血小板药物主要不良反应有恶心、腹痛、腹泻等消化道症状和皮疹，偶可见粒细胞减少症，用药期间应定期检查凝血常规。肝素等抗凝药物可致出血，用药过程中应注意观察有无出血倾向、皮肤瘀点、牙龈出血、大便颜色等，有消化性溃疡和严重高血压者禁用。

（3）病情观察　对频繁发作的患者，应注意观察和记录每次发作的持续时间、间隔时间和伴随症状；观察患者肢体无力或麻木等症状有无减轻或加重，有无头痛、头晕或其他脑功能受损的表现，警惕完全性缺血性脑卒中的发生。

（六）预后

TIA 患者发病 7 天内发生脑卒中的概率为 4%～10%，发病 90 天内为 10%～20%。发作间隔时间缩短、发作持续时间延长、临床症状逐渐加重的进展性 TIA 是即将发展为脑卒中的强烈预警信号。TIA 患者不仅易发生脑梗死，也易发生心肌梗死和猝死。最终 TIA 部分发展为脑梗死，部分继续发作，部分自行缓解。

📖 案例讨论

患者，男性，68 岁。

主诉：反复发作右侧肢体无力 2 天。

现病史：于入院前 2 天无明显诱因出现右侧肢体无力，伴轻度头痛、头晕，约半小时后缓解。此后又发作 3 次，每次症状相同，0.5～1h 后缓解，缓解后无不适感。

既往史：有高血压病史 10 年，间断口服降压药物（具体不详）治疗，未规律监测血压。吸烟 20 年，每天 1～2 盒，饮酒少量，不规律，无药物过敏史。

体格检查：T 36.8℃，P 76 次/min，R 18 次/min，BP 160/100mmHg。

讨论要点

发育正常，营养良好，神志清，精神差，双肺呼吸音清，未闻及干、湿性啰音，心率 76 次/min，律齐，主动脉瓣区第二心音亢进，心尖部可闻及收缩期吹风样杂音，腹软，无压痛及反跳痛，肝脾未及。四肢肌力、肌张力正常，双侧病理征阴性。

颅脑 CT：未见明显异常。

问题：

① 该老人的诊断是什么？

② 该老人目前应有的预防措施是什么？

③ 如何对该老人及家属进行健康指导？

二、脑血栓形成的预防与照护

脑血栓形成是指血液在脑动脉管腔内凝集，造成管腔狭窄或闭塞，该动脉所供应的脑组织发生缺血、缺氧性坏死，而出现的相应神经功能缺损表现或影像学上发现梗死灶。

（一）病因及发病机制

（1）病因　动脉粥样硬化是脑血栓形成最常见的病因，动脉粥样硬化随着年龄增长而加重，高龄、高血压、高脂血症、糖尿病、吸烟等是其重要的危险因素。其他少见病因有动脉炎、血液成分变化如真性红细胞增多症、血小板增多症、长期口服避孕药、恶病质、严重脱水等高凝状态；血流动力学异常如血压过低导致血流速度过缓或血流量过低，易发生脑血栓形成。

（2）发病机制　动脉粥样硬化主要发生在管径 $500\mu m$ 以上的动脉，以动脉分叉处多见。从动脉内中膜增厚，形成粥样硬化斑块，到斑块体积逐渐增大，血管狭窄，甚至闭塞。粥样硬化斑块分为易损斑块和稳定斑块两种类型，易损斑块特点为表面溃疡、破裂、血栓形成，斑块内出血，薄纤维帽，大脂质核及严重血管狭窄等。目前认为易损斑块是动脉粥样硬化导致血栓栓塞事件的重要原因。

闭塞好发的血管依次为颈内动脉、大脑中动脉、大脑后动脉、大脑前动脉及椎-基底动脉等。

（二）临床表现

临床表现取决于梗死灶的大小和部位，以及侧支循环和血管变异。患者一般意识清楚，当发生基底动脉血栓或大面积脑梗死时，可出现意识障碍，甚至危及生命。

脑血栓形成好发于中老年人，常在安静或睡眠中发病，部分病例有 TIA 前驱症状，如肢体麻木、无力等，局灶性体征多在发病后 10 余小时或 1～2 日达到高峰。

（1）颈内动脉血栓形成的表现　典型表现为同侧一过性黑蒙，偶见永久性失明或霍纳综合征，对侧偏瘫及偏身感觉障碍；优势半球还可出现失语、失读、失算、失写等语言障碍的表现，大面积脑梗死患者可出现颅内压增高，重者发生脑疝而死亡。

（2）大脑中动脉血栓形成的表现　主干闭塞导致三偏症状，即病灶对侧偏瘫（包括中枢性面舌瘫和肢体瘫痪）、偏身感觉障碍及偏盲，伴双眼向病灶侧凝视，优势半球受累出现失语，非优势半球受累出现体像障碍，并可以出现意识障碍、大面积脑梗继发严重水肿时，可导致脑疝甚至死亡。

（3）大脑前动脉血栓形成的表现　对侧肢体偏瘫、对侧偏身感觉障碍，还可出现精神症状及大小便障碍。若血栓发生在前交通支之后的主干，出现对侧下肢为主的偏瘫、偏身感觉障碍；旁中央小叶受损可出现尿失禁；额极与胼胝体受损可出现淡漠、反应迟钝、欣快和缄默等；皮质支闭塞导致对侧中枢性下肢瘫，对侧肢体短暂性共济失调、强握反射及精神症状；额叶受损表现为对侧出现强握及吸吮反射和痉挛性强制；深穿支闭塞导致中枢性面、上肢近端轻瘫等。

（4）大脑后动脉血栓形成的表现　因血管变异多和侧支循环代偿差异大，故症状复杂多样，主干闭塞可以出现皮质支和深穿支的症状，但其典型临床表现是对侧同向性偏盲、偏深感觉障碍，不伴有偏瘫，除非大脑后动脉起始段的脚间支闭塞导致中脑大脑脚梗死才引起偏瘫。

（5）椎-基底动脉血栓形成的表现　血栓性闭塞多发生于基底动脉起始部和中部，栓塞性闭塞通常发生在基底动脉尖。基底动脉或双侧椎动脉闭塞是危及生命的严重脑血管事件，引起脑干梗死，出现眩晕、呕吐、四肢瘫痪、共济失调、肺水肿、消化道出血、昏迷和高热等。脑桥病变出现针尖样瞳孔。

基底动脉尖综合征为基底动脉尖端分出小脑上动脉和大脑后动脉，闭塞后导致眼球运动障碍及瞳孔异常、觉醒和行为障碍，可伴有记忆力丧失、对侧偏盲或皮质盲。中老年卒中，突发意识障碍并较快恢复，出现瞳孔改变、动眼神经麻痹、垂直凝视麻痹，无明显运动和感觉障碍，应想到该综合征的可能，如有皮质盲或偏盲、严重记忆障碍更支持该诊断。CT 及MRI 显示双侧丘脑、枕叶、颞叶和中脑多发病灶可确诊。

（三）辅助检查

患者应做的辅助检查项目：脑 CT 或 MRI；血糖；全血细胞计数、PT、INR 和 APTT；肝肾功能、电解质、血脂；肌钙蛋白、心肌酶谱等心肌缺血性标志物；氧饱和度；心电图；胸部 X 射线检查。下面就重点项目进行介绍。

（1）脑 CT　脑 CT 平扫是最重要的初始辅助检查，可排除脑出血和明确脑梗死诊断。急诊脑 CT 平扫可准确识别绝大多数颅内出血并帮助鉴别非血管性病变（如脑肿瘤）。多数患者发病 24h 后脑 CT 逐渐显示低密度梗死灶，边界不清。大面积脑梗死还可伴有明显的占位效应，出血性梗死呈混杂密度。颅脑 CT 是最方便、快捷和常用的影像学检查手段，缺点是对脑干、小脑病灶及较小梗死灶分辨率差。

（2）MRI　MRI 在识别急性小梗死灶和小脑、脑干梗死明显优于颅脑 CT。脑缺血半小时以上 DWI（弥散加权成像）即可显示梗死区高信号，在 12h 左右可显示长 T_1 和 T_2 信号。如果伴有出血者，MRI 显示的长 T_1 和 T_2 信号中混杂有短 T_1 信号。

（3）血管病变检查　常用检查方法包括颈动脉多普勒超声、经颅多普勒超声（TCD）、磁共振血管成像（MRA）、CT 血管成像（CTA）和数字减影血管造影（DSA）等。

颈动脉多普勒超声对发现颈动脉血管病变，特别是狭窄和斑块，很有帮助。TCD 对评估颅内外血管狭窄、闭塞、痉挛或侧支循环有一定帮助，也可用于检查微栓子和监测治疗效果，缺点是受操作人员水平和骨窗影响较大。MRA、CTA 和 DSA 可发现血栓动脉的部位、动脉狭窄及脑动脉硬化情况，还可发现动脉瘤、血管畸形等。MRA 不用造影剂，更适合患者；CTA 较 MRA 更准确，但需造影剂；DSA 为血管造影的"金标准"，缺点为有创伤性和存在一定风险。

（4）其他检查　心电图检查可发现心肌梗死、心房纤颤和心律失常等。对于心电图正常但可疑存在阵发性心房纤颤的患者可行动态心电图监测。超声心动图和经食管超声可发现心脏附壁血栓、心房黏液瘤、二尖瓣脱垂和卵圆孔未闭等可疑心源性栓子来源。蛋白质 C、蛋白质 S、抗凝血酶Ⅲ等实验室检查可用于筛查遗传性高凝状态。糖化血红蛋白、同型半胱氨酸、抗凝脂抗体等其他实验室检查有利于发现脑梗死的危险因素，对鉴别诊断也有价值。

（四）治疗

应根据患者发病时间、病因、发病机制、病情严重程度、伴发的基础疾病、脑血流储备功能和侧支循环状态等具体情况，制定适合患者的最佳个体化治疗方案。

（1）常规治疗

① 吸氧和通气支持　伴有低氧血症的患者给予吸氧，以维持血氧饱和度在94％以上。病情危重患者或有通气障碍者，需要气道支持和辅助通气。

② 心电监护　应常规进行心电图检查，根据病情进行持续心电监护，以便早期发现阵发性心房纤颤或严重心律失常等心脏病变。

③ 体温管理　体温＞38℃的患者应采取退热措施，对中枢性发热患者应以物理降温为主（冰帽、冰毯或乙醇擦浴），必要时给予人工亚冬眠治疗。

④ 控制血压、血糖和血脂　发病72h内，通常收缩压≥200mmHg或舒张压≥110mmHg，或伴有急性冠脉综合征等需要治疗的合并症，可缓慢降压治疗；血糖超过10mmol/L时应给予胰岛素治疗，并加强血糖监测，血糖控制在7.7～10mmol/L之间。可用他汀类药物，如阿托伐他汀等治疗。

⑤ 营养支持　应重视液体及营养状况评估。不能正常经口进食者，应在24h后留置胃管，给予鼻饲饮食以保证补充足够的营养。

（2）特异性治疗

① 溶栓治疗　溶栓治疗是急性期最有效的治疗，常用的溶栓药物为重组组织型纤维蛋白溶酶原激活剂（rt-PA）和尿激酶（UK）。

A. rt-PA静脉溶栓。发病3h内rt-PA标准静脉溶栓疗法是唯一被批准应用于临床并证实具有显著疗效的急性脑梗死药物治疗方法。适应证：a. 有急性脑梗死导致的神经缺损症状；b. 症状出现＜3h；c. 年龄≥18岁；d. 患者或家属签署知情同意书。使用方法：rt-PA 0.9mg/kg（最大剂量90mg）静脉滴注，其中10％在最初1min内静脉滴注，其余持续滴注1h。

B. 尿激酶静脉溶栓。发病6h内尿激酶静脉溶栓治疗急性脑梗死相对安全、有效。适应证：a. 有急性脑梗死导致的神经缺损症状；b. 症状出现＜6h；c. 年龄≥18～80岁；d. 意识清楚或嗜睡；e. 脑CT无明显早期脑梗死低密度改变；f. 患者或家属签署知情同意书。使用方法：尿激酶100万～150万国际单位，溶于生理盐水100～200mL，持续静脉滴注30min。

C. 血管内介入治疗。包括动脉溶栓、桥接、机械取栓、血管成形和支架术等。对rt-PA标准静脉溶栓治疗无效的大血管闭塞患者，在发病6h内给予机械取栓，对6～24h的前循环大血管闭塞患者，在特定条件下也可进行机械取栓。

② 抗血小板治疗　常用的抗血小板聚集药物包括阿司匹林和氯吡格雷。未行溶栓的急性脑梗死患者应在48h内尽早使用阿司匹林（150～325mg/d），如果对阿司匹林过敏或不能使用者，可用氯吡格雷替代。通常大动脉粥样硬化型脑梗死急性期不建议阿司匹林加氯吡格雷联合治疗，在溶栓后24h内也不推荐抗血小板或抗凝治疗，以免增加脑出血风险。

③ 防治脑水肿和脑疝　治疗目标是降低颅内压、维持足够脑灌注和预防脑疝发生。对于急性高颅压患者，可使用20％甘露醇125～250mL静滴，每6～8h一次；对心、肾功能不全患者改用呋塞米20～40mg静脉注射，每6～8h一次；可酌情应用甘油果糖250～500mL静滴，1～2次/d；还可注射用七叶皂苷钠和白蛋白辅助治疗。

④ 抗凝治疗　合并高凝状态、有形成深静脉血栓和肺栓塞风险的高危患者，应使用预防剂量的抗凝治疗。对于大多数合并房颤的急性缺血性脑卒中患者，可在发病后 4～14 天开始口服抗凝药物治疗，进行脑卒中二级预防。心源性脑栓塞急性期一般不推荐抗凝治疗，因急性期的抗凝治疗显著增加了脑出血和全身出现的风险。

⑤ 脑保护治疗　包括自由基清除剂、阿片受体阻断剂、钙通道阻断剂、兴奋性氨基酸受体阻断剂等，可通过降低脑代谢、干预缺血引发细胞毒性机制减轻缺血性脑损伤。

⑥ 扩容治疗　纠正低灌注，适用于血流动力学机制所致的脑梗死。

⑦ 其他药物治疗

A. 降纤治疗：常用药物有巴曲酶、降纤酶等。

B. 中药制剂：丹参、川芎嗪、三七和葛根素等药物，通过活血化瘀改善脑梗死症状。

C. 针灸、按摩等。

（3）早期康复治疗　应制订短期和长期康复治疗计划，分阶段、因地制宜地选择治疗方法。卒中后在病情稳定的情况下应尽早开始坐、站、走等活动。卧床患者注意良肢位摆放，尽量减少皮肤摩擦和皮肤受压，保持良好的皮肤卫生，使用特定的床垫、轮椅坐垫和座椅，直到恢复行走能力。重视语言、运动和心理等方面的康复训练，常规进行卒中后抑郁的筛查，并对无禁忌证的卒中后抑郁患者进行抗抑郁治疗，目的是尽量恢复患者日常生活自理能力。

（五）照护保健

（1）生活照护

①饮食照护

A. 食物的选择。选择营养丰富、易消化的食物。注意食物的色、香、味及温度。食物应符合：柔软，密度与性状均一；有一定黏度，不易松散；能够变形，利于顺利通过口腔和咽部；不易粘在黏膜上。

B. 体位摆放。根据患者病情及自理程度采取适宜的进食体位。能坐起的患者坐位下进食，头略前屈，不能坐起的取右侧卧位，床头抬高 30°，颈肩部垫软枕，进餐后不能立即平卧，保持进餐体位 30min 后再卧床休息。

C. 吞咽困难者，给予鼻饲饮食，注意鼻饲方法及注意事项，加强留置胃管的护理。

D. 防止误吸、窒息。保持进餐环境安静、舒适，进食前注意休息；告知患者进餐时不要讲话，减少进餐时环境中分散注意力的干扰因素，如关闭电视、停止护理活动等；床旁备吸引装置，如果患者呛咳、误吸或呕吐，应立即指导其取头侧位，及时清理口、鼻腔内分泌物和呕吐物，保持呼吸道通畅，预防窒息和吸入性肺炎。

② 排泄照护　鼓励和帮助患者摄取充足的水分和均衡的饮食，养成定时排便的习惯，保持大便通畅，便秘者可适当运动和按摩下腹部，促进胃肠蠕动，预防肠胀气。为卧床患者提供方便的条件、隐蔽的环境和充足的时间，指导患者学会和配合使用便器，便盆放置与取出动作要轻柔，避免托、拉、拽，以防皮肤损伤。

③ 睡眠照护　保持环境安静、整洁、舒适，温湿度适宜；避免声音、光线等刺激；床铺、枕头高度、软硬度适中，被褥松软；有保护性床栏、呼叫器等经常使用的物品应置于床头触手可及处，夜间应有适当的照明设备，如夜灯或地灯。

④ 清洁照护　保持床单位整洁、干燥、无渣屑，减少对皮肤的机械性刺激，卧床及瘫痪患者用垫气垫床或按摩床，抬高患肢，并协助被动运动，必要时对骶尾、足跟等部位给予

减压保护，预防压疮和下肢静脉血栓形成；帮助患者摆放舒适卧位，协助定时翻身、拍背；每天全身温水擦拭1~2次，促进肢体血液循环，增进睡眠；做好大小便护理，保持外阴部皮肤清洁干燥；注意口腔卫生，每天口腔护理2~3次以保持口腔清洁；提供特殊的牙刷、衣服等，方便和协助患者洗漱和脱穿衣，增进舒适感和满足患者基本生活需求。

（2）基础护理

①病情监测　严密监测并记录生命体征、意识、瞳孔变化；观察肢体活动障碍和感觉缺失变化；观察有无恶心、呕吐及呕吐物的性状与量；观察皮肤弹性及有无脱水现象；观察有无消化道出血和脑疝的早期表现。

②用药护理　指导患者遵医嘱正确服药，不能随意更改、终止或购药服用。告知患者药物的作用机制、不良反应及用药注意事项。应用溶栓药物、抗凝治疗时，可出现皮肤出血点及青紫斑，个别患者可诱发消化道出血，应严密观察有无出血倾向；使用阿司匹林、氯吡格雷等抗血小板聚集剂治疗时，可出现食欲不振、皮疹及白细胞减少等不良反应；使用低分子右旋糖酐等扩容剂治疗时，可出现发热、皮疹，甚至过敏性休克，若发现异常情况应及时报告医师处理。

③急性期并发症预防与护理　脑梗死出血转化发生率为8.5%~30%。应密切观察意识、瞳孔及血压等生命体征变化；应采取适当体位，加强口腔护理，定时翻身拍背及防止误吸，以预防肺炎发生；避免留置导尿管，定时冲洗膀胱，及时更换尿袋，以防止泌尿系感染，如出现泌尿系感染应及时给予细菌培养和药敏试验，并应用敏感抗生素治疗；高龄和重症脑卒中患者急性期易发生应激性溃疡，应密切观察有无上消化道出血，及时给予禁食、局部应用止血药、补液及补充电解质等治疗，必要时输注新鲜血液；重视吞咽困难的评估与处理，指导吞咽困难的治疗，以防治卒中后肺炎与营养不良。

（3）康复护理

① 肢体运动障碍的康复护理　告知患者及家属早期康复的重要性、训练内容与开始的时间。一般认为，缺血性脑卒中患者只要意识清楚、生命体征平稳，病情不再发展，48h即可进行。肢体运动障碍的康复应尽早进行，只要不妨碍治疗，康复训练开展越早，功能康复的可能性就越大，预后也就越好。

A. 功能位摆放。正确的卧位姿势可以减轻患肢的痉挛、水肿，增加舒适感。患者卧床时床头不宜过高，尽量避免半卧位和不舒适的体位，各关节保持功能位。上肢伸展，手应伸开，手中不应放东西，以预防手指痉挛；踝关节两侧固定以防足外翻。不同的体位均应备数个不同大小和形状的软枕以支持；避免被褥过重或太紧等。

B. 正确变换体位（翻身）。翻身主要是躯干的旋转，它能刺激全身的反应与活动，是抑制痉挛和减少患侧受压最具治疗意义的活动。偏瘫患者最好采取健侧卧位，同时也要经常变换体位以缓解健侧压力过重。当健侧卧位时，用软枕垫颈肩胛部使患侧肩关节呈前倾位，患侧上肢外旋用软枕托住，肘、腕关节伸展，掌心向上，患侧髋、膝关节屈曲，髋稍内旋，小腿中间垫软枕，从而提供舒适的支撑，维持机体的功能位，预防关节强直。当患者仰卧位时，患侧上肢伸展，置于略高于躯干的软枕上，前壁保持旋后位，使患侧躯干伸直。在患侧骨盆下垫软枕，以防骨盆后坠，在患侧小腿中间下方垫软枕，在足底放置保持踝关节背曲、外翻位的足托盘。当患侧卧位时，应确保患者的体重不对瘫痪的肢体造成伤害，卧位时间为20~30min。肩关节向前伸展并外旋，肘、腕关节伸展，掌心向上，中间垫软枕，健侧抱一软枕于胸前以支撑身体。患腿伸展、膝关节轻度屈曲，小腿中间垫软枕。卧床患者要定时翻身，一般情况下，每2h翻身1次，必要时每小时翻身1次。

C. 床上运动训练。正确的运动训练有助于缓解痉挛和改善已形成的异常运动模式。

a. Bobath 握手。两手握在一起，十指交叉，患侧拇指位于最上面，双手叉握充分向前伸，然后上举至头上，在双手与躯体成 90°和 180°位置稍作停留，以放松上肢和肩胛的痉挛，避免手的僵硬收缩，刺激躯干活动与感知觉。应鼓励患者每天多次练习，即使静脉输液，也应小心地上举其患肢，以充分保持肩关节无痛范围的活动。

b. 桥式运动。指导患者抬高臀部，使骨盆呈水平位，护理人员一手下压患侧膝关节，另一手轻拍患侧臀部，刺激其活动，帮助伸展患侧髋部。该运动可以训练患腿负重，为患者行走做准备，防止患者在行走中膝关节过伸，同时有助于卧床患者床上使用便器。

c. 关节被动运动。进行每个关节的各方位的被动运动，可维持关节活动度，预防关节僵硬和肢体挛缩畸形。

d. 起坐训练。鼓励患者尽早从床上坐起来，由侧卧位开始，健足推动患足，将小腿移至床沿外。坐位时应保持患者躯干的直立，可用大枕垫于身后，髋关节屈曲 90°，双上肢置于移动桌上，防止躯干后仰，肘及前臂下方垫软枕以防肘部受压。

② 语言康复训练

A. 肌群运动训练。指进行唇、舌、齿、软腭、咽、喉与颌部的肌群运动。包括缩唇、叩齿、伸舌、卷舌、鼓腮、咳嗽等活动。

B. 发音训练。由训练张口诱发唇音（a、o、u）、唇齿音（b、p、m）、舌音，到反复发单音节音（pa、da、ka），当能够完成单音节发音后，让患者复诵简单句如"早—早上—早上好"。

C. 复述训练。复述单词和词，可出示与需要复诵内容相一致的图片，让患者每次复述3～5 遍，轮回训练，巩固效果。

D. 命名训练。让患者指出常用物品的名称及说出家人的姓名等。

E. 刺激法训练。采用患者所熟悉的、常用的、有意义的内容进行刺激，要求语速、语调和词汇长短调整合适；刺激后应诱导而不是强迫患者答应；多次反复刺激，且不宜过早纠正错误；可利用相关刺激和环境刺激法等，如听语指图、指物和指字。

（4）心理护理　因偏瘫、失语及肢体和语言功能恢复速度慢，时间长，日常生活需依赖他人照顾，可使患者产生情绪低落、焦虑、抑郁等心理问题，进而影响疾病的康复和生活质量。应关心、尊重患者，鼓励其表达自己的感受，避免任何刺激和伤害患者的言行。多与患者和家属沟通，耐心解答患者和家属提出的问题，解除患者思想顾虑，鼓励患者和家属主动参与治疗、护理活动。

（六）健康指导

（1）疾病预防指导　对有发病危险因素或病史者，指导低盐、低脂、低热量清淡饮食，多食新鲜蔬菜、水果、谷物、鱼类和豆类，保持能量供需平衡。戒烟、限酒；应遵医嘱规则用药，控制血压、血糖、血脂；改变不良生活方式，适当运动，控制体重；合理休息和娱乐。

（2）疾病知识指导　告知患者和家属脑血管病的基本病因和主要危险因素、早期症状和及时就诊的指征、康复治疗知识和自我护理方法；指导患者遵医嘱正确服用降压、降糖和降脂药物，定期复查。

（3）病情监测指导　定期门诊检查，动态了解血压、血糖、血脂变化和心脏功能情况。当患者出现头晕、头痛、肢体活动障碍等脑缺损症状时，家属应及时协助就诊。

📖 案例讨论

患者，男性，78 岁。

主诉：左侧肢体不灵 10h。

现病史：于入院前 10h 晨起时发现左侧肢体活动不灵，伴言语不清、头痛、头晕，不能自行起床，家属立即将其送来医院。

既往史：有高血压病病史 20 年，间断口服硝苯地平缓释片等降压药物，未规律监测血压。吸烟 30 年，每天 1～2 盒，少量饮酒 20 年，无药物过敏史。

体格检查：T 36.8℃，P 86 次/min，R 20 次/min，BP 170/90mmHg。

发育正常，神志清，言语不清，双侧瞳孔等大等圆（∅2.5mm），对光反射灵敏，左侧鼻唇沟变浅，伸舌右偏，双肺呼吸音粗，未闻及干、湿性啰音，心界向左下扩大，心尖搏动呈抬举性，心率 86 次/min，律齐，主动脉瓣区第二心音亢进，腹软，无压痛及反跳痛，肝脾未及。左上肢肌力Ⅱ级，左下肢肌力Ⅲ级，肌张力略低，左侧霍夫曼氏征、巴宾斯基征阳性。

颅脑 CT：未见明显异常。

讨论要点

问题：

① 颅脑 CT 未见明显异常，如何解释？

② 应采取哪些护理措施？

③ 患者病情稳定后，应采取哪些康复措施？

④ 患者出院时，应对其做哪些健康指导？

三、脑出血的预防与照护

脑出血是指非外伤性脑实质内出血，在我国约占全部脑卒中的 20%～30%，发病率低于脑梗死，但是死亡率较脑梗死高，其急性期死亡率为 30%～40%。

（一）发病原因

最常见病因是高血压合并细小动脉硬化，其他病因包括动-静脉血管畸形、脑淀粉样血管病变、血液病（如白血病、血小板减少性紫癜等）、抗凝或溶栓治疗等。老年人以高血压和脑淀粉样血管病为最常见的脑出血病因。

（二）临床表现

脑出血常见于 50 岁以上的高血压患者，男性稍多于女性，寒冷季节发病率高，多在情绪激动或活动中突然发病，发病后病情常于数分钟至数小时达到高峰，前驱症状一般不明显。脑出血患者发病后多有血压明显升高。由于颅内压高，常有头痛、呕吐和不同程度的意识障碍，如嗜睡或昏迷等。局限性定位表现取决于出血量和出血部位。

（1）基底核区出血

① 壳核出血 最常见，占脑出血病例的 50%～60%。系豆纹动脉破裂所致，常有病灶对侧偏瘫、偏身感觉缺失和同向性偏盲，还可出现双眼球向病灶对侧同向凝视不能，优势半球受累可有失语。

② 丘脑出血 占脑出血病例的 10%～15%，系丘脑膝状体动脉和丘脑穿通动脉破裂所致，常有"三偏征"，通常感觉障碍重于运动障碍。可有特征性眼征，如上视不能或凝视鼻尖、眼球偏斜或分离性斜视、眼球会聚障碍和无反应性小瞳孔等。优势侧丘脑出血可出现丘

脑性失语、精神障碍、认知障碍和人格改变等。

③ 尾状核出血　较少见，多由高血压动脉硬化和脑血管畸形破裂所致，一般出血量不大，常有头痛、呕吐、颈强直、精神症状，神经功能缺损症状并不多见。

（2）脑叶出血　占脑出血的 5%～10%，常由脑动静脉畸形、血管淀粉样病变、血液病等所致，出血以顶叶最常见，其次为颞叶、枕叶、额叶，也有多发脑叶出血的病例。如额叶出血可有偏瘫、尿便障碍、失语、摸索和强握反射等；颞叶出血可有失语、精神症状、对侧上象限盲、癫痫；枕叶出血可有视野缺损；顶叶出血可有偏身感觉障碍、轻偏瘫、对侧下象限盲，非优势半球受累可有构象障碍。

（3）脑干出血　约占脑出血的 10%，绝大多数为脑桥出血（脑干出血最常见部位），常由基底动脉脑桥支破裂所致。偶见中脑出血，延髓出血罕见。脑桥出血患者常表现为突发头痛、呕吐、眩晕、复视、交叉性瘫痪或偏瘫、四肢瘫等。大量出血（血肿>5mL）者，常破入第四脑室，患者迅即出现昏迷、双侧针尖样瞳孔、呕吐咖啡样胃内容物、中枢性呼吸障碍、眼球浮动、四肢瘫痪和去大脑强直发作等。小量出血可无意识障碍，表现为交叉性瘫痪和共济失调性偏瘫，两眼向病灶侧凝视麻痹或核间性眼肌麻痹。

（4）小脑出血　约占脑出血的 10%。多由小脑上动脉分支破裂所致。起病突然，常有头痛、呕吐，眩晕和共济失调明显。出血量较少者，主要表现为小脑受损症状，如患侧共济失调、眼震等，多无瘫痪；出血量较多者，尤其是小脑蚓部出血，病情迅速进展，出现昏迷及脑干受压征象，双侧瞳孔缩小至针尖样、呼吸不规则等。暴发性则常突然昏迷，在数小时内迅速死亡。

（5）脑室出血　占脑出血的 3%～5%。分为原发性和继发性脑室出血。原发性脑室出血多由脉络丛血管或室管膜下动脉破裂所致，继发性脑室出血是指脑实质出血破入脑室。常有头痛、呕吐，严重者出现意识障碍如深昏迷、脑膜刺激征、针尖样瞳孔、眼球分离斜视或浮动、四肢迟缓性瘫痪及去脑强直发作、高热、呼吸不规则、脉搏和血压不稳定等症状。

（三）辅助检查

（1）CT 和 CTA 检查　颅脑 CT 平扫是诊断脑出血的首选方法，可清楚显示出血部位、出血量、血肿形态、是否破入脑室、血肿水肿情况和占位效应等，有助于指导治疗、护理和判断预后。发病后即可出现边界清楚的高密度影。

（2）MRI 和 MRA 检查　MRI 对检出脑干和小脑的出血灶和监测脑出血的演进过程优于颅脑 CT，比 CT 更易发现脑血管畸形、肿瘤及血管瘤等病变。

（3）DSA　疑有血管畸形血管炎或烟雾病又需外科手术或血管介入治疗时考虑进行 DSA 检查。DSA 可清楚显示异常血管和造影剂外漏的破裂血管及部位。

（4）其他检查　包括血常规、血生化、凝血功能、心电图检查和胸部 X 射线片检查等，有助于了解患者的全身状态。

（四）治疗

治疗原则为安静卧床、脱水降颅压、调整血压、防治继续出血、加强护理防治并发症，以挽救生命，降低死亡率、致残率，减少复发。

（1）内科治疗

① 一般处理　急性期应保持安静，避免情绪激动和血压升高。一般应卧床休息 2～4 周。有意识障碍、消化道出血者宜禁食 24～48h，注意水电解质平衡，预防吸入性肺炎和早

期积极控制感染。剧烈头痛、过度烦躁不安者，可酌情适当给予镇静止痛剂；便秘者可选用缓泻剂。

② 脱水降颅压　脑出血后48h脑水肿达高峰，脑水肿可使颅内压增高，并致脑疝形成，是影响脑出血死亡率及功能恢复的主要因素。积极控制脑水肿、降低颅内压是脑出血急性期治疗的重要环节。

③ 调控血压　脑出血后血压升高是机体对颅内压增高的自动调节反应，以保证脑组织血供，当颅内压下降时血压也随之下降。因此，脑出血急性期应以脱水降颅压为基础，但如果血压过高会增加再出血的风险，应及时控制血压。调控血压应考虑患者的年龄、有无高血压史、颅内压是否增高、出血原因及发病时间等。当收缩压＞200mmHg或平均动脉压＞150mmHg时，应采取降压治疗，使血压维持在略高于发病前水平或180/105mmHg左右。

④ 止血和凝血治疗　仅用于并发消化道出血或有凝血障碍时，对高血压脑出血无效。

（2）外科治疗　严重脑出血或颅内压明显增高危及患者生命，内科治疗无效者，可考虑行外科手术治疗。主要手术方法包括去骨瓣减压术、小骨窗颅内血肿清除术、钻孔血肿抽洗术、颅内血肿微创清除术和脑室穿刺引流术等。

（3）康复治疗　脑出血后，只要患者生命体征稳定、病情不再进展，宜尽早进行康复治疗。早期分阶段综合康复治疗能促进患者的神经功能恢复，显著提高患者的生活质量。

（五）照护保健

（1）生活照护

① 饮食照护　给予高维生素、高热量饮食，补充足够的水分；鼻饲流食者应定时喂食，保证足够的营养供给；进食时以及进食后30min内抬高床头防止食物反流；伴有消化道出血者，遵医嘱禁食，出血停止后给予清淡、易消化、无刺激、营养丰富、温度适宜的流质饮食，少量多餐，防止胃黏膜损伤及出血加重。

② 排泄照护　做好大便的护理，密切观察患者大便的量、颜色和性状，进行大便隐血试验以及时发现消化道小量出血；保持外阴部皮肤清洁，预防尿路感染。

③ 睡眠照护　为患者创造安静、整洁、舒适的环境，安慰患者，消除其紧张情绪，保证患者充分休息。

④ 清洁照护　给予垫气垫床或按摩床，保持床单位整洁、干燥、无渣屑，减少对皮肤的机械性刺激，定时翻身、拍背，按摩骨突处，预防压疮；注意口腔卫生，每天口腔护理2~3次以保持口腔清洁，防止口腔感染；谵妄躁动者加床栏，必要时做适当的约束，防止坠床和自伤、伤人；慎用热水袋，防止烫伤。

（2）基础护理

① 病情监测　严密监测并记录生命体征、意识、瞳孔变化；观察有无恶心、呕吐及呕吐物的性状与量；观察皮肤弹性及有无脱水现象；观察有无消化道出血和脑疝的早期表现。

② 保持呼吸道通畅　平卧时头侧位或侧卧位，开放气道，取下活动性义齿，及时清除口鼻分泌物和吸痰，防止舌根后坠、窒息、误吸或肺部感染。

③ 配合抢救　立即为患者建立静脉通道，注意甘露醇等药物的肾毒性，观察尿量和尿液颜色，定期复查电解质。备好气管切开、脑室穿刺引流包、呼吸机、心电监护仪和抢救药品等。

（3）康复护理　康复护理与脑血栓形成基本相同（详见第四节有关内容）。

（4）心理护理　告知患者及家属脑出血的部位、出血量、可能出现的并发症及出现并发症的原因，应关心、尊重患者，避免任何刺激和伤害患者的言行。多与患者和家属沟通，耐心解答患者和家属提出的问题，解除患者思想顾虑，鼓励患者和家属主动参与治疗、护理活动。

（六）健康指导

（1）疾病预防指导　指导高血压患者避免使血压骤升的各种因素，如保持情绪稳定和心态平和，避免过分喜悦、愤怒、焦虑、恐惧、悲伤等不良心理和刺激；建立健康的生活方式，保证充足睡眠，适当运动，避免过度劳累和突然用力；低盐、低脂、低热量、高维生素饮食；戒烟、限酒；养成定时排便的习惯，保持大便通畅。

（2）疾病知识指导　告知患者和家属脑出血的基本病因、主要危险因素和防治原则，指导患者遵医嘱正确服用降压、降糖和降脂药物，定期复查。教会患者及家属测量血压的方法和对脑出血早期表现的识别，发现血压异常波动或无诱因的剧烈头痛、头晕、晕厥、肢体麻木或语言障碍等症状，应及时就诊。

（3）病情监测指导　教会患者及家属自我护理方法，定期门诊检查，动态了解血压、血糖、血脂变化和心脏功能情况。当患者出现头晕、头痛、肢体活动障碍等症状时，家属应及时协助就诊。

📖 案例讨论

患者，男性，52岁。

主诉：突发左侧肢体活动失灵1.5h。

现病史：患者于1.5h前在上街买菜时突然出现左侧肢体活动失灵而摔倒在马路边，伴剧烈恶心、呕吐、小便失禁，当时无肢体抽搐及呼吸困难。路人发现后拨打120送往医院。

既往史：有高血压病史12年，最高血压达200/110mmHg，间断口服降压药物（具体不详）治疗，未规律监测血压。吸烟20年，每天1～2盒，饮酒15年，每天半斤白酒，无药物过敏史。

家族史：父母均有高血压病史，母亲因高血压、脑出血死亡，兄妹6人，4人有高血压病史，1个姐姐脑出血5年，目前生活不能自理。

体格检查：T 36.8℃，P 96次/min，R 22次/min，BP 190/100mmHg。

发育正常，营养良好，嗜睡状态，呼吸急促，双侧瞳孔等大等圆（ϕ2.5mm），对光反射灵敏，左侧中枢性面舌瘫，双肺呼吸音粗，未闻及干、湿性啰音，心界向左下扩大，心尖搏动呈抬举性，心率96次/min，律齐，主动脉瓣区第二心音亢进，心尖部可闻及收缩期吹风样杂音，腹软，无压痛及反跳痛，肝脾未及，移动性浊音阴性。左上肢肌力0级，左下肢肌力Ⅰ级，肌张力略低，左侧霍夫曼氏征、巴宾斯基征阳性。

讨论要点

颅脑CT：右侧基底节区可见一不规则高密度灶，边界清，CT值74 Hz，右侧脑室受压，可见少量高密度影，中线结构左移。

问题：

① 该患者目前存在的护理问题是什么？

② 该患者目前的救护措施应是什么？

③ 为该患者制订照护计划。

第三节　阿尔茨海默病的预防与照护

痴呆是一种获得性进行性认知功能障碍综合征，影响意识内容而非意识水平，智能障碍包括记忆、语言、视空间功能的不同程度受损，人格异常和认知（概括、计算、判断、综合和解决问题）能力降低，常伴行为和情感异常，患者日常生活、社交和工作能力明显减退。痴呆的病因包括变性病和非变性病，前者包括阿尔茨海默病（AD）、额颞痴呆和路易体痴呆等，后者如血管性痴呆、感染性痴呆、代谢性或中毒性脑病所致的痴呆等。阿尔茨海默病是最常见的病因，占老年期痴呆的 $50\%\sim70\%$。

一、发病原因

阿尔茨海默病可分为家族性和散发性。家族性呈常染色体显性遗传，多于 65 岁前发病，最为常见的是位于 21 号染色体的淀粉样前体蛋白基因、位于 14 号染色体的早老素 1 基因及位于 1 号染色体的早老素 2 基因突变。

阿尔茨海默病发病的危险因素有年龄、阳性家族史、低教育程度、膳食因素、吸烟、肥胖、女性雌激素水平降低、高血压、高血糖、高胆固醇、高同型半胱氨酸以及叶酸缺乏、抑郁症、血管因素等。

二、临床表现

阿尔茨海默病通常起病隐匿，持续进行性发展，根据认知损害的程度，临床上将其分为两个阶段，即痴呆前阶段和痴呆阶段。

1. 痴呆前阶段

此阶段包括轻度认知功能障碍前期和轻度认知功能障碍期。轻度认知功能障碍前期患者没有任何认知障碍或有轻微的认知功能下降，这种下降超过了正常老龄化，但未达到认知功能障碍诊断标准，有进展为认知功能障碍和痴呆的风险；轻度认知功能障碍期是指发生于阿尔茨海默病痴呆前，患者此期仅有轻度认知功能损害，主要表现为记忆力轻度受损，学习和保存新知识的能力下降，其他认知域，如注意力、执行能力、语言能力、视空间能力也可以轻度受损，但不影响基本的日常生活功能，达不到痴呆的程度。

2. 痴呆阶段

此阶段患者认知功能损害导致了日常生活能力下降，根据认知损害的程度大致可分为轻、中、重度。

（1）轻度　主要表现是记忆障碍。首先出现的是近记忆力减退，常将日常所做的事和常用的一些物品遗忘。随着病情发展，可出现远期记忆减退，即对发生已久的事情和人物的遗忘。部分患者出现视空间障碍，外出后找不到回家的路，不能精确地临摹立体图。面对生疏和复杂的事物容易出现疲乏、焦虑和消极情绪，还会表现出人格方面的障碍，如不爱清洁、不修边幅、暴躁、易怒、自私多疑。

（2）中度　痴呆老年人记忆障碍继续加重，其工作、学习新知识和社会接触能力减退，特别是原已掌握的知识和技巧出现明显的减退。出现逻辑思维、综合分析能力减退，言语重复，计算力下降，明显的视空间障碍，如在家中找不到自己的房间，还可出现失语、失用、失认。部分老年人出现癫痫、强直-少动综合征。此时常有较明显的行为和精神异常，性格内向的变得易激惹、兴奋欣快、言语增多，而原来性格外向的则可变得沉默寡言，对任何事情提不起兴趣，出现明显的人格改变，甚至做出一些丧失羞耻感（如随地大小便等）的行为。

（3）重度 是痴呆的最后阶段，这个阶段的老年人除上述症状逐渐加重外，还有情感淡漠、哭笑无常、言语能力丧失，以致不能完成日常简单的生活事项，如穿衣、进食。终日无语而卧床，与外界（包括亲友）逐渐丧失接触能力。四肢出现强直或屈曲瘫痪，括约肌功能障碍。此外，此期患者常可并发全身系统疾病的症状，如肺部及尿路感染、压疮以及全身性衰竭症状等，最终因并发症而死亡。

三、辅助检查

（1）实验室检查 对首次就诊的患者进行血液学检测以排除非 AD 性认知障碍的病因，常用检测项目包括：血常规、尿常规、血生化、甲状腺功能、叶酸、电解质、同型半胱氨酸、血沉、HIV、重金属、药物或毒物水平。

（2）脑电图检查 早期脑电图改变主要是波幅降低和 α 节律减慢，随病情进展，可逐渐出现广泛的 θ 活动，以额、顶叶明显，晚期表现为弥漫性慢波。

（3）影像学检查 CT 检查表现为脑萎缩、脑室扩大；头颅 MRI 检查显示双侧颞叶、海马萎缩。SPECT 灌注成像和氟脱氧葡萄糖 PET 成像可见顶叶、颞叶和额叶，尤其是双侧颞叶的海马区血流和代谢降低。使用各种配体的 PET 成像技术可见脑内的 β 淀粉样蛋白沉淀。

（4）神经心理学检查 AD 的认知评估领域包括记忆功能、言语功能、定向力、应用能力、注意力、知觉（视、听、感知）和执行功能七个领域。临床上常用的工具可分为：①认知功能评价量表，如简易精神状况量表（MMSE）、蒙特利尔认知评估量表（MoCA）、阿尔茨海默病认知评估量表（ADAS-cog）、长谷川痴呆量表（HDS）、Mattis 痴呆评定量表、认知能力筛查量表（CASI）；②认知功能分级量表，如临床痴呆评定量表（CDR）和总体衰退量表（GDS）；③精神行为评定量表，如汉密尔顿抑郁量表（HAMD）、神经精神问卷（NPI）；④用于鉴别的量表，如 Hachinski 缺血量表。临床上，选用何种量表，如何评价测验结果，必须结合临床表现和其他辅助检查结果综合得出判断。

（5）基因检查 有明确家族史的患者可进行 APP、早老蛋白 1（PS1）、早老蛋白 2（PS2）和 $APOE_\varepsilon4$ 基因检测，突变的发现有助于确诊和疾病的提前预防。

四、治疗

目前尚无特效治疗可逆转脑功能缺损或阻止病情发展，综合治疗和护理有可能减轻病情和延缓发展。

1. 改善认知功能

（1）乙酰胆碱酯酶抑制剂（AChEI） 可轻微改善认知功能。包括多奈哌齐、卡巴拉汀、石杉碱甲等，主要提高脑内乙酰胆碱的水平，加强突触传递。

（2）NMDA 受体拮抗剂 美金刚能够拮抗 NMDA 受体，具有调节谷氨酸活性的作用。

（3）临床上有时还使用脑代谢赋活剂如奥拉西坦等。

2. 控制精神症状

很多患者在疾病的某一阶段出现精神症状，如幻觉、妄想、抑郁、焦虑、激越、睡眠紊乱等，可给予抗抑郁药物和抗精神病药物如氟西汀、帕罗西汀、西酞普兰、舍曲林、利培酮、奥氮平、喹硫平等。使用原则：低剂量起始；缓慢增量；增量间隔时间稍长；尽量用最小剂量；治疗个体化；注意药物间的相互作用。

3. 支持治疗

重度患者自身生活能力严重减退，常导致营养不良、肺部感染、泌尿系感染、压疮等并发症，应加强支持治疗和对症治疗。

4. 康复治疗及社会参与

对于轻到中度痴呆患者，考虑给予认知刺激或康复训练，改善患者的日常活动功能并减少对非正式看护的依赖。改善患者的社会生活环境，鼓励其参与各种社会日常活动，增加家庭教育项目，让患者维持一定的社会活动和生活能力。

五、预防措施

1. 增加大脑保护因子

（1）多用脑　学习可以增强脑细胞间有效的神经突触，并储备大脑认知功能。应养成终身学习的习惯，保持好奇心，接触新事物，学习新知识，参加课程、阅读书报杂志、写作、猜谜语、打桥牌、打麻将、绘画、园艺、烹饪、缝纫、编织、旅游、参观博物馆、听音乐会等活动。

（2）多运动　规律运动能降低老年性痴呆发生的风险。中老人要维持每周 2～3 次以上规律运动的习惯，如走路、爬山、游泳、骑自行车及瑜伽、太极拳、健身舞蹈等。

（3）科学饮食　多摄取水果、蔬菜、豆类、坚果、谷物；使用橄榄油等富含不饱和脂肪酸的油烹调食物；少食用饱和性脂肪；多摄取深海鱼类。

（4）增加社会参与　努力保持社会参与，和人群接触，如参加同学会、公益社团、小区活动、宗教活动、当志愿者、打牌等，都有助于增加大脑的血液灌流量，降低痴呆发病之风险。

（5）维持健康体重　中年时期肥胖者（BMI≥30），其阿尔茨海默病发生的相对风险上升 3 倍。应避免肥胖、过重或过瘦，维持健康体重，老年人不宜过瘦。

2. 避免危险因子

（1）调控血压、血脂、血糖　高血压、糖尿病、高血脂、脑卒中都会增加阿尔茨海默病的风险。通过调整饮食、适当运动等以维持正常血压、血糖和血脂。高血压、糖尿病、高血脂患者应接受治疗，使相应指标控制在正常范围内。

（2）避免头部外伤　严重头部外伤是阿尔茨海默病危险因素之一，应避免头部受伤的机会，骑电动自行车或摩托车时应戴安全帽。

（3）戒烟　吸烟是阿尔茨海默病的独立危险因素，持续吸烟者每年认知功能退化的速度较不吸烟者快。应戒烟，创造无烟环境，避免吸二手烟。

（4）保持健康的心态，预防抑郁　以运动、静坐、运动等方式释放压力，以积极向上的态度面对生活，接受自己、家人及同事的不完美。抑郁症患者应定期接受治疗。

六、照护保健

1. 生活照护

（1）饮食照护

① 准备患者喜爱的食物，依其喜爱的方式及口味烹调。

② 选择适合咀嚼及吞咽的食物，必要时将食物切成小块儿并煮到软烂以利吞咽。

③ 食物温度要适宜，不要太冰或太烫。

④ 尽量让患者在固定的时间、地点和同一位置用餐。

⑤ 用餐环境应舒适，光线充足，环境安静，不要有嘈杂的音乐或噪声。

⑥ 简化餐具并准备易持、易用的餐具，例如以汤匙代替筷子。

⑦ 定期检查冰箱，丢弃过期或不新鲜的食物，以免患者误食。

⑧ 不要将食物全部摆在伸手可及的位置，以免患者吃得过多。

⑨ 长期吞咽困难、不能自行进食者，应遵医嘱放置胃管，给予鼻饲饮食。

（2）排泄照护

① 照护者应注意辨识患者的尿意讯号，或定时带他上厕所（白天约 1～2h 1 次），养成固定时间排便的习惯，最好在晨起或早餐后。

② 厕所外应有明显文字或图片标识，让患者容易找到。

③ 前往厕所的通道应畅通，让患者容易到达。

④ 鼓励和帮助患者摄取充足的水分和均衡的饮食，保持大便通畅，便秘者可适当运动和按摩下腹部，促进胃肠蠕动，预防肠胀气。

⑤ 对于大小便失禁者，使用成人纸尿裤，定时更换，注意外阴皮肤清洁。

⑥ 对排泄物好奇者，不要责骂、羞辱患者，清洁完毕后，让患者做其他事以转移其注意力。

（3）睡眠照护　随着认知及生活功能的衰退，阿尔茨海默病患者睡眠障碍亦逐渐加重，表现为夜间觉醒次数增加，觉醒时间变长，深度睡眠与快速动眼期睡眠时间变短，导致日夜颠倒，睡醒时间破碎化，白天瞌睡次数变多、累积时间变长。

照护原则如下。

① 环境的选择。尽量按照老年人的习惯，为之创造清洁、通风、安静、温湿度适宜、光线适宜、没有噪声的良好环境。多个老年人合住时可用帘子隔开，尽量减少干扰老年人睡眠的情况。在查房时做到走路轻、开关房门动作轻，房间留夜灯，光源不要直接对着老年人，并尽量减少晚间交谈以减少环境对睡眠的影响。

② 时间的选择。针对老年人不同的情况，帮助其建立适宜的休息和睡眠周期，指导老年人日间进行适当的活动，包括运动、娱乐和其他社交活动以保持日间清醒。同时尽量保证老年人有充足的休息和睡眠时间，如夜间睡眠较少或早醒，可适当减少日间睡眠时间。

③ 寝具的选择。尽量选择老年人喜欢的寝具，床垫软硬适中、大小合适，应有床挡，尽量使用全床挡以保证老年人安全，床具应坚固，在翻身时不应有异响。

睡眠障碍的应对措施如下。

① 卧室及床只做睡眠用，不要在床上看报纸、看电视、读小说等。

② 有睡意再上床睡觉，避免躺在床上思考问题。

③ 定时就寝、起床，养成规律的睡眠形态。

④ 寻找适合帮助老年人入睡的方法，如温水泡脚等。

⑤ 适度运动，不要在睡前做剧烈运动。

⑥ 避免睡前饮用影响睡眠的饮料，如咖啡、浓茶等。

⑦ 保持卧室的舒适。

（4）清洁照护

① 口腔清洁：帮助和鼓励患者早晚刷牙或者清洗假牙，饭后要漱口；引导患者刷牙时，

把每个步骤分解开，依次做简单明白的指导，必要时示范，让其模仿你的动作来刷牙，或者用手握住患者的手轻轻地引导刷牙；重度卧床患者由照护者定期为其做口腔护理。

② 梳妆打扮：使用安全简单的梳理工具，如电动剃须刀、修甲砂锉等；护理员梳理自己的头发为患者做示范，然后鼓励他自己做；为其选择喜欢的个人护理用品，包括牙刷、护肤品、洗浴用品等；陪同患者到理发店理发，如果不肯去理发店，请理发师上门服务。

③ 洗澡护理：充分评估患者的自理能力，如视力、平衡能力、肢体活动能力、物品使用能力等；创造安全的浴室环境，如调节浴室温湿度、热水器温度合适并始终检查水温，浴缸和淋浴房放置防滑垫、安装扶手，使用可调节高度的浴凳和手持式喷头；提前准备好浴室内物品，如毛巾、浴巾、洗发护发用品等；固定洗澡时间，洗澡过程一直陪伴并帮助鼓励患者；洗澡过程中每一步都用简单的语言指导；浴后注意检查患者皮肤，如干燥、过敏、皮炎等问题；使用润肤露保持皮肤柔软；皮肤皱褶处和女性乳房下涂上爽身粉。

2. 基础护理

（1）病情观察　痴呆老年人无法准确地表述病情，要求护理人员在日常生活中要随时观察老年人的异常表现。每日测量体温、呼吸、脉搏、血压，每月测一次体重，争取尽早发现异常情况。

（2）对症护理　合理安排老人进水，控制排便时间。痴呆老年人无法用语言表达疼痛或不适，但常常通过表情变化、用手按压或腿部蹬扯等动作直观地表达疼痛部位。护理人员应密切观察老年人的变化，仔细分析异常行为的原因，尽早采取相应的医疗措施。

（3）异常行为及精神症状应对措施

① 徘徊：避免约束和限制，提供安全、无阻碍的空间和机会让老年患者行走，并主动陪其外出散步，或做一些简单的家务活动；做好跌倒的防范措施，如行走空间宽阔，地面防滑，穿防滑合脚的鞋子，夜间开启地灯照明并加强巡视等；做好走失的防范措施，如随时携带联系卡，外出时一定有人陪伴，使用密码锁，佩戴"二维码识别标识"等。

② 收藏物品、翻弄东西：避免责怪、争论、说服和阻止；妥善保管贵重物品，经常收藏的东西提前多制作几份备份，以便找不到时备用；耐心帮助患者"寻找"，最好通过提示和引导让患者自己把东西找出来；主动提供翻弄东西的空间，在里面摆放各种不同触觉、颜色和质地的物品，让患者去翻弄以刺激患者感官刺激；转移注意力，如给予零食，聊感兴趣的话题，带领出门活动等，使其忘记找东西这件事。

③ 攻击行为：理解并保持冷静；做好安全防范，把患者周围的贵重物品和危险物品收放好，护理人员不要靠患者太近，必要时可暂时离开一会儿；调整照护方式，如涉及身体接触的照护不要突然进行，也不要采取强制措施。

④ 拒绝照护：寻找患者拒绝照护的真正原因，找到患者信任的人或习惯的照护方式，避免强行照护。

⑤ 日落综合征：指在下午到晚上患者出现的情绪紊乱、焦虑、亢奋和方向感消失，表现为早上和上午头脑清醒，情绪稳定或嗜睡，但到下午近黄昏时，则出现精神行为异常，激动不安，持续时间为几小时或者整个晚上。

应对措施为使用光照疗法。在傍晚时分早一点开灯，灯光尽量亮一些，避免患者察觉到光线的变化，另外，可采取光照疗法，每天早上 8 点、下午 4 点左右，各给予 1 次，每次 30min。还可以下午早点陪伴患者到户外活动，如散步、跳舞、做操等。

⑥ 情绪不稳、妄想、幻觉等精神症状：要充分理解患者情绪不稳、妄想、幻觉等精神症状是一种疾病症状，不要与患者争辩、解释或者证明患者是错的；要认真倾听、安慰并包

容患者的感受，解除其担心，给予安全感；消除环境中的诱发因素，做好安全防护；还可采取转移注意力的方法引导患者参加喜欢的活动，如听音乐、外出散步等以转移注意力。

3. 康复护理

阿尔茨海默病的认知功能障碍最常见的表现是记忆障碍、语言障碍、注意力缺陷以及视空间技能下降等。认知康复训练包括感知觉、注意力、记忆力、语言、思维、意识等。其目标是提高患者处理和解释信息的能力，改善其在家庭和社会生活中各方面的功能。

4. 心理护理

照护人员虽然不能进行专业的心理治疗，但是由于其对痴呆老年人的长期陪伴，更加了解老年人的心理状态，更容易获得老年人的信任。

早期患者症状较轻，少数人可有一定的自知力。照护人员应把疾病的性质、治疗和预后告诉患者，帮助其进一步认识自己的病情，针对患病后情绪的改变进行适当的心理干预，进行一些简单的有关提高记忆力和生活能力的训练。

中期症状逐渐加重，表现为自知力丧失，记忆力和生活能力明显下降。此时应制订日常生活制度，开展作业治疗。除参加简单的家务劳动外，还可以做一些感兴趣的、力所能及的工作。可通过怀旧、记忆强化训练、简单的智力游戏等方法提高残存的记忆功能。

晚期大多数患者生活不能自理，记忆力大部分丧失，此时应进行陪伴类的活动，鼓励家属参与以防其产生"被遗弃"的想法，促进家人间的情感交流。如出现抑郁、幻觉、妄想、兴奋、躁动等精神症状，应及时联系心理咨询师给予心理治疗。

七、健康指导

（1）疾病预防指导　老年人勤用脑，预防大脑萎缩，调节情志，避免精神刺激，养成良好的生活规律，积极参加社交活动。发现疾病后鼓励尽量维持生活能力和参加社会活动。加强家庭和社会对患者的照顾和帮助，进行康复治疗和训练。

（2）疾病知识指导　向患者及家属介绍本病的有关病因、诱发因素、临床表现及预防措施，使其积极配合治疗。

（3）病情监测指导　早期诊断可使患者从容地计划从工作岗位退休，安排理财，与医师和家人讨论未来医疗问题。晚期患者需要照看，防止鲁莽行为自伤或伤及家人。定向障碍和视空间障碍的患者应减少外出，以防意外。

📖 案例讨论

患者，女性，68岁。

主诉：近事遗忘1年。

现病史：患者于1年前无明显诱因出现近事遗忘，儿子、儿媳发现老人买菜、做饭及日常做家务的能力逐渐下降，有时经常连续好多天，老人每天晚饭都做米饭和素炒茄子，或者烧菜时忘记放盐，儿子提醒还很不高兴，说："饭菜做得好好的，你没事找事呀?"经常因为家务小事母子争吵。儿子遂带母亲到医院就诊。

既往史：既往身体健康，无慢性病史，无吸烟饮酒史，无药物过敏史。

家族史：父母亲均已死亡，无类似病史，1个哥哥、1个妹妹，均健在。

体格检查：T 36.8℃，P 72次/min，R 18次/min，BP 150/90mmHg。

发育正常，营养良好，神志清楚，双肺呼吸音粗，未闻及干、湿性啰音，心率

72 次/min，律齐，无杂音，腹软，无压痛及反跳痛，肝脾未及，移动性浊音阴性，四肢肌力、肌张力正常，双下肢无水肿。MMSE 评分 23 分（北京协和医院标准）。

讨论要点

颅脑 CT：双侧大脑半球对称，脑实质内未见明显局灶性密度异常，幕上脑室系统轻度扩大，中线结构居中，脑沟、脑池稍增宽，脑回变小。

问题：

① 目前该患者的护理问题有哪些？依据是什么？

② 为该患者制订的照护计划。

③ 对该患者及家属进行健康指导。

第四节　帕金森病的预防与照护

帕金森病（Parkinson disease，PD），又名震颤麻痹。本病由英国医师詹姆士·帕金森于 1817 年首先报道并系统描述，是一种常见于中老年人的神经系统变性疾病，临床上以静止性震颤、运动迟缓、肌强直和姿势平衡障碍为主要特点。我国 65 岁以上人群患病率为 1700/10 万，并随年龄增长而增高，男性稍高于女性。

一、发病原因

1. 环境因素

有学者认为：环境中的某些物质，如杀虫剂、除草剂或某些工业化学品等可能是帕金森病的病因之一。

2. 遗传因素

有报道 10% 左右的帕金森病患者有家族史，而绝大多数患者为散发性。细胞色素 P450 2D6 型可能是帕金森病的易感基因之一。

3. 神经系统老化

帕金森病主要发生于中老年人，40 岁以前发病少见，提示神经系统老化与发病有关，而神经系统老化只是帕金森病的促发因素。

4. 多因素交互作用

目前认为帕金森病并非单因素所致，而是在多因素交互作用下发病。除基因突变导致少数患者发病外，基因易感性可使患病概率增加，但并不一定发病，只有在环境因素、神经系统老化等因素的共同作用下，通过氧化应激、线粒体功能紊乱、蛋白酶体功能障碍、炎性和（或）免疫反应、钙稳态失衡、兴奋性毒性、细胞凋亡等机制导致黑质多巴胺能神经元大量变性、丢失，才能导致发病。

二、临床表现

发病年龄平均约 55 岁，多见于 60 岁以后，40 岁以前相对少见；男性略多于女性；隐匿起病，缓慢进展。

1. 运动症状

常自一侧上肢开始，逐渐波及同侧下肢，再波及对侧上肢及下肢，呈"N"字形进展

（65%～70%）。

（1）静止性震颤　常为首发症状，多始于一侧上肢远端，静止位时出现或明显，随意运动时减轻或停止，紧张或激动时加剧，入睡后消失。典型表现是拇指与示指呈"搓丸样"动作，频率为4～6Hz。令患者一侧肢体运动，如握拳或松拳，可使另一侧肢体震颤更明显，该试验有助于发现早期轻微震颤。少数患者可不出现震颤，部分患者可合并轻度姿势性震颤。

（2）肌强直　肌强直表现为屈肌与伸肌同时受累，被动运动关节时阻力增高，且呈一致性，似弯曲软铅管（铅管样强直）；若伴震颤，检查时感觉到在均匀阻力中有断续停顿，似转动齿轮（齿轮样强直），是肌强直与静止性震颤叠加所致。颈部、躯干、四肢肌强直可使患者出现特殊的屈曲体姿，表现为头部前倾、躯干俯屈、肘关节屈曲、腕关节伸直、前臂内收、髋及膝关节略为弯曲。

（3）运动迟缓　随意动作减少，动作缓慢、笨拙。早期以手指精细动作（扣纽、系鞋带等）缓慢，逐渐发展成全面性随意运动减少、迟缓。晚期因合并肌张力增高，导致起床、翻身、步行、变换方向等均有困难。体检见面容呆板、双眼凝视、瞬目减少，呈面具脸；口、咽、腭肌运动徐缓时，表现语速变慢、语音低调；书写字体越写越小，呈现"小写征"；做快速重复性动作（如拇、示指对指）时表现为运动速度缓慢和幅度减小。

（4）姿势步态异常　在疾病早期，表现为行走时上肢摆动幅度减小或消失，下肢拖曳。随病情发展，步伐逐渐变小变慢，启动、转弯时步态障碍尤为明显，自坐位、卧位起立时困难。有时行走中全身僵住，不能动弹，称为"冻结"现象。有时迈步后，以极小的步伐越走越快，不能及时止步，称为前冲步态或慌张步态。

2. 非运动症状

该症状也是十分重要的临床症状，可以早于或伴随运动症状而发生。

（1）感觉障碍　疾病早期即可出现嗅觉减退或睡眠障碍，尤其是快速眼动期睡眠行为异常。中、晚期常有肢体麻木、疼痛，有些患者可伴有不安腿综合征。

（2）自主神经功能障碍　临床常见，如便秘、多汗、脂溢性皮炎（油脂面）等。吞咽活动减少可导致流涎。疾病后期也可出现性功能减退、排尿障碍或体位性血压。

（3）精神和认知障碍　近半数患者伴有抑郁，并常伴有焦虑。15%～30%患者在疾病晚期发生认知障碍乃至痴呆，以及幻觉，其中视幻觉多见。

三、辅助检查

常规的实验室检查均无异常。头颅影像学（CT、MRI）检查一般无特异性改变，但作为临床鉴别诊断常用。采用PET、SPECT进行特定的放射性核素检测，可显示脑内多巴胺转运体功能降低、多巴胺递质合成减少等，对早期诊断、鉴别诊断及病情监测有一定价值，但非临床诊断所必需和常用。

四、治疗

应对帕金森病的运动症状和非运动症状采取综合治疗，包括药物治疗、手术治疗、运动疗法、康复治疗及心理疏导。药物治疗作为首选，且是整个治疗过程中的主要治疗手段。

1. 药物治疗

提倡早期诊断、早期治疗，不仅可以更好地改善症状，而且可能延缓疾病的进展。

（1）复方左旋多巴　是目前治疗本病最基本、最有效的药物，对少动、强直、震颤均有效。复方左旋多巴（苄丝肼左旋多巴、卡比多巴-左旋多巴），初始剂量62.5～125mg，2～3次/d，根据病情而渐增剂量至疗效满意和不出现不良反应为止，餐前1h或餐后1.5h服药。在我国临床上常用的有美多芭和息宁控释片2种剂型。

（2）多巴胺受体激动剂　能直接激动纹状体，产生和多巴胺相同作用的药物从而减少和推迟运动并发症的发生，尤其用于早发型患者或病情初期。常用药物有吡贝地尔控释片、普拉克索。从最小剂量开始，渐增剂量至疗效满意和不出现不良反应为止。

（3）单胺氧化酶（MAO-B）抑制剂　可阻断多巴胺的降解，增加多巴胺的浓度。与复方左旋多巴合用可增强疗效，改善症状波动。目前国内常用司来吉兰、雷沙吉兰。

（4）金刚烷胺　能促进神经末梢释放多巴胺，并阻止其再吸收。50～100mg，2～3次/d，末次应在下午4时前服用。对少动、强直、震颤均有改善作用，对改善异动症有帮助。

（5）抗胆碱能药物　能加强突触前多巴胺的合成与释放。主要有苯海索（安坦），1～2mg，3次/d。此外有丙环定、甲磺酸苯扎托品、东莨菪碱、环戊哌丙醇等，主要适用于震颤明显、年龄较轻患者，老年患者慎用，闭角型青光眼及前列腺肥大患者禁用。

（6）儿茶酚-O-甲基转移酶（COMT）抑制剂　通过抑制左旋多巴在外周的代谢，使血浆左旋多巴浓度保持稳定，并能增加其入脑量。一般与复方左旋多巴制剂合用，可改善其疗效，改善症状波动，常用药物为恩他卡朋。

2. 手术治疗

对于长期药物治疗疗效明显减退，同时出现异动症患者可以考虑手术治疗，但手术只是改善症状，不能根治，术后仍需药物治疗。手术方法有立体定向神经核毁损术、核脑深部电刺激术。

3. 康复及心理治疗

康复及心理治疗包括肢体运动、语言、认知及各种日常生活的训练和指导，可提高患者的生活质量，减少并发症。心理疏导与疾病教育也是帕金森病的重要综合治疗措施。

五、预防措施

由于帕金森病的病因迄今为止不甚清楚，因此，预防较为困难。但是，由于一氧化碳、二氧化硫、锰和氰化物等有害物质以及利血平、吩噻嗪类和抗抑郁药物中毒所引起的帕金森病综合征并非鲜见，在临床上应予以足够的重视。

六、照护保健

1. 生活照护

（1）饮食照护

① 饮食原则　给予高热量、高维生素、高纤维素、低盐、低脂、适量优质蛋白、易消化的饮食，并根据病情变化及时调整和补充各种营养素，戒烟酒。

② 饮食内容　主食以谷类为主，多食新鲜蔬菜、水果，多喝水以防止便秘，减轻腹胀；适当吃奶制品和肉类、家禽、蛋、豆类；少吃油、盐、糖；每天补充1000～1500mg钙以防骨质疏松。

③ 进食方法　进食进水应抬高床头，尽量保持坐位或半坐位；集中注意力，并给予充足的时间和安静的进食环境，不催促、打扰患者进食；对于流涎过多者可使用吸管食用流质

饮食；对于咀嚼和消化能力减退患者应给予易消化、易咀嚼的细软、无刺激的软食或半流食，少量多餐；对于咀嚼和吞咽功能障碍患者应选用稀粥、面片、蒸蛋等精细制作的小块食物或黏稠不易反流的食物，并指导患者少量分次吞咽，避免吃坚硬、滑溜及不易变形的食物，如果冻等；对于进食困难、饮水呛咳者要遵医嘱及时插胃管给予鼻饲饮食，防止经口进食引起误吸、窒息或吸入性肺炎。

（2）排泄照护　对于行动不便、起坐困难者，应配备高位坐厕、坚固且带有扶手的高脚椅、手杖、卫生间和走道扶手等必要的辅助设施；对于顽固性便秘的患者，应多进食含纤维素多的食物，多吃新鲜蔬菜、水果，多喝水，每天双手顺时针按摩腹部，促进胃肠蠕动，适量服用蜂蜜、麻油等帮助通便，必要时遵医嘱口服果导片、番泻叶等缓泻药，或给予开塞露、灌肠、人工排便等；对于排尿困难者，应评估患者有无尿潴留和尿路感染的症状体征，指导患者放松精神、腹部按摩、热敷等以刺激排尿，仍无效者遵医嘱给予导尿和留置尿管。

（3）睡眠照护　为患者创造清洁、通风、安静、温湿度适宜、光线适宜、没有噪声的良好睡眠环境；房间留夜灯，光源不要直接对着老年人；床垫软硬适中、大小合适，应有床挡，尽量使用全床挡以保证老年人安全；养成定时就寝、起床规律睡眠的形态；白天适度运动，睡前避免剧烈运动，不要饮用影响睡眠的饮料，如咖啡、浓茶等。

（4）清洁照护　协助患者做好洗漱、沐浴、清洁口腔等，增进患者的舒适感，预防并发症；对于出汗多、皮脂腺分泌亢进的老年人，要指导其穿柔软、宽松的棉布衣服，经常清洁皮肤、勤换被褥、衣服，勤洗澡，卧床老年人应协助其床上擦浴，每天1～2次，用垫气垫床或按摩床，保持床单位整洁、干燥，定时翻身、拍背，并注意做好骨突处护理以防压疮。

2. 基础护理

（1）安全护理
① 对于震颤未能控制、日常生活作笨拙的老年人，避免拿热水、热汤，选用不易打碎的不锈钢饭碗、水杯和汤匙，避免自行使用液化气灶，谨防烧伤、烫伤等。
② 对于有幻觉、错觉、欣快、抑郁、精神错乱、意识模糊或认知障碍者应特别强调专人陪护。
③ 认真查对是否按时服药，有无错服或误服，药物代为保管，每次送服到口。
④ 严格交接班制度，禁止患者使用锐利器械和危险物品。

（2）用药护理
① 告知患者及家属本病需要长期或终身服药治疗，让其了解用药原则，常用药物种类与名称、剂型、用法、服药注意事项、疗效及不良反应的观察与处理。
② 指导患者用药原则：从小剂量开始，逐步缓慢加量至有效剂量维持，服药期间尽量避免使用维生素 B_6、氯氮平、羟哌氯丙嗪（奋乃静）等药物，以避免降低药物疗效或导致直立性低血压。
③ 疗效观察：服药过程中仔细观察震颤、肌强直、运动及语言功能的改善程度，观察患者起坐的速度、步行的姿势、讲话的音调与流利程度，写字、梳头、扣纽扣、系鞋带以及进食动作等，以确定药物疗效。

3. 康复护理

（1）疾病早期　早期患者主要表现为震颤，应指导患者维持和增加业余爱好，鼓励患者积极参与居家活动和参与社交活动，坚持适当运动锻炼，如下棋、散步、打太极拳等，注意保持身体和各关节的活动强度与最大活动范围。

（2）疾病中期　患者有起坐困难者，应每天反复多次练习起坐动作；起步困难者，可以在患者脚前放置小的障碍物作为视觉提示，帮助起步；步行时，指导患者要目视前方，集中注意力，以保持步行的幅度与速度；鼓励患者步行时两下肢尽量保持一定的距离，双上肢要摆动，以增加平衡；转身时要以弧线形式前移，尽可能不要在原地转弯；照护人员在协助患者行走时，勿强行拉其向前行走；当患者抬脚困难时，可指导患者先向后退一步再向前行走。

（3）疾病晚期　患者出现显著的运动障碍而卧床不起，应帮助患者采取舒适体位，被动活动关节，按摩四肢肌肉，注意动作轻柔，勿造成疼痛和骨折。

4. 心理护理

帕金森病患者早期动作笨拙、语言断续、流涎，患者会产生自卑、脾气暴躁及忧郁心理，回避人际交往，拒绝社交活动，随着病程延长，病情进行性加重，患者丧失劳动能力，生活自理能力也逐渐下降，会产生焦虑、恐惧甚至绝望心理。照护人员应仔细观察患者的心理反应，鼓励患者表达并注意倾听他们的感受，与患者讨论身体健康状况改变所造成的影响、不利于应对的因素，及时给予正确的信息和引导，使其能够接受和适应自己目前的状态并能设法改善。鼓励患者尽量维持过去的兴趣与爱好，多与他人交往；指导家属关心体贴患者，多鼓励，少指责和念叨，为患者创造良好的亲情氛围，减轻他们的心理压力。

七、健康指导

（1）皮肤护理指导　患者因震颤和不自主运动，出汗多，易造成皮肤刺激和不舒适感，皮肤抵抗力降低，还可导致皮肤破损和继发皮肤感染，应勤洗勤换，保持皮肤卫生；中晚期患者因运动障碍，卧床时间增多，应勤翻身、勤擦洗，防止局部皮肤受压，改善全身血液循环，预防压疮。

（2）活动与休息指导　鼓励患者维持和培养兴趣爱好，坚持适当的运动和体育锻炼，做力所能及的家务劳动等，可以延缓神经功能障碍的发生和发展，从而延长寿命，提高生活质量。患者应树立信心，坚持主动运动，如散步、打太极拳等，保持关节活动的最大范围；加强日常生活动作训练，进食、穿脱衣尽量自理；卧床患者协助其被动活动关节和按摩肢体，预防关节僵硬和肢体挛缩。

（3）安全指导　指导患者避免登高等危险操作，勿单独使用煤气、热水器及锐利器械，防止受伤等意外；避免让患者进食带骨刺的食物和使用易碎的器皿；直立性低血压患者睡眠时应抬高床头，避免快速坐起或下床活动，防止跌倒；外出时需人陪伴，认知障碍者其口袋内要放置写有患者姓名、住址和联系电话的"安全卡片"，或佩戴手腕识别牌，以防走失。

📖 案例讨论

患者，男性，65 岁。

主诉：右侧肢体抖动 5 年，累及左侧伴走路不稳、慌张步态 1 年。

现病史：患者 5 年前无明显诱因出现右上肢远端不自主抖动，以安静状态下明显，紧张、激动时加重，睡眠后消失。1 年前左侧肢体亦出现上述症状。走路慢，小碎步。起床、迈步、转身费力，呈弯腰驼背姿势，两侧症状不对称，逐渐加重。

既往史：无一氧化碳中毒史、脑炎病史、重金属及农药中毒史、脑卒中病史，家族及周围人群无类似病史。

体格检查：T 36.2℃，R 18 次/min，P 76 次/min，BP 130/80mmHg。

神志清，发育正常，面具脸，流涎较多、颜面躯干皮脂分泌增多。双眼各向活动无障碍；四肢肌力Ⅴ级、肌肉无萎缩，肱二头肌、膝腱反射无亢进，双侧霍夫曼征、巴宾斯基征阴性；双侧肢体 3～5Hz 粗大搓丸样震颤，四肢肌张力高，呈齿轮样强直，右侧重于左侧。屈曲体态，慌张步态，小写征明显。

讨论要点

颅脑 CT：未见明显异常。

问题：

① 该老人存在哪些护理问题？

② 如何对该老人进行康复训练，训练的重点是什么？

③ 为该患者及家属做健康指导。

第五节　癫痫发作的预防与照护

癫痫发作是大脑高度同步化的神经元异常阵发放电引起的脑功能障碍。癫痫是一组短暂大脑功能障碍的慢性脑部疾病，以发作性、短暂性、重复性、刻板性为特征。老年性癫痫是发生在老年期的癫痫。癫痫已成为继卒中和痴呆后老年人最常见的严重的神经系统疾病，越来越引起人们的重视。

一、发病原因

老年期新发癫痫往往有明确病因，常见病因如下。

1. 脑卒中

脑卒中是引起老年性癫痫的最常见原因，占 30％～50％，其中出血性卒中更为常见。癫痫可出现在围卒中期或后遗症期，也可以是脑卒中的首发症状。

2. 脑肿瘤

老年性癫痫 10％～30％ 是由脑肿瘤引起的，其中以转移瘤或神经胶质瘤多见，少数为脑膜瘤，原发性肿瘤比继发性肿瘤常见，低分化肿瘤比高分化肿瘤常见。

3. 脑外伤

大约 20％的老年性癫痫由脑外伤引起。硬膜下血肿、颅骨骨折、意识丧失或遗忘 24h、年龄超过 65 岁是发生外伤后癫痫的危险因素。

4. 与认知障碍相关的神经退行性疾病

10％～20％的脑变性病患者伴有癫痫。阿尔茨海默病患者发生癫痫的风险增加了 10 倍。

5. 急性症状性发作

发热、感染、低血糖、电解质紊乱、严重的黏液性水肿、肝衰竭、肾衰竭、药物和酒精及其戒断等代谢性和毒性因素常诱发急性症状性发作，去除病因可缓解发作。

二、临床表现

癫痫的临床表现丰富多样，但癫痫发作具有两个主要特征，即共性和个性。

（1）共性特征

① 发作性：即症状突然发生，持续一段时间后迅速恢复，间歇期正常。

② 短暂性：即发作持续时间非常短，通常为数秒钟或数分钟，除癫痫持续状态，很少超过半小时。

③ 重复性：即第一次发作后，经过不同间隔时间会有第二次或更多次的发作。

④ 刻板性：指每次发作的临床表现几乎一致。

（2）个性特征　即不同临床类型癫痫所具有的特征，是一种类型的癫痫区别于另一种类型癫痫的主要依据。

老年性癫痫以部分性发作多见，包括简单部分性发作、复杂部分性发作伴或不伴继发全面性发作，其中颞叶癫痫较常见。全面性发作包括强直阵挛发作、阵挛发作、强直发作、肌阵挛发作、失张力发作等。

老年性癫痫临床表现不典型，复杂多样，较少出现先兆，首发症状即可为癫痫状态，有些患者仅表现为记忆混乱、行为怪异、意识不清或无反应状态，且症状可持续数小时、数天甚至数周。此外，癫痫发作后状态时间延长，可达数天至2周，表现为恍惚、混乱、失定向、活动过度、徘徊、尿失禁、持续头痛等。

三、辅助检查

（1）脑电图　脑电图（EEG）检查是癫痫诊断中的重要辅助检查。EEG对发作性症状的发作有很大的价值，有助于明确癫痫的诊断及分型和确定特殊综合征。典型表现是棘波、尖波、棘-慢或尖-慢复合波。常规头皮脑电图仅能记录到49.5%患者的痫性放电，重复3次可将阳性率提高至52%，采用过度换气、闪光等刺激诱导可进一步提高阳性率。所以，没有记录到异常电活动，不能除外癫痫的诊断。此外，老年人更容易出现非特异性脑电图改变，使诊断变得更为困难，因此，长程脑电图、视频脑电图、睡眠脑电图对老年癫痫的诊断具有重要意义。

（2）神经影像学检查　由于老年性癫痫继发因素多，60%的患者可能有结构性脑损害，因此影响学检查是必要的，伴以下情况时，建议行头部CT或MRI扫描。

① 局灶性神经系统体征。

② 进展性或新发神经系统症状或体征。

③不是由于服药依从性差或物质成瘾（如酒精）导致的发作难以控制。

④明确的局灶性发作。

⑤脑电图显示持续的慢波异常。

四、诊断要点

老年人如果出现以下情况，应该考虑癫痫：意识改变或丧失、行为改变、无反应，抽搐、不自主运动、无意识丧失的肢体或面部感觉异常，反复发作的睡眠障碍，不能回忆的反复跌倒。对疑似患者遵循以下诊断步骤。

首先，明确是否有目击者。如果有，尽快向目击者采集详细的病史；如果没有目击者，且诊断尚不明确时，嘱可能目击的人观察再次发作及发作时脉搏有无变化。

其次，确定发作的性质。通常根据发作前、发作中和发作后的细节，如跌倒时有无意识障碍、异常行为、混乱、局灶性神经系统特征可以判断发作的性质。癫痫发作一般是刻板性的，如果多次发作的形式不同，考虑可能有其他原因。

最后，考虑是否存在认知障碍。由于认知障碍引起病史采集困难，治疗依从性较差，因此对老年人癫痫应该筛查认知功能，为治疗决策和副作用评估做参考。建议用认知筛查量表进行评估，如简易精神状态量表。

五、治疗

目前仍以药物治疗为主，药物治疗应达到的目的：控制发作或最大限度地减少发作次数；长期治疗无明显不良反应；使患者保持或恢复其原有的生理、心理和社会功能状态。

1. 用药策略

老年性癫痫选药应考虑发作类型、年龄相关的药动学改变、伴随疾病、多药的相互作用等问题，因此需要全面评价抗癫痫药的有效性、副作用、对认知的影响、跌倒风险、对骨代谢影响、药物相互作用、服药次数来指导选药。采取"从成人推进剂量的一半开始，缓慢加药，逐渐滴定"的计量策略，达到维持正常生活、发作完全控制和副作用最小化的治疗目标。

2. 抗癫痫药物的选择

新型抗癫痫药物与传统抗癫痫药物（苯妥英钠、苯巴比妥、卡马西平、丙戊酸）相比，疗效相似，但动力学更好，药物相互作用少，副作用少，因此对老年性癫痫可优先考虑选用。现有证据表明，拉莫三嗪和加巴喷丁在老年人中耐受性良好，抗癫痫联盟也提出拉莫三嗪和加巴喷丁可用于部分性发作的老年性癫痫患者。此外，专家也推荐使用左乙拉西坦、卡马西平、奥卡西平等。

原发性或症状性的全面性发作，首选药物是左乙拉西坦、拉莫三嗪或丙戊酸。部分性发作相关的癫痫，一线药物具有相似的疗效，因此更应该考虑其副作用，倾向于选择拉莫三嗪、左乙拉西坦、卡马西平或丙戊酸。此外，阿尔茨海默病患者的肌阵挛性癫痫发作首选丙戊酸。苯巴比妥和苯妥英钠由于副作用较多，不推荐用于老年性癫痫。二线抗癫痫药物包括加巴喷丁、托吡酯、唑尼沙胺等。当一种药物治疗失败时可以考虑换第二种药物单药治疗。2～3种单药治疗失败时，可以考虑联合用药。

3. 首次发作的治疗

通常情况下第一次发作不能称为癫痫，有诱因的单次发作（如发热或因酒精）应当去除诱因，不需要抗癫痫治疗。出现一次不明原因的发作时，应根据复发的风险和可能性大小、抗癫痫药物的副作用，是否存在潜在的病因以及发作持续时间等综合考虑是否使用抗癫痫药物。如果发作持续时间长或是有明确的潜在脑部因素（如脑部肿瘤），选择治疗是合理的；相反，一次持续时间短的全身或部分抽搐发作或非惊厥性发作，采取随访观察的策略比较合适。

4. 癫痫持续状态的治疗

老年人癫痫持续状态的治疗与成人是相似的，首选静脉注射劳拉西泮或地西泮；不能静脉给药者可选择肌内注射。药效不佳时，给予静脉输注苯妥英钠或苯巴比妥。如果发作仍不能控制，超过30～60min，应当转入重症病房给予全身麻醉药物，麻醉药应当在发作停止后持续给药12～24h，然后减量停药。

六、预防措施

1. 避免诱发因素

应避免癫痫诱发因素，如过度劳累、睡眠障碍、情绪波动、过饱、饥饿、便秘、一过性代谢紊乱、过敏反应及烟、酒、辛辣等刺激性食物。过度换气对失神发作、过度饮水对强直性阵挛发作、闪光对肌阵挛发作也有诱发作用。有些反射性癫痫还应避免强烈的声光刺激、惊吓、阅读、书写、下棋、玩牌、刷牙、外耳道刺激等特定因素。癫痫持续状态的诱发因素常为突然停药、减药、漏服药及换药不当；其次为发热、感冒、劳累、饮酒；使用利多卡因、氨茶碱或抗抑郁药亦可诱发。

2. 坚持服药

患者需坚持长期服药，癫痫完全控制 3~5 年不发作者，方可考虑停服药物，撤药过程需 1~2 年。若需要更换或停药，应逐渐进行，在原药的基础上加上新药，切忌骤停原药物。若原发作频繁，用药量大，停药时更要缓慢。

3. 建立规律的生活制度

正确对待疾病，病情缓解可进行日常生活活动，适当进行体育锻炼。远离炉火、高压电机以及避免游泳、攀高、驾驶等危险活动。

七、照护保健

1. 生活照护

（1）饮食照护　清淡饮食，少食辛辣等刺激性食物，避免过饱、饥饿，戒除烟、酒，避免咖啡、浓茶。意识不清时给予鼻饲，保持足够的热量和蛋白质，并给予足够的维生素。

（2）排泄照护　保持大便通畅，防止便秘，癫痫持续状态排尿困难者，应评估者有无尿潴留和尿路感染的症状体征，应遵医嘱给予导尿和留置尿管。

（3）睡眠照护　养成定时就寝、起床、规律睡眠的形态；癫痫发作时和发作后均应卧床休息，睡眠时应注意侧卧位，除去义齿，解除颈部衣扣、腰带等，以防癫痫发作时影响呼吸。平时建立良好的生活习惯，保持睡眠充足。减少精神和感觉刺激，如避免长时间地看电视、洗浴、玩游戏等，禁忌游泳和蒸汽浴等。

（4）清洁照护　经常清洁皮肤，勤换被褥、衣服，勤洗澡，保持床单位整洁、干燥。如有尿便失禁，及时更换床单、衣服，注意保暖，炎热季节应注意散热。

（5）其他照护　保持室内光线柔和、无刺激；床两侧均安装带床套的床挡；床旁桌上不要放置热水瓶、玻璃杯等危险物品；对于有癫痫发作史并有外伤史的患者，在室内显著位置放置"谨防跌倒、小心舌咬伤"的警示牌，随时提醒患者、家属及照护人员做好防止发生意外的准备。

2. 基础护理

（1）病情观察　密切观察生命体征及意识、瞳孔变化，注意发作过程中有无心率增快、血压升高、呼吸减慢或暂停、瞳孔散大、牙关紧闭、大小便失禁等；观察并记录发作的类型、发作频率与发作起始和持续时间；观察发作停止后患者意识完全恢复的时间，有无头痛、疲乏及行为异常。

（2）对症护理

① 大发作的护理　以控制癫痫发作和保护患者为重点。

A. 迅速将缠有纱布的压舌板或用毛巾置于患者口腔内的一侧上下臼齿之间，用衬垫保护头部，避免受伤。

B. 去枕平卧，头偏向一侧使口腔分泌物自行流出，以免误入气管引起窒息；解开衣领，将患者下颌托起，同时解松裤带。

C. 连续抽搐时，不能强力被动地阻止患者的抽动，可在四肢大关节处稍加压力和保护，以防脱臼、骨折和坠床。

D. 发作后未完全清醒前，应设专护和加床栏，同时禁食禁水。

E. 对自主呼吸不能立即恢复者，应及时进行人工呼吸和给氧。

F. 发作后嗜睡过程中，患者可有短时间的兴奋躁动，要加强保护性措施，以免自伤、伤人或外出。

G. 由于抽搐时出汗较多，患者清醒后应少量多次给予饮水以补充丢失的水分，避免一次性给予大量饮水而导致脑内水分潴留过多和再次抽搐发作。

② 癫痫持续状态的护理

A. 观察抗痉挛药的应用。选择止痉作用快、效果好的药物，在静注过程中必须随时调整速度，严密观察呼吸、心率、血压的变化，注意常用药物的毒性反应和注意事项。

B. 观察脱水药应用。患者由于连续抽搐，脑组织缺血、缺氧以致肿胀，出现脉搏缓慢、血压升高。用脱水降颅压药物时，应保证药物的剂量和注射速度。如果用药后患者呼吸、脉搏、血压逐渐恶化，昏迷加深或抽搐停止，应考虑脑水肿加重，迅速通知医师。

C. 合并症观察与处理缺氧。

a. 缺氧。癫痫发作时常有呼吸道梗阻，需及时洗痰。若患者神志不清、呼吸道分泌物过多而咳不出痰，应做气管切开。若缺氧明显而呼吸衰竭，可给低流量吸氧，每次 5min，每小时 3～5 次。

b. 发热。癫痫持续状态常有中枢性高热和继发性高热，是脑组织的基础代谢率增高，脑组织需氧量增加，致脑水肿加重。因此降温是减轻脑水肿，保护脑组织的必要措施。通常对体温超过 38.5℃以上的患者，应采取体表降温的方法，体温在 39.5℃以上的患者，应采取体内降温的方法，如用冰水 200mL，加阿司匹林 1g 灌肠，效果较好。

c. 水电解质平衡失调。及时检查水、电解质、二氧化碳结合力及尿常规，了解其数值，以防水电解质紊乱。输液时注意速度不宜过快，量不宜过多，以防加重脑水肿。

（3）用药护理　向患者及家属强调遵医嘱长期甚至终身服药的重要性，介绍用药的原则、所用药物的常见不良反应和应注意的问题，在医护人员指导下增减剂量和停药。为减少胃肠道反应，于餐后服用药物。用药前应检查尿常规和肝、肾功能，用药期间监测血药浓度并定期复查相关项目，以及时发现肝损伤、神经系统损害、智能和行为改变等严重不良反应。向患者和家属说明能否停药及何时停药取决于所患疾病的类型、发作已控制时间及减量后反应等。勿自行减量、停药和更换药物。

3. 心理护理

癫痫需要长期不间断地正确服药，反复发作会影响老年人的正常生活，甚至因正在烧饭等危险环境中突然发作而危及生命，使患者终日焦虑、紧张、悲观、自卑。因此，要提倡人人关怀患者，使他们能正常生活，有正常人一样的婚姻、家庭生活，感受到家庭和社会的温暖。一些难治性患者，因疾病长期得不到有效控制而产生悲观失望心理，对生活失去信心，有的甚至有自杀的想法，因此要特别帮助他们增强信心，争取早日康复。

八、健康指导

（1）疾病知识指导　指导患者和家属掌握疾病相关知识和自我护理方法。帮助分析和去除不利于患者治疗的各种因素，控制癫痫发作的可变诱因，减少癫痫发作引起的意外伤害，防止并发症。普及疾病知识，让周围的人了解癫痫的病情及抢救方法。

（2）疾病预防知识指导　指导老年患者保持平衡心态，树立治疗信心。清淡饮食，保持大便通畅，避免饥饿或过饱，戒烟、酒，避免刺激性饮料如咖啡、浓茶等。注意休息，适当运动，避免促发因素。积极配合治疗，遵医嘱服药。坚持长期规律服药，切忌突然停药、减药、漏服药及自行换药，尤其应防止在服药控制发作后不久就自行停药，以免发展成为难治性癫痫和诱发癫痫持续状态。

（3）疾病监测指导　指导患者自行监测疾病，一般首次服药后5～7天复查抗癫痫药物的血药浓度，肝、肾功能和血、尿常规，用药后还需每月检测血、尿常规，每季度检测肝、肾功能，持续半年，以动态观察抗癫痫药物的血药浓度和药物不良反应。如果药物减量后病情有反复和加重的迹象，应尽快就诊。当发现癫痫发作频繁或症状缓解不理想或出现发热、皮疹时，应及时就诊。平时随时携带标有姓名、住址、联系电话及疾病诊断的个人信息卡，以备发作时及时联系与急救。

 案例讨论

患者，男性，58岁。

主诉：反复发作全身抽搐1年，加重伴发作性意识障碍1月。

现病史：患者1年前因交通事故脑外伤在当地医院行颅脑手术，术后出现发作性全身抽搐，每次发作时出现全身强直性收缩，表现为角弓反张，口吐白沫，眼球上翻，牙关紧闭，持续约数秒钟后出现肌肉阵挛，持续数分钟后全身肌肉松弛，伴有尿失禁、全身酸痛、乏力。近1月因情绪波动而睡眠欠佳，发作频繁，共发作6次，发作时间逐渐延长，发作时伴有意识障碍。

既往史：既往体健。无高血压、脑血管疾病病史，吸烟20年，每日1包，饮酒10年，每日2两白酒。

讨论要点

PPT课件

体格检查：T 36.5℃，R 18次/min，P 84次/min，BP 120/70mmHg。神志清，发育正常，精神不振，颈软，无抵抗，双肺呼吸音清，未闻及干、湿性啰音，心率84次/min，律齐，无杂音，腹软，无压痛及反跳痛，肝脾未及，移动性浊音阴性，双下肢无水肿。

动态脑电图：发作期出现逐渐增强的棘波节律，然后频率不断降低，波幅不断增高，阵挛期弥漫性慢波伴间歇性棘波，阵挛后期呈明显脑电抑制。

问题：

① 该患者的健康问题是什么？

② 该患者的急救措施有哪些？

③ 该患者的照护措施有哪些？

（程桂玲）

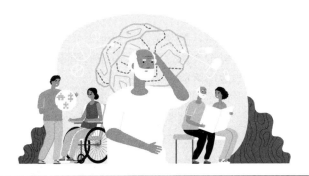

第七章
运动系统常见疾病的预防与照护

第一节 概 述

1. 解剖生理变化

（1）骨骼 随着年龄增长，骨骼中有机物明显减少，无机盐含量增加，而钙含量减少，使骨骼的弹性和韧性减低，脆性增加。同时骨皮质变薄，骨小梁减少变细，骨密度减少，故老年人易出现骨质疏松症，极易发生骨折。

（2）关节 老年人关节软骨含水量和亲水性糖胺聚糖减少，硫酸软骨素 A 也减少，胶原含量增加，关节囊滑膜沉积磷灰石钙盐或焦磷酸盐而僵硬；滑膜萎缩、变薄，基质减少，液体分泌减少，关节软骨和滑膜钙化、纤维化、失去弹性；血管硬化，供血不足，加重变性、韧带、腱膜、关节纤维化而僵硬，使关节活动受到严重影响；关节软骨面因长期磨损而变薄、粗糙、破裂，软骨剥离形成游离体，使老人行走时出现关节疼痛；关节软骨退化，边缘骨质增生形成骨刺，导致关节活动障碍更加明显。

（3）肌肉 老年人随年龄增长使得肌细胞水分减少，脂褐素沉积增多，肌纤维变细，重量减轻，肌肉变硬，失去弹性。肌肉韧带萎缩，肌力减低，易疲劳，且老年人的大脑和脊髓功能衰退，活动减少，骨骼肌的动作反应迟钝、笨拙，因此老年人的动作较迟缓，幅度较小。

2. 老年人常患的运动系统疾病

（1）骨性关节炎 该病又称增生性关节炎，是一种以软骨退变和关节边缘增生为特点的老年多发性骨关节病，常见于全身的大关节，如膝关节、髋关节、踝关节、肘关节、肩关节等。

（2）脊柱系统退行性病变的骨关节病 该病包括颈椎病、腰椎间盘突出、椎管狭窄、老年性增生性脊柱炎、原发性骨质疏松等疾病。

第二节 骨关节炎的预防与照护

骨关节炎（osteoarthritis，OA），又称骨关节病、退行性关节炎、增生性关节炎、老年性关节炎等，它是一种慢性、多发性、持续进展的关节病变，以关节软骨退行性变和继发性骨质增生为特征。病变累及关节软骨或整个关节，包括软骨下骨、关节囊、滑膜和周围肌肉。主要表现为关节软骨受损，软骨下骨板及关节边缘病变，患者出现关节疼痛、肿胀、肌肉萎缩、功能障碍等症状和体征。该病多见于 50 岁以上的中老年人群，女性多于男性。

一、发病原因

骨关节炎的发病原因至今尚未完全明了。一般认为它的发病与年龄有明显关系，成人20 岁以后，可出现骨关节病，随年龄增长病变逐渐加重，但 80% 的骨关节病发生在 55～65岁之间，一般女性多于男性，在绝经后明显增加。肥胖者的发病率较高。

二、临床表现

1. 关节疼痛和压痛

初期为轻到中度间断性隐痛，休息后好转，活动后加重，疼痛与天气变化有关。晚期可出现持续疼痛或夜间痛。关节局部可有压痛，如伴有关节肿胀则更加明显。

2. 关节僵硬

在早晨起床时关节僵硬及发紧，也称之为晨僵，活动后可缓解。关节僵硬在空气湿度增加或气压降低时加重，持续时间一般较短，通常为几分钟至十几分钟，很少超过半小时。

3. 关节肿大

手部关节肿大，变形明显。部分膝关节由于骨赘形成或关节积液也会造成关节肿大。

4. 骨擦音（感）

由于关节软骨破坏，导致关节面不平，关节活动时出现骨擦音（感）。多见于膝关节。

5. 关节无力，活动受限

关节疼痛、活动度下降、肌肉萎缩、软组织挛缩等均可引起关节无力，行走时腿软或关节交锁，不能完全伸直或活动受限。

三、辅助检查

（1）实验室检查　血常规、蛋白电泳、免疫复合物及血清补体等指标一般在正常范围。伴有滑膜炎可出现 C 反应蛋白和红细胞沉降率轻度升高。

（2）X 射线检查　非对称性关节间隙变窄，出现软骨下骨硬化和囊性变，关节边缘增生和骨质形成，或伴有不同程度的关节积液。部分关节内可见游离体，严重者出现畸形。

四、诊断要点

诊断 OA 主要根据患者的症状、体征、影像学检查及实验室检查。目前采用我国 2018 年版《骨关节炎诊疗指南》。

1. 髋 OA 分类标准（临床标准）

（1）近 1 个月内反复出现髋关节疼痛。

（2）红细胞沉降率≤20mm/h。

（3）X 射线照片示骨赘形成，髋臼边缘增生。

（4）X 射线照片示髋关节间隙变窄。

综合临床、实验室及 X 射线检查，满足（1）＋（2）＋（3）条或（1）＋（2）＋（4）条可诊断为髋 OA。

2. 膝 OA 分类标准

（1）近 1 个月内反复出现膝关节疼痛。

（2）X 射线照片（站立位或负重位）示关节间隙变窄，软骨下骨硬化和（或）囊性变，关节边缘骨赘形成。

（3）年龄≥50 岁。

（4）晨僵≤30min。

（5）活动时有骨摩擦音（感）。

综合临床、实验室及 X 射线检查，符合（1）＋（2）条或（1）＋（4）＋（5）条或（1）＋（3）＋（4）＋（5）条，可诊断为膝关节 OA。

五、治疗

由于病变属于不可逆性，故治疗的目的是缓解症状，延缓关节退行性变，最大限度保持和恢复日常生活能力。

1. 非药物治疗

减少不合理的运动，避免长时间跑、跳、蹲，减少或避免爬楼梯。减轻体重，选择对膝关节负重轻的运动方式，如游泳、骑自行车等有氧锻炼，保持关节最大活动度的关节功能和肌力训练。必要时选用助行器辅助行走。物理治疗可增加局部血液循环，减轻炎症反应。

2. 药物治疗

非药物治疗无效时选择。

（1）局部药物治疗　关节轻中度疼痛时，可选用非甾体抗炎药外用，包括乳胶剂、膏剂、贴剂等。

（2）全身镇痛药物　包括非甾体消炎镇痛药、软骨保护剂，如塞来昔布（西乐葆）、依托考昔（安康信）、氨基葡萄糖等，可缓解疼痛；硫酸软骨素等可参与软骨代谢，延缓软骨退行性变。

3. 手术治疗

目的在于消除疼痛、矫正畸形和改善关节功能。

六、预防措施

（1）适当运动

① 根据自身的身体承受情况进行运动，因为适度运动不仅对关节软骨非常有帮助，而且还可以让关节软骨变厚，有利于吸收、分散和缓冲关节受到的冲击，所以适度的运动可以强壮关节软骨。

② 选择一些对关节负荷较小的运动项目，比如游泳、慢步、匀速行走和骑自行车。这些运动可以帮助增加肌肉和韧带的强度和灵活性，适度地刺激关节软骨分泌润滑液，但又不至于对关节软骨造成很大的压力。但需要避免奔跑、爬山、上下楼梯等运动，以免加速关节软骨的损伤。

（2）营养补充　氨基葡萄糖是构成关节软骨的主要成分，其主要作用就是修复关节受损的关节软骨。人体自身会产生少量氨基葡萄糖，但随年龄增长而减少，不足以满足人体所需，故还需进行外源性补充。氨基葡萄糖在日常食物中主要存在于虾、蟹的壳里，含量较少。也可通过服用氨基葡萄糖补充。

（3）避免过度负荷　避免受累关节的过度负荷，肥胖者应减轻体重。膝和髋关节受累者应避免长时间站立、跪和蹲。

七、照护保健

1. 生活护理

（1）居住环境　要保持干燥通风，勤晒被褥；室内地板避免有高低落差的情形，地板材质应防滑。

（2）适当活动　骨关节炎急性发作期要限制关节活动，但在一般情况下，患病老年人应以不负重活动为主，但规律而适宜的运动可以有效预防和减轻病变关节的功能障碍。肥胖老年人应坚持运动锻炼，减轻体重，以利于减少关节负重。但是要适当控制运动总量、运动时间，并选择适宜的运动方式。同时配合饮食上的低脂、低糖摄入，达到减肥目的。

2. 基础护理

（1）疼痛护理　对患髋关节骨关节炎的老年人来说，减轻关节的负重和适当休息是缓解疼痛的重要措施。急性期疼痛患者应适当卧床休息，减少关节活动，严重者可采用卧床牵引限制关节活动，待症状缓解后可下床做轻微运动，可手扶手杖、助行器站立或行走，逐渐增加活动量。患膝关节骨关节炎的老年人在上下楼梯时应抓扶手，单脚上下楼梯；坐位站起时用手支撑扶手，以减轻关节软骨承受的压力。寒凉时多穿衣服避免受凉，注意关节部位的保暖。平时用按摩、针灸、艾灸等方法促进局部血液循环，有一定的镇痛作用，可改善患者生活质量。

（2）用药护理　如关节经常出现肿胀，不能长时间活动或长距离行走，X 射线片显示髌骨关节面退变，则可在物理治疗的基础上加用药物治疗。护理人员应督促患者按医嘱服用药物。

① 非甾体抗炎药。主要起到镇痛的作用。常用药如吡罗昔康、双氯芬酸、舒林酸硫化物等镇痛药，不但副作用小，而且双氯芬酸、舒林酸硫化物对软骨代谢和蛋白聚合糖合成具有促进作用。阿司匹林、水杨酸、吲哚美辛等药物副作用大，且对关节软骨有损害作用，应尽量避免使用。非甾体抗炎药应在炎症发作期使用，症状缓解后停止服用，防止过度用药。对于按摩等理疗方法可缓解疼痛者，最好不服用镇痛药。

② 氨基葡萄糖。不仅能修复损伤的软骨，而且可以减轻疼痛，常用药物有硫酸氨基葡萄糖（维骨力）、氨糖美辛片、氨基葡萄糖硫酸盐单体（傲骨力）等。硫酸氨基葡萄糖宜吃饭时服用，氨糖美辛片宜饭后即服或临睡前服用。

③ 抗风湿药。通过关节内注射，有润滑和减震功能，可保护残存软骨。用药期间应加强临床观察，注意监测 X 射线片和关节积液。

（3）手术护理　对症状严重、关节畸形明显的晚期骨关节炎老人，多行人工关节置换术。髋关节置换术后行牵引者，应保持有效牵引，同时要保证老年人在牵引状态下的舒适和功能；膝关节置换术后患肢用石膏托固定者，应做好石膏固定及患肢的护理。

3. 康复护理

急性期可对疼痛部位实施理疗以缓解疼痛，急性期过后应指导老年人开展康复训练。

（1）关节活动锻炼　膝关节伸直和弯曲的锻炼每天做 100 次，保持关节灵活运动。

（2）肌肉锻炼　将腿绷直抬腿，坚持 5～10s 放下。建议每天练习 100 下。步行简单易行，是耐力锻炼的首选。骑车膝关节负重少，能增强肌肉力量。

4. 心理护理

大多数患者预后良好，帮助老年人树立信心。

（1）为老年人安排有利于交际的环境，组织适当的集体活动，增加其与外界环境互动的机会。

（2）主动提供一些能使老人体会到成功的活动，并对其成就给予诚恳的鼓励和奖赏，加强老人的自尊，增强其自信心。

（3）帮助老年人分析出现问题的原因，协助他们采用有效的应对技巧，如使用助行设备等。鼓励老年人述说自己的实际困难，与之讨论解决的方法。

八、健康指导

（1）正确认识疾病

① 结合老人的自身特点，用通俗易懂的语言介绍本病的病因，让老人认识引发自身症状加重的主要因素及控制症状和疾病发展的方法。

② 了解所用药品的用法和不良反应，认识在医师指导下规范用药的重要性。

③ 了解本病绝大多数预后良好，消除其思想负担。

（2）建立合理的生活方式，避免对本病治疗不利的各种因素

① 控制体重。超重或肥胖患者应在医师指导下通过健康饮食、合理的运动锻炼控制体重，以每月减重 1～2kg 为宜。

② 饮食调节。改变不良的饮食习惯，多食新鲜蔬菜和水果及其他富含硫、组氨酸、维

生素的食物，减少铁的摄入，注意补钙，预防骨质疏松。

③ 适量运动。尽量选择运动量适宜、能增加关节活动的运动项目，如游泳、做操、打太极拳等，避免引起关节损伤。

④ 保护受累的关节。注意防潮保暖，防止关节受凉受寒。活动时尽量应用大关节而少用小关节，如用屈膝、屈髋、下蹲代替弯腰和弓背；用双脚移动带动身体转动代替突然扭转腰部；就座时选用有靠背和扶手的高脚椅，且保证膝髋关节成直角；睡觉时不要用高枕，枕头高度不超过 15cm，以保证肩、颈和头同时枕于枕头上。多做关节部位的热敷，热水泡洗、桑拿。避免长期站立和进行爬山、骑车等剧烈活动，少做下蹲动作，以免诱发关节疼痛。

（3）用药指导　用明显的标记提醒老人定时、定量、准确服药，并告知药物可能有的副作用，教会老人监测方法。

（4）康复训练　关节的康复训练可以保持病变关节的活动，防止关节黏连和功能活动障碍。

① 髋关节。早期以踝部和足部的活动为主，再进行股四头肌的收缩活动；去除牵引或外固定后，在床上进行髋关节的活动，进而扶拐下地活动。

② 膝关节。早期进行股四头肌的伸缩活动，解除外固定后，进行伸屈及旋转活动。

③ 肩关节。进行外展、前屈、内旋训练活动。

④ 手关节。主要进行腕关节的背伸、掌屈、桡偏屈、尺偏屈等训练活动。

（5）预防疾病　痛风、类风湿性关节炎、感染性疾病等增高骨关节炎发病风险，应注意防治。

👥 实训演练

李女士，60 岁，退休会计，体形偏胖。十年前，李女士开始出现劳累后双膝关节疼痛肿胀。早晨起床和上楼时疼痛明显。寒冷天气、着凉或劳累可加重疼痛。经检查确诊为骨关节炎。李女士目前与丈夫住在一起，一儿一女均已成家，各自独立居住，平时周末回来探望老两口。李女士年轻时喜欢各类文体活动，自关节疼痛以后，担心症状加重，拒绝参加各类户外活动，甚至家庭旅行。五天前，李女士出现膝盖疼痛加剧，行走困难。她希望能够买一个电动轮椅代步，但其家属认为暂时没有必要。于是他们来到社区卫生服务中心，希望工作人员能进行指导。

演练要点

如果你是值班的工作人员，请你为李女士完成以下工作。

① 健康评估（重点在疼痛评估）。

② 对李女士进行心理状态评估，帮助李女士进行心理疏导。

③ 为李女士介绍一种助行器，教会她在急性疼痛发作时使用。

④ 指导李女士建立健康的生活方式，延缓疾病发展，预防疾病加重。

第三节　骨质疏松症的预防与照护

骨质疏松症（osteoporosis，OP）是一种以低骨量和骨组织微细结构破坏为特征，导致骨骼脆性增加，易发生骨折的代谢性疾病。骨质疏松症是与年龄增长密切相关的老年常见疾病，尤其是绝经后的女性。骨质疏松症可分为原发型和继发型两大类。原发性骨质疏松症主要累及的部位是脊柱和髋骨，分为两种亚型：绝经后骨质疏松症（Ⅰ型）是由于雌激素缺乏所致，女性的发病率是男性的六倍以上；老年性骨质疏松症（Ⅱ型）多见于 65 岁以上的老年人，女性的发病率是男性的两倍以上。继发性骨质疏松症常继发于性腺功能减退症、甲状腺功能亢进症、尿毒症、库欣综合征、血液病、胃肠道疾病等，长期大剂量使用糖皮质激素也是重要原因之一。

一、发病原因

1. 钙的补充吸收不足与营养因素

钙是构成骨矿物质的主要成分。世界卫生组织推荐成人每天钙的摄入量为 800mg，绝经后妇女应该每天摄入 1500mg。食物中钙的摄取量过少，或者体内利用钙的功能有障碍，都可能导致钙吸收不足。长期蛋白质营养缺乏也可引起血浆蛋白降低，骨基质蛋白合成不足，新骨生成落后。两者同时缺乏的情况下，骨质疏松将很快发生。维生素 C 缺乏也可使骨基质合成减少，加快骨质疏松的发生。

2. 活动量减少

随着年龄增长，老年人喜欢安静不愿活动。而活动量减少，会使骨髓内血液循环大幅度降低，导致骨内基质量锐减，骨密度相应降低，进而发生骨质疏松。并且当老年人活动减少时肌肉强度减弱，对骨组织的机械刺激下降，骨形成减少，骨量下降，也可促进骨质疏松的发生。

3. 阳光照射不足

钙的吸收和转运需要有活性的维生素 D 的帮助。皮肤接受阳光中的紫外线照射后，可产生内源性的维生素 D_3，促进钙的吸收和利用，但如果长期只在室内活动，阳光照射不足，不晒太阳就容易影响钙的吸收和利用，导致骨质疏松的发生。

4. 内分泌功能下降

随着年龄的增长，老年人性腺功能的衰退，性激素生成不足，引起内分泌功能下降，相互间失去平衡，会直接破坏骨的生成与吸收，影响骨蛋白基质的合成。骨得不到足够的钙盐，骨的生长速度跟不上骨吸收，时间长了，这种失衡状态得不到及时改善，就会导致骨质疏松，其程度必将继续加重。

5. 遗传因素

遗传因素决定个人的峰值骨量和骨骼大小，峰值骨量越高，骨骼越重，到老年发生骨质疏松的危险就越小。本病有种族差异，白种人最多，其次为黄种人，黑种人较少。

6. 其他因素

乙醇对成骨细胞有毒性，可以抑制骨的形成，乙醇中毒易并发肝硬化，影响钙质吸收。长期酗酒易导致骨质疏松。吸烟也可使骨量丧失过多，咖啡和咖啡因加重尿钙和内源性粪钙丢失。免疫活性因子激活破骨细胞，促进骨吸收，抑制骨形成，也可导致骨量丢失。

二、临床表现

1. 骨痛和肌无力

骨质疏松症的初期无任何症状。待发展到一定程度时才出现疼痛，以腰背痛最常见，约占 67%，腰骶自发痛、腰椎脊突叩痛都常见。常为持续性疼痛，疼痛往往延脊柱向两侧扩散，仰卧或坐位时疼痛减轻，直立后伸位时疼痛，白天疼痛轻，夜间和清晨时疼痛加重，弯腰、肌肉运动、咳嗽和大便用力时疼痛加重，膝关节、肩背部、手指、前臂、上臂疼痛也常见，乏力常于劳累或活动后加重，负重能力下降或不能负重。

2. 身高变短与驼背畸形

身高变短与驼背畸形是骨质疏松症的一个重要时期的象征。妇女绝经后，由于体内雌激素减少，引起骨质吸收增加，使骨量丢失加速，尤其是胸腰段椎体骨质疏松加快。胸腰段椎体受累严重而发生压缩变扁，使多数的胸椎椎体产生楔形压缩，有些椎体呈鱼嘴样变形压缩，导致驼背，身高自然变矮。驼背畸形严重时，下胸的肋骨和骨盆的髂嵴缘相互摩擦引起局部疼痛，驼背和胸廓畸形者，常伴胸闷、气短、呼吸困难甚至发绀等表现，极易并发上呼吸道和肺部感染。

3. 骨折

在临床上常见，因骨骼变得脆弱而缺乏韧性，常因轻微活动、创伤、弯腰负重、挤压或摔倒后发生骨折。多见于胸、腰椎压缩性骨折、股骨颈骨折、桡骨远端骨折，脊柱压缩性骨折多见于绝经后骨质疏松症，股骨颈骨折以老年性骨质疏松患者为多见。其中股骨颈骨折的危险性最大。

三、辅助检查

（1）生化检查　包括骨形成指标、骨吸收指标及血、尿骨矿成分。老年人发生改变的主要有以下指标。

① 骨钙素（OCN）：是骨更新的敏感指标，可有轻度升高。

② 尿羟赖氨酸糖苷（HOLG）：是骨吸收的敏感指标，可升高。

③ 血清镁、尿镁：均有所下降。

（2）X 射线检查　当骨量丢失超过 30% 时，才能在 X 射线片上显示出骨质疏松，表现为皮质变薄，骨小梁减少变细，骨密度减低，透明度加大。晚期出现骨变形及骨折，其中锁骨皮脂厚度下降至 3.5~4.0mm 时，易伴有椎体压缩性骨折。

（3）骨密度检查　WHO 采用处于峰值骨量阶段的年轻成年妇女的骨密度作为确定骨质疏松症的诊断标准，骨密度每低于峰值骨量的 1 个标准差，骨折的危险度就会增加一倍，若骨密度低于同性别峰值量的 2.5 个标准差以上，即为骨质疏松症。

四、诊断要点

目前临床上用于诊断骨质疏松的通用指标是发生了脆性骨折或骨密度测定。双能 X 射线吸收测定法（DXA 法）为目前世界上测定骨密度的"金标准"（见表 7-1）。

表 7-1　WHO 推荐的骨质疏松诊断标准（基于 DXA 法）

诊断	T 值
正常	T 值≥−1.0
骨量低下	−2.5＜T 值＜−1.0
骨质疏松	T 值≤−2.5

注：T 值表示测定的骨密度值与同性别正常年青人骨密度平均值相差多少个标准差。1 个标准差相当于 12% 的骨密度值。

五、治疗

1. 一般治疗

（1）改善营养状况　补充足够的蛋白质有助于骨质疏松的治疗，多进食富含异黄酮类食物，对保存骨量也有一定的作用。

（2）补充钙剂和维生素 D　应补充适量钙剂，使每日钙的总摄入量达到 800～1200mg。同时补充维生素 D 400～600IU/d。常用的钙剂包括乳酸钙、葡萄糖酸钙等。充足的钙剂能防止骨量丢失，减少骨质疏松症患者的骨折发生。单纯补钙不会引起高钙血症，钙剂与维生素 D 联合应用效果更佳。

（3）加强运动　多从事户外活动，加强负重锻炼，增强应变能力，减少骨折意外的发生。运动的类型、方式和总量应根据患者的具体情况而定。需氧运动和负重锻炼的重点应放在提高耐受力和平衡能力上。降低跌倒和骨折风险，避免肢体制动，增强抵抗力，加强个人护理。

（4）纠正不良生活习惯和行为偏差　提倡低钠、高钾、高钙和高非饱和脂肪酸饮食。戒烟戒酒。

（5）避免使用易导致骨质疏松的药物　如抗癫痫药物（苯妥英钠、苯巴比妥、卡马西平、扑米酮、氯硝西泮等）。

（6）对症治疗　有疼痛者可适量给予非甾体抗炎药。发生骨折或与顽固性疼痛时，可应用降钙素制剂。骨畸形者应局部固定。脚型骨折者应尽快牵引，固定复位或手术治疗，同时辅以物理康复治疗，尽快尽早恢复运动功能。

2. 特殊治疗

（1）性激素补充治疗　雌激素能减少骨质疏松吸收，缓和或制止绝经后妇女骨矿含量的丢失，有利于减慢骨质疏松的进程。补充雌激素药在专业医师的指导下进行，一般主张绝经之前就开始服药，服药时要注意方法，间断性停药。同时定期进行妇科检查，并检查子宫、乳房、肝胆及骨密度。

（2）雌激素受体调节剂　主要应用于绝经后骨质疏松症，可降低骨折发生。

（3）二膦酸盐　主要用于骨吸收明显增强的代谢性骨病，也可用于高转换型、原发性和继发性骨质疏松。

（4）降钙素　能抑制骨量吸收，延缓骨量丢失。它是体内矿物质及骨代谢的主要调节因子，能够促进骨钙平衡。通常与维生素 D 和钙剂联合应用。

（5）甲状旁腺素　可促进骨骼形成，增加骨量。

3. 骨折治疗

骨折治疗包括复位、固定、功能锻炼和抗骨质疏松治疗。

六、预防措施

1. 骨质疏松症的预防

（1）膳食营养平衡　蛋白质和维生素是骨基质生成的必要原料。老年人和绝经后妇女应在食谱中补充富含蛋白质、维生素 C、维生素 D 和钙的食物，例如鱼、肉、蛋、奶及大豆等优质植物蛋白等。做到主食粗细搭配和副食荤素搭配。

（2）适度户外活动　锻炼身体能促进血液循环，增强肌肉收缩，促进骨质增加，有利于新骨形成。因此要适量参加户外活动。不仅能预防骨质疏松，还能延缓进程的发展。多晒太阳有利于生成具有活性的维生素 D，调节钙磷代谢，促进钙的吸收和利用，有利于新骨的生成。

（3）药物预防　药物预防可以降低骨的吸收，刺激骨的形成，增加骨量，缓解症状，减少骨质疏松引发的并发症。

2. 骨折的预防

（1）适老化居家安全措施　对老人居住的场所进行适老化改造或加强安全防范措施。防止跌倒、绊倒、滑倒，造成骨折。

（2）警惕直立性低血压　对于有使用降压药，老年人在进行体位转变时，如坐起站立时，要防止因直立性低血压造成突然摔倒而引起骨折。

（3）摔倒后及时处理　对于跌倒后的老人，要运用正确的方法对其进行检查和搬运，及时送往医院拍片检查，明确诊断，及时治疗。注意预防并发症，促进治疗后的功能康复，提高生存质量。

七、照护保健

1. 生活护理

（1）环境　保证生活环境安全，如楼梯有扶手。梯级有防滑边缘，卧室和浴室地面干燥，灯光明暗适宜。家具不可经常变换位置，过道避免有障碍物等。

（2）饮食　应当进食优质高蛋白，高热量、高纤维素、高维生素饮食。适当增加钙质和维生素 D 的摄入。戒烟戒酒，避免过多咖啡因摄入。避免长期高蛋白、高盐饮食。

（3）休息与活动　疼痛明显时为缓解症状，可使用硬板床，取仰卧位或侧卧位，卧床休息数天到 1 周可缓解疼痛。病情稳定后再适量增加运动。

2. 基础护理

（1）病情监护　观察患者营养状况、躯体活动功能，避免潜在并发症——骨折的发生。

（2）用药护理

① 服用钙剂时要增加饮水量，以增加尿量减少、泌尿系统结石形成的机会。服用时最好在用餐时间外服用，因空腹时服用效果最好。同时服用维生素 D 时，不可和绿叶蔬菜同时服用，以免形成钙螯合物而减少钙的吸收。

② 指导女性患者按医嘱准确使用性激素。同时定期进行妇科和乳腺检查，定期复查肝功能。

③ 服用二膦酸盐时应空腹服用，服药期间不加钙剂。停药后可给钙剂或维生素 D 制剂。使用阿伦磷酸盐时，应晨起空腹服用，同时饮清水 200～300mL 以上；半小时内不能进食或喝饮料，也不能平卧，应采取立位或坐位，以减轻对食管的刺激。如出现吞咽困难、吞咽痛或胸骨后疼痛，应警惕发生食管炎、食管溃疡和食管糜烂等情况，应立即停止用药。同时嘱咐患者不要咀嚼和吮吸药片，以免发生口咽部溃疡。

④ 使用降钙素时，应观察有无食欲减退、恶心、颜面潮红等不良反应。

（3）疼痛护理　卧床休息，可使腰部软组织和脊柱肌群得到放松，明显减轻疼痛，必要时使用背架、紧身衣等限制脊椎的活动度以减轻疼痛。也可使用热水浴、局部按摩、擦背、湿热敷、超短波微波或分米波疗法，低频及中频电疗法，磁疗法和激光等物理疗法，促进血液循环，减轻肌肉痉挛，缓解疼痛。同时，应用音乐治疗、暗示疏导等方法对缓解疼痛也是很有效的。对疼痛严重者可遵医嘱使用止痛剂、肌肉松弛剂或抗炎药等，对骨折者应通过牵引或手术方法最终缓解疼痛。

3. 康复护理

如外伤或摔倒后出现疼痛加剧，或出现畸形、肢体功能障碍，应考虑骨折可能，及时就诊。需鼓励患者多做深呼吸和扩胸运动，以防肺部感染。鼓励多喝水，以防泌尿系统感染。对于股骨颈骨折患者，患侧肢体应处于外展中立位，防止外旋和内收。卧床阶段要鼓励患者在床上进行四肢和腹部肌肉的主动和被动运动，以防发生失用性萎缩和骨质疏松进一步加重。骨折恢复后尽早起床锻炼。

4. 心理护理

患者由于全身疼痛，不能大运动量活动，影响了患者的正常工作和生活。疾病也使患者过早出现驼背、身材矮小，进而产生自卑感，不愿参加社交活动。晚期患者出现骨折、感染、心力衰竭等并发症，生活自理能力下降或丧失，影响家庭活动，出现悲观绝望心理；或因害怕骨折，常不敢运动而影响日常生活。骨折导致的活动限制，令患者及其家人都难以适应角色和场景转换。因此，要协助患者及其家属明确其角色与责任，理解患者，避免歧视和嫌弃，并给予适当说明，耐心解释，减轻患者思想负担。

八、健康指导

（1）疾病知识宣教　向患者及家属讲解引起和加重骨质疏松的相关因素，解释疾病的性质、病程和治疗方案。指导患者保持乐观情绪，规律生活，选择合适的锻炼方式，提高机体抵抗力。加强以防跌倒的宣传教育和保护措施，如家庭和公共场所的防滑、防绊、防碰撞措施，避免骨折发生。

（2）指导老年人预防疾病　合理的生活方式和饮食习惯可以在一定程度上降低骨量丢失的速率和程度。减缓和减轻骨质疏松的发生及其病情。合理的膳食，包括充足的富含钙质、蛋白质、维生素的食物摄入，如乳制品、海产品等。避免酗酒和咖啡因的摄入，少饮含碳酸饮料，少吃糖及食盐。有规律地进行步行、游泳、慢跑、骑自行车等户外活动，锻炼全身肌肉和关节运动的协调性和平衡性，有利于预防跌倒，减少骨折的发生。但要注意避免进行剧烈的有危险的运动，运动要因人而异，循序渐进、劳逸结合、持之以恒。

（3）指导患者进行自我病情监测　叮嘱患者按时服用各种药物，学会监测药物不良反应。定期开展相关检查。

🧑‍🤝‍🧑 实训演练

钱奶奶，75岁，退休多年，患有糖尿病和高血压，长期服药治疗。丈夫于15年前去世，目前与女儿、女婿住在一起。退休前钱奶奶工作很忙，没有太多精力关照自己的健康，落下常年腰痛的老毛病。退休后，钱奶奶积极参与运动，先后参加过老年广场舞、太极拳等学习。近两年钱奶奶腿力不如以前，但仍然喜欢出去到处走走，每天去市场买菜，坚持做力所能及的家务。由于不愿意麻烦别人，也常常独自登高取物。十年前，钱奶奶因腰痛发作去医院就诊，确诊骨质疏松症。当时医师给钱奶奶开出了钙剂等药物，但钱奶奶未坚持服用。一周前，钱奶奶下公交车时不小心绊倒，致左手肘部擦伤，去医院做其他相关检查时，发现第四腰椎有压缩性骨折。目前钱奶奶在家休息。

如果你是社区服务站的工作人员，今天要上门为钱奶奶进行居家服务，请完成以下工作。

① 测量血压、血糖，检查伤口，评估一般状态，指导老人做好日常自我监测。

② 评估老人生活中可能导致骨折的危险因素，指导患者预防。

③ 针对老人的生活习惯，对其进行健康指导。

④ 指导老人在进行体位转变时的正确做法。

演练要点

第四节 颈椎病的预防与照护

颈椎病是指因颈椎间盘退变及其继发性改变，刺激或压迫相邻脊髓、神经、血管等组织而出现一系列症状和体征的综合征。颈椎病的好发部位是运动范围大且易老损的颈椎节段，如 $C_5 \sim C_6$ 最常见，其次是 $C_4 \sim C_5$ 和 $C_6 \sim C_7$。

一、发病原因

1. 颈椎间盘退行性变

该病变是颈椎病发生和发展的最基本病因。由于椎间盘退变，椎间隙狭窄，关节囊韧带松弛，脊柱活动时的稳定性下降，进而引起锥体、关节突关节、钩椎关节、前后纵韧带及黄韧带等的变性、增生和钙化。如此形成颈段脊柱不稳定的恶性循环。最后，出现脊髓、血管或神经刺激或压迫的表现。

2. 损伤

急性损伤可使原已退变的颈椎和椎间盘损害加重而诱发颈椎病。慢性损伤对已退变颈椎加速其退变过程而提前出现症状。

3. 颈椎发育性椎管狭窄

该病变是指在胚胎或发育过程中，椎弓根过短，使椎管矢状径小于正常，在此基础上，即使退行性变比较轻，也可出现压迫症状而发病。

二、临床表现

1. 神经根型

最常见。症状如麻木、疼痛典型，其范围与颈脊神经所支配的区域一致，仰头、咳嗽、打喷嚏时症状加重；压头试验阳性（患者正坐，颈后伸偏向患侧，检查者左手托其下颌、右手自其头顶逐渐下压，有颈痛或放射痛）；牵拉试验阳性（检查者一手扶患者头部患侧，另一手握患侧上肢外展 90°，两手反向牵拉，出现放射痛或麻木感）；X 射线摄片显示颈椎曲度改变、不稳或增生骨赘形成。

2. 脊髓型

有脊髓受压的感觉、运动障碍表现，其中周围型症状从下肢开始，中央型症状从上肢开始；X 射线摄片显示椎体后缘骨质增生，椎管前后径狭窄；个别诊断有困难者，可做脊髓造影、CT 扫描检查。

3. 椎动脉型

患者曾有猝倒发作，并伴有颈椎性眩晕；旋颈试验阳性，即头后旋时昏倒，倒地后立即清醒；X 射线摄片显示椎间关节失稳或钩椎关节骨质增生。确诊本型，尤其是手术前定位，应根据颈动脉造影，而椎动脉血流图及脑电图仅供参考。

4. 交感神经型

出现头晕、眼花、耳鸣、手麻、心动过速、心前区疼痛等一系列椎动脉交感神经丛激惹症状；X 射线检查显示失稳或退变，椎动脉造影有阳性发现。

三、辅助检查

（1）X射线检查　主要用于排除其他疾病，可显示颈椎曲度改变，生理性前凸减小、消失或反张。通常需拍颈部的正侧位片。

（2）CT检查　可显示颈椎间盘突出，颈椎管矢状径变小，黄韧带、脊髓受压等征象。

（3）MRI检查　可显示椎间盘向椎管内突出等。

四、诊断要点

临床表现与X射线摄片所见符合颈椎病者，可以确诊；具有典型颈椎病临床表现，而X射线片尚未显示异常者，在仔细排除其他相似疾患的前提下，可诊断为颈椎病；无颈椎病临床表现，仅X射线片发现异常者，不能诊断颈椎病，可对X射线片上的阳性体征如实描写，或仅诊断为颈椎骨关节炎。

五、治疗

1. 非手术治疗

非手术治疗包括颈椎牵引、颈部理疗、颈部制动、改善不良体位和睡眠姿势、调整枕头高度等方法。可同时配合应用非甾体类抗炎药、肌肉松弛剂和神经营养药。

2. 手术治疗

神经根性疼痛剧烈，保守治疗无效者，脊髓或神经根明显受压伴有神经功能障碍者，症状虽然不是很严重，但保守治疗半年无效或影响正常生活和工作者，应采取手术治疗。手术常用的方式包括颈椎前路减压融合术和后路减压术。

六、预防措施

（1）避免受伤　老年人在平时要注意活动幅度、强度，日常生活中及参加体育锻炼时量力而行，注意安全，防止颈椎超限度活动。如有损伤尽早治疗。

（2）局部保暖　注意颈部保暖，防止受凉。

（3）劳逸结合　保持正确的工作体位，避免长时间固定于一种姿势，如低头看手机和仰头看电视，长期低头工作1h左右要适当活动头颈部，放松颈部肌肉和韧带。每天坚持做颈部轻柔活动，如头颈前屈、后仰、左右旋转等，每次5～10min，每天2～3次。

（4）注意睡眠　老年人睡觉时应选用低枕头和硬板床，枕头以10cm高度为宜，也可以不用枕头。

七、照护保健

1. 生活护理

（1）环境　保证生活环境安全、舒适，选择合适的枕头和床垫。

（2）饮食　应多吃营养价值高的食物，如豆制品、瘦肉、谷物、木耳、海带、紫菜、蔬菜等，尤其是新鲜的水果、蔬菜等富含维生素C的食物。

（3）休息　急性发作期绝对卧硬板床，缓解后劳逸结合，适当活动。

2. 基础护理

（1）病情监护　观察患者营养状况、躯体活动功能，避免潜在并发症，如肺部感染、压疮等。

（2）用药护理　目前还没有治疗颈椎病的特效药物，药物的治疗属于对症治疗。

① 非甾体类消炎镇痛药　这一类药物主要是针对神经根受到刺激引起的损伤性炎症，起到消炎镇痛的作用。主要药物有：阿司匹林、对乙酰氨基酚（扑热息痛）、保泰松、吲哚美辛（消炎痛）、奈普生、布洛芬、舒林酸（奇诺力）、扶他林等。常用于颈痛、肩痛、上肢麻木的患者。宜餐后服用，避免对胃产生刺激。

② 镇静剂　既能减轻神经的兴奋性，又能使肌肉的紧张得到缓解，适用于精神兴奋、紧张、激动的患者。一般常用地西泮安定 2.5～5.0mg，睡前口服。

③ 神经营养药　对任何一种类型的颈椎病都有治疗意义的药物。常见的药物有维生素 B_1 片以及其他复合维生素。宜餐后服用以利于吸收。

④ 其他　中药汤剂适宜温服。若服用血管扩张剂时应注意血压的变化。

3. 康复护理

（1）体位护理　指导颈椎病患者纠正头颈部的不良体位，注意保持正确体位，以头、颈、胸保持正常生理曲线为准。注意平时低头阅读或劳动的姿势变换，固定一个姿势时间不宜过长，以 2h 以内为宜，不要过度扭曲颈部。患颈椎病的老人在症状缓解后可指导其做颈部的运动体操。具体做法是：先仰头，侧偏头颈使耳靠近肩，再使头后缩转动。注意动作宜慢，每个动作后头应回到中立位，再做下一个动作。

（2）睡枕要求　良好的睡姿对脊柱的保健十分重要，颈椎病患者睡眠应以仰卧为主，头应放在枕头中央，枕头中央高度 8～15cm 为宜，枕头两端应比中央高出 10cm 左右。对于神经根型颈椎病患者，指导其调整枕头高度，平卧时不可过高以致颈部过屈；侧卧时不可过低，应与肩宽相同，保持颈椎与胸椎在同一轴线上，无侧偏。

（3）牵引的护理　牵引是治疗颈椎病应用广泛且较为有效的方法，适用于神经根型、椎动脉型、交感神经型颈椎病。应严格掌握适应证，牵引前向患者说明颈椎牵引可以解除肌肉痉挛，缓解疼痛，改善局部血液循环，有利于损伤的软组织修复，促进水肿的吸收和炎症消退，减轻神经根受压，改善临床症状，以取得患者的配合。

4. 心理护理

评估患者及家属的心理状态、疾病知识，有无知识缺乏、焦虑担心及家庭支持情况等，根据评估结果对患者及其家属实施心理疏导，介绍疾病相关知识，指导康复及治疗。

八、健康指导

（1）疾病知识宣教　给患者介绍颈椎病的病因、主要表现及治疗等相关知识，指导患者配合治疗、康复与护理。帮助患者保持乐观情绪，改善生活方式，选择合适的运动锻炼方式。

（2）指导老年人预防疾病　指导老年人选择合适的枕头和床垫，在日常工作生活中注意经常变换头颈部姿势，避免长时间固定姿势。加强局部功能锻炼，通过活动颈部或做操等活动放松局部肌肉，改善血液循环。

（3）指导患者进行自我病情监测　叮嘱患者按时服用各种药物，学会监测药物不良反应。定期开展相关检查。

🫂 实训演练

赵大爷是一名72岁的退休教师，他独自住在自己的两居室套间。赵大爷平时不爱运动，有时会和邻居下棋，喜欢写文章、看电视，或与好朋友视频聊天。他有一个女儿在另一个城市生活。女儿每年回来探望他两次，平时父女之间通过电话或微信视频联系。五年前他确诊颈椎病。一周前因疼痛急性发作就诊。医师除给予相应药物治疗外，建议他使用颈托，并每天做颈椎康复操。但是他不会做操，觉得戴颈托也太麻烦。于是今天来日托中心寻求帮助。

如果你是值班的工作人员，请完成以下工作。

① 评估导致他颈椎病发作的可能原因，帮他找出生活中的不良习惯。

② 介绍颈托对于疾病康复的重要性，指导他正确使用。

③ 教赵大爷颈部锻炼的正确方法。

④ 指导他如何正确选择枕头与床垫。

演练要点

PPT 课件

（吴岸晶）

参 考 文 献

[1] 李小鹰. 中华老年医学 [M]. 北京：人民卫生出版社，2016.

[2] 葛均波，徐永健. 内科学 [M]. 8 版. 北京：人民卫生出版社，2017.

[3] 尤黎明，吴瑛. 内科护理学 [M]. 6 版. 北京：人民卫生出版社，2018.

[4] 侯晓霞，刘云云，臧少敏. 老年常见病的预防和照护 [M]. 北京：北京大学出版社，2019.

[5] 邹继华. 老年护理 [M]. 3 版. 北京：高等教育出版社，2014.

[6] 谢胜，陈广文，李蕾，等. 老年人胃食管反流病临床特点及诊疗 [J]. 中国老年学杂志，2017，37（18）：4667-4670.

[7] 王海梅. 功能性消化不良的护理措施 [J]. 临床合理用药杂志，2013，6（11）：140.

[8] 张黛强. 功能性消化不良病人的健康教育 [J]. 护理研究，2007（27）：2474-2475.

[9] 化前珍. 老年护理学 [M]. 3 版. 北京：人民卫生出版社，2013.

[10] 尤黎明，吴瑛. 内科护理学 [M]. 5 版. 北京：人民卫生出版社，2012.

[11] 孙建萍，张先庚. 老年护理学 [M]. 4 版. 北京：人民卫生出版社，2018.

[12] 吴孟超，吴在德，吴肇汉. 外科学 [M]. 9 版. 北京：人民卫生出版社，2019.

[13] 成蓓，曾尔亢. 老年病学 [M]. 3 版. 北京：科学出版社，2018.

[14] 李法琦，司良毅. 老年医学 [M]. 3 版. 北京：科学出版社，2016.

[15] 侯晓霞. 老年常见病的预防与照护 [M]. 3 版. 北京：北京大学出版社，2013.

[16] 邹文开，赵红岗，杨根来. 失智老年人照护职业技能教材（初级）[M]. 北京：化学工业出版社，2019.